T0133195

Kohlhammer

Theo R. Payk

Psychiater und Psychotherapeuten

Berufsbilder in der medizinischen und
psychologischen Heilkunde

Verlag W. Kohlhammer

1. Auflage 2012

Alle Rechte vorbehalten
© 2012 W. Kohlhammer GmbH Stuttgart
Umschlag: Gestaltungskonzept Peter Horlacher
Gesamtherstellung:
W. Kohlhammer Druckerei GmbH + Co. KG, Stuttgart
Printed in Germany

ISBN 978-3-17-022193-2

Inhalt

Vorwort

Die ebenso kontinuierliche wie rapide Zunahme psychischer Störungen während der letzten Jahrzehnte hat angesichts wochen- bis monatelanger Wartezeiten auf einen Termin in der psychiatrischen Praxis oder einen Therapieplatz beim Psychologen zunehmend die Personen ins Rampenlicht gerückt, die als Fachleute auf dem Gebiet seelischer Leiden tätig sind. Trotz immer noch bestehender Vorurteile, Schamgefühle und Berührungsängste ist die Hemmschwelle gesunken, sich um psychologische Hilfe zu bemühen oder eine Fachklinik aufzusuchen. „Seelenklempner" – Nervenärzte, Psychiater, Psychotherapeuten und Psychologen – werden mehr und mehr in Anspruch genommen; sie sind die Seelsorger unserer Zeit geworden.

Indes: Nicht jeder, der in der Zeitung, via Internet oder im Fernsehen psychologische Ratschläge gibt, ist fachlich ausgebildeter Psychotherapeut – Psychologe oder Therapeut darf sich (in Deutschland) jeder nennen. So ist es nicht verwunderlich, dass auf den „Sinnmärkten" mit sicherem Gespür für die widrigen Begleiterscheinungen unserer Leistungs- und Darstellungsgesellschaft alle möglichen Lebenshilfen angeboten werden, die der Populärpsychologie entstammen, häufig mit esoterischem Einschlag.

Wer sich einem Psycho-Therapeuten anvertrauen will, muss meistens innere Widerstände überwinden. Er soll ja rückhaltlos seine Gedanken, Fantasien und Gefühle einem fremden Menschen offenbaren, die er vielleicht nicht einmal der engsten Bezugsperson mitteilen würde. Umso mehr muss er sich auf Einfühlungsvermögen, Taktgefühl, Verständnis, Kompetenz, Verschwiegenheit und Unabhängigkeit seines Gegenübers verlassen können. Wie in keinem anderen Bereich der Heilkunde ist in den psychologischen und psychosozialen Therapien der Erfolg abhängig von – nur schwer messbaren – Merkmalen der Beziehung, die sich zwischen Patienten und Therapeuten entwickelt. Erst eine von Anteilnahme, Offenheit und Zuversicht getragene Atmosphäre schafft die Grundvoraussetzungen für die Wirksamkeit therapeutischer Interventionen – jenseits aller rationalen Erklärungen zu Störungsmodellen und Therapiekonzepten.

Was und wie wird behandelt – der Mensch, die Krankheit oder das Gehirn? Auf welchen Grundlagen beruhen die Behandlungsprinzipien? Obschon seit Jahrtausenden praktiziert, hat sich die „Seelenheilkunde" erst in der Neuzeit zu einer selbständigen Profession mit eigener Krankheitslehre und formalisierter Ausbildung emanzipiert. Im Grenzbereich zwischen Human-, Sozial- und Gesellschaftswissenschaften angesiedelt, profitiert sie sowohl von den empirischen Forschungsergebnissen der naturkundlichen als auch den deduktiven Erkenntnissen der Geisteswissenschaften; die heutigen Fachleute auf dem Gebiet der psychologischen Medizin und klinischen Psychologie stützen sich auf das gemeinsame Gerüst eines ganzheitlich-integrativen, biopsychosozialen Krankheitsmodells.

Wer sind und waren die Heilkundigen, die sich berufen und befähigt fühlen, ihren Mitmenschen in seelischen Nöten zur Seite zu stehen? Wie viel haben sie beigetragen zum Fortschritt in der Behandlung psychischer Krankheiten und im Umgang mit psychisch Kranken? Was für Menschen sind Therapeutinnen und Therapeuten, von denen der Ratsuchende Hilfe und Beistand erhofft, vielleicht sogar die Lösung seiner Lebensprobleme? Welche Persönlichkeitseigenschaften und Lebenserfahrungen, welches Maß an Ausdauer und Belastbarkeit muss ein Aspirant auf dem Gebiet der psychologischen Heilkunde mitbringen, um Ausbildung und beruflichen Alltag zu bewältigen? Worauf muss er sich einstellen, woher nimmt er die Kraft und Beharrlichkeit? Kaum je wird erörtert, welchen Einfluss umgekehrt der langjährige Umgang mit einer hilfsbedürftigen, gleichwohl oft eigenartigen und absonderlichen Klientel hat – was lernt der Therapeut vom Patienten? Wird er ihm immer ähnlicher, oder grenzt er sich mehr und mehr ab? Und schließlich: Wer hilft ihm, wenn er selbst in eine seelische Krise gerät?

Angesichts verbreiteter Missverständnisse und Wissenslücken soll auf diese und andere Fragen im Folgenden näher eingegangen werden. Im Gegensatz zu zahlreichen Beschreibungen psychischer Krankheiten und deren Überwindung oder Schilderungen Betroffener in Lehrbüchern und Ratgebern geht es hier weder um psychiatrische Krankheitslehre oder psychologische Heilmethoden noch um einen Abriss der Psychiatrie- oder Psychologiegeschichte. Im Mittelpunkt stehen vielmehr Persönlichkeit, Prägung, Selbstverständnis, berufliche Entwicklung, Auftrag und Aufgaben derer, die sich auf dem Gebiet der Psychiatrie und Psychologie für eine Behebung oder zumindest Linderung psychischer Leiden spezialisiert haben.

Eine Rückschau auf die Entwicklung der Seelenheilkunde zu einem wissenschaftlichen Medizinfach lässt erkennen, dass der lange Weg vom schamanistischen Vorfahren bis zum heutigen Psychospezialisten immer wieder von tiefgreifenden Revisionen – aus heutiger Sicht teilweise abwegig erscheinender – Krankheitsauffassungen und Behandlungsversuche gekennzeichnet war. Demgegenüber blieben

Aufgaben und Pflichten der Heilkundigen unverändert: Akzeptanz des Hilfesuchenden und Wahrnehmung von dessen Beeinträchtigungen, Beobachtung und Einordnung der verifizierten psychopathologischen Symptome, Abklärung der Ursachen unter Einbeziehung psychosozialer Einflüsse, Erstellen eines Behandlungsplans und dessen fachkompetente Umsetzung samt Nachsorge und Rezidivprophylaxe.

An die diesbezüglich einleitenden Kapitel schließen sich Erörterungen darüber an, welche Motive und Interessen, Vorstellungen und Befähigungen dazu bewegen, als psycho-therapeutischer Experte tätig zu werden. Dargestellt werden die Anforderungen an Empathie, Belastbarkeit, Ausdauer, Geduld und Toleranz, die für ein erfolgreiches Arbeiten notwendig sind. In diesem Zusammenhang wird ein Überblick über Formen und Umfang der Ausbildung zum Facharzt, Fachpsychologen und Fachpfleger gegeben, darüber hinaus eine Übersicht zur Aufgabe und Qualifikation der Mitarbeiter anderer Berufsgruppen im therapeutischen Team.

Die Vorbehalte gegen den gern als undurchsichtigen Manipulator, bestenfalls als Witzfigur dargestellten Psychiater kommen nicht von ungefähr. Zum einen hat – trotz aller wissenschaftlichen Fortschritte – das bis heute rätselhaft gebliebene, sonderbare und irritierende Verhalten Geistesgestörter nichts von seiner verstörenden Aura verloren. Niemand möchte in den Augen seiner Mitmenschen als „verrückt" oder gar „unzurechnungsfähig" erscheinen. Die damit einhergehende Stigmatisierung hatte bis in die jüngere deutsche Vergangenheit gefährliche, ja tödliche Konsequenzen: Der Nazi-Euthanasie fielen unter indirekter und direkter Mithilfe zahlreicher Psychiater vermutlich mehr als 250 000 psychisch Kranke zum Opfer. Besondere Aufmerksamkeit gilt daher den schweren Verfehlungen und Verbrechen psychiatrischer Fachautoritäten, ohne deren ideologische Vorarbeit und tatkräftiges Mitwirken die Krankenmorde nicht möglich gewesen wären. So wirken wahrscheinlich bis heute die schrecklichen Erinnerungen an den schändlichen Verrat derer nach, in deren Obhut sich die Kranken und Behinderten sicher glaubten.

Aus Opportunismus, Geltungsdrang und Strebertum, aber auch aus politischer Verblendung haben Psychiater und Psychologen in totalitären Systemen ihre Patienten hintergangen, indem sie sich für staatlich-repressive Sicherheitsbehörden als Spitzel, Informanten und Gehilfen betätigten. Politisch missliebige Bürger wurden mittels psychologischer Expertisen als pathologische Querulanten abqualifiziert und zwangsweise in forensische Einrichtungen verfrachtet – so geschehen beispielsweise in den sozialistischen Diktaturen der Sowjetunion und der DDR.

Psycho-Therapeuten arbeiten im unübersichtlichen Gelände zwischen Medizin, Sozialkunde, Philosophie und Gesellschaftswissenschaften. Im Gegensatz zu Naturwissenschaftlern bewegen sie sich nicht auf dem festen Boden empirisch gesicherter Gesetzmäßigkeiten. Sie laufen daher Gefahr, exaktes Wissen und bloße Hypothesen gleichzusetzen; der Soziologe Peter Fuchs nennt sie in Anlehnung an den französischen Schriftsteller Paul Valéry „Verwalter der vagen Dinge" (2011). Wenn an die Stelle von erprobten, anerkannten Leitlinien spekulative Ideen treten, Selbstkritik, Realitätskontrolle und fachliche Rückkoppelung ausbleiben, drohen ideologische Abwege, die nicht nur das eigene Bild vom Menschen deformieren können, sondern auch gegen berufsethische Prinzipien verstoßen. Die Folgen einer Übertragung eigener Bedürfnisse oder politisch-propagandistisch erwünschter Gesinnungen auf den Umgang mit dem hilfesuchenden Patienten liegen auf der Hand: Statt Befreiung zu Autonomie, Selbstverantwortung und Lebenstüchtigkeit erfährt dieser möglicherweise Verführung und Manipulation, manchmal – siehe oben – sogar Verfolgung und Ausrottung als Glaubens-, Partei-, Staats- oder Klassenfeind.

Die gängige Vorstellung vom Psychiater, der bedenkenlos gefährliche Medikamente verordnet oder leichtfertig Zwangsunterbringungen in einer geschlossenen Anstalt befürwortet, trifft ebenso wenig zu wie die Annahme vom feinsinnigen Psychologen, der sich in endloser Geduld um eine Aufhellung frühkindlicher Erlebnisse oder akribische Aufklärung angsterzeugender Situationen bemüht. Heutzutage erwirbt der psychiatrisch weitergebildete Facharzt in Deutschland wie in den meisten europäischen und anglo-amerikanischen Ländern obligat eine solide psychotherapeutische Ausbildung, während sich umgekehrt zahlreiche Psychologen für Psychosomatik und Hirnforschung interessieren. Im Heer der Psychotherapeuten sind sowohl Ärzte und Psychologen wie Pädagogen und Heilpraktiker versammelt, jeweils zu Fachgesellschaften zusammengeschlossen, die deren Interessen vertreten. Tendenziell finden sich – neben Unterschieden zwischen Frauen und Männern – unter den tiefenpsychologisch arbeitenden Therapeuten eher Ärzte, unter den Verhaltenstherapeuten eher Psychologen. Kinder- und Jugendpsychotherapeuten haben in der Regel eine sozialpädagogisch-psychoanalytische Ausbildung.

Der Öffentlichkeit wird durch Film, Fernsehen und Literatur oft ein verzerrtes oder lückenhaftes Bild von Psychiatrie und klinischer Psychologie präsentiert. Jenseits sowohl von Dämonisierung als auch von Idealisierung sind die hier tätigen Personen indes keine versponnenen

Exoten, sondern Menschen mit allen charakterlichen Schwächen und Stärken. Es obliegt ihnen allerdings, sich damit selbstkritisch auseinanderzusetzen. Selbsterfahrung und Supervision als fester Bestandteil der Ausbildung sollen dazu verhelfen, eigene Probleme zu reflektieren und notfalls zu entschärfen. Der dadurch bedingte, persönlich wichtige und beruflich unverzichtbare Zuwachs an Selbsterkenntnis und Eigenkontrolle unterscheidet die psycho-therapeutischen Professionen von allen anderen Vertretern der Heilkunde. Dennoch sind auch sie nicht geschützt vor den Folgen anhaltender emotionaler Überlastung im Sinne eines Burnout oder gefeit gegenüber anderen seelischen Krisen, um so mehr, als sie nur ungern Hilfe in Anspruch nehmen; der hierzu notwendige Rollentausch erscheint befremdlich und fällt daher schwer.

Auf der anderen Seite vermittelt die tägliche Arbeit am Projekt „Seelische Gesundheit" den sachkundigen Heilern und Helfern als Gratifikation das befriedigende Gefühl einer individuell sinnvollen und sozial nützlichen Tätigkeit, die weder von Online-Ratgebern noch Computerprogrammen übernommen werden kann. Einem vermutlich weiterhin zunehmenden, allgemeinen Therapiebedarf kann auf Dauer nur mittels verstärkter, präventiv-psychohygienischer Maßnahmen wirksam begegnet werden. Dies beinhaltet auch soziales Engagement mit Bemühungen um eine Integration abdriftender oder sogar ausgegrenzter Randgruppen, eingeschlossen die Frage nach deren Lebensverhältnissen, Bildungschancen und beruflichen Perspektiven.

Ohne die ebenso konstruktive wie geduldige Unterstützung seitens der Fachredaktion des Kohlhammer-Verlags hätte diese Buchausgabe nicht realisiert werden können. Ihr sei an dieser Stelle ausdrücklich gedankt.

Bonn, Oktober 2011   Theo R. Payk

1 Vom Priesterarzt zum Physikus

Die heute in einem psychiatrischen, psychologischen oder psychosozialen Beruf arbeitenden Frauen und Männer können auf eine vieltausendjährige Ahnengalerie zurückblicken. Sie reicht von den frühzeitlichen Heilerinnen und Heilern, den weisen Frauen und Zauberpriestern der magischen Heilkunde über die Seelenforscher und Irrenärzte auf dem Weg zur Wissenschaft bis zu den Therapeutinnen und Therapeuten der Gegenwart. Von den ersten Anfängen irgendwann in der Menschheitsgeschichte an blieben jedoch über alle Epochen die Ziele ihres Handelns unverändert: Unterstützung zu gewähren, Krankheiten zu heilen, Leiden zu lindern. Beistand und Hilfe bei Schmerz, Krankheit und Gebrechen sind – als Merkmale der Zivilisation jenseits des evolutionären Ausleseprinzips – unerlässliche Bedingungen zum Erhalt und Wohlergehen jeder Gemeinschaft. Die Krankenbehandlung wurde somit fundamentaler und integraler Solidaritätsbestandteil in allen Kommunitäten und Kulturen, geleitet vom Menschenbild, beeinflusst durch Weltanschauungen und justiert an den jeweils vorliegenden heilkundlichen Erkenntnissen.

Ein kurzer Rückblick auf die wechselvolle Geschichte der Psychiatrie und ihrer Nachbardisziplinen im Auf und Ab zwischen Weiterentwicklung und Rückschritten mag dazu beitragen, Arbeit und Aufgaben derjenigen nachzuvollziehen, die sich den seelischen Nöten und Leiden ihrer hilfesuchenden Mitmenschen widmen.

Das magisch-animistische, geschlossene Weltbild der frühzeitlichen Menschen wurde wahrscheinlich von dämonologischen Vorstellungen hinsichtlich Krankheit, Unglück und Naturkatastrophen geprägt, die als Bestrafung durch erzürnte Götter oder böse Geister für angebliche Verfehlungen, „Tabubrüche", aufgefasst wurden. Hier hatte der ausersehene, quasi offiziell beauftragte Heiler die Rolle des vermittelnden, die übermächtigen Gottheiten um Versöhnung bittenden Mediators. Er war als Akteur sakraler Handlungen in Form von Beschwörungen, Gesängen, Tänzen, Berührungen und Opferungen suggestivtherapeutischer „Seelsorger" im ursprünglichsten Sinn. Durch die vorlaufende, bisweilen mittels Rauschdrogen intensivierte zeremonielle Einstimmung auf die therapeutische Prozedur sollten nicht nur die suggestible Empfänglichkeit des Kranken gesteigert, sondern auch dessen Selbstheilungspotentiale geweckt werden. Das Prinzip einer Mobilisierung der eigenen Kräfte zur Überwindung von

Krankheiten durch suggestive Einwirkungen liegt als unentbehrlicher, machtvoller Placeboeffekt allen heilenden Maßnahmen zugrunde – der wissenschaftlich evaluierten Heilkunst ebenso wie den scheinbar unerklärlichen Wunderheilungen. Ob möglicherweise bereits in der Vorzeit Zusammenhänge zwischen psychischen Veränderungen und körperlichen Funktionen vermutet wurden, ist unklar. Die Hinweise auf Schädeltrepanationen während der Jungsteinzeit könnten in diese Richtung deuten, ebenso der Gebrauch psychotroper Substanzen in den frühen Hochkulturen. Der uralte Schamanismus lebt fort im Handauflegen des Medizinmannes bei den Naturvölkern und in der esoterischen „Alternativmedizin" der heutigen Zeit, in der statt Schutzgeistern und freundlichen Göttern ominöse, physikalisch nicht nachweisbare Energieströme und Schwingungen als stärkende Kräfte beschworen werden.

Wie in der vorzeitlich-archaischen bestimmten in der mesopotamischen bzw. altpersischen und altägyptischen Heilkunde Religion, Mythologie und Astrologie den Umgang mit dem Kranken, auch bei psychischen Auffälligkeiten wie Verwirrtheit oder Halluzinationen. Im Zweistromland wurden Krankheiten auf Besessenheit oder sittliche Verfehlungen zurückgeführt und mit Hilfe eines speziellen „Seelenarztes" durch rituelle Waschungen, Isolierung der „Unreinen" und exorzistische Beschwörungen zu heilen versucht. Die Praktiken einer Verbannung böser Geister ziehen sich später wie ein roter Faden durch die christliche Tradition, angefangen von den Wunderheilungen Jesu mittels Teufelsaustreibung über die mittelalterliche Dämonologie und den Glauben an schützende Amulette bis hin zum modernen Exorzismus der katholischen Kirche gemäß den Vorschriften des Rituale Romanum. An psychotropen Substanzen scheinen den sumerischen Ärzten des 3. Jahrtausends v. Chr. außer Alkohol in erster Linie Opiate (aus Schlafmohn, den sie „Pflanze der Freude" nannten) geläufig gewesen zu sein.

Spätestens im Alten Ägypten gab es neben Anrufungen der göttlichen Schutzpatrone Isis, Horus und Thot bereits empirisch-rationale Ansätze einer Krankheitslehre und chirurgische, chiropraktische, medikamentöse und diätetische Techniken. Im Papyrus Ebers aus dem 2. Jahrtausend v. Chr., in dem die damalige ägyptische Medizin abgehandelt wird, sind etwa 900 Rezepturen unterschiedlichster Zusammensetzungen aufgeführt; zur Beruhigung offensichtlich Verwirrter wurden von den ägyptischen Priesterärzten wahrscheinlich Extrakte von Schlafmohn, Alraune und indischem Hanf eingesetzt. Vermutlich auch ärztlich tätig war Imhotep, berühmter Verwalter und Baumeister zur Zeit des Königs Djoser während der 3. Dynastie des altägyptischen Reichs (um 2700 v. Chr.). Er wurde zum Heilgott erhoben; der ihm geweihte Tempel in Memphis war zugleich eine leibseelische Behandlungsstätte. In Theben, der Hauptstadt des Neuen Reiches, gab es unter Ramses II. (1290–1224 v. Chr.) im „Haus des Lebens", einer „Heilstätte der Seele", eine riesige Bibliothek, deren Schriften im Sinne einer Bibliotherapie – Gesundwerden durch Lektüre – genutzt wurden.

Die Hindu-Priester der bis ins 1. Jahrtausend v. Chr. zurückreichenden altindischen Veden behandelten mit Zaubersprüchen, Opfern und Exorzismus; die Philosophie und Praxis der Yoga-Meditation wurde von der Ayurveda-Medizin in ein differenziertes Kompilat aus Diätetik, Physiotherapie und Pflanzenheilkunde integriert. Aus der indischen Heilkunde stammen im Übrigen die Kenntnisse über die beruhigende und angstdämpfende Wirkung der „Schlangenwurzel" („Rauwolfia serpentina"). In der westlichen Medizin wurde deren Hauptalkaloid Reserpin bis in die neuere Zeit nicht nur zur Blutdrucksenkung, sondern auch als sedierendes Psychopharmakon erfolgreich zur Behandlung von Psychosen verwendet (siehe Kapitel 3).

Die Ursprünge der altchinesischen Medizin wurzeln wahrscheinlich in einer Verbindung von religiösem Ahnenkult und volkstümlich-einfacher Empirie. Die sich daraus entwickelnde Heilkunde bediente sich nicht nur Orakeln, Bannsprüchen, Beschwörungen, Talismanen und Amuletten, sondern auch einer größeren Anzahl an Heilpflanzen. Zur konzeptionellen Grundlage der Heilkunst wurden vermutlich im ersten vorchristlichen Jahrtausend das polare Yin-Yang-Prinzip und die Lehre von den fünf Elementen Holz, Feuer, Erde, Metall und Wasser. Beeinflusst von konfuzianischer Lebensweisheit und religiöser Mystik des Daoismus wurden um das 5. Jahrhundert v. Chr. Diätetik und Drogenkunde mit magisch-philosophischen Unterweisungen verschmolzen. Besondere Bedeutung als Diagnose- und Therapiemethoden erlangten in der traditionellen chinesischen Medizin (TCM) die Beobachtung des Pulses, die Akupunktur und die Moxibustion. Wie in den anderen genannten Kulturkreisen sollen im alten China ebenfalls Heilschlaf und Traumdeutung bekannt gewesen sein.

Auch die antike griechische Medizin war in ihren Anfängen von sakralen Mythen geleitet; die Tempelmediziner beriefen sich auf den Heilgott Asklepios, dessen Mysterienkult ab dem 7. Jh. v. Chr. in den Heilstätten von Epidauros, Knidos, Kos und Pergamon bis Rhodos mit systematischen, schulmäßigen Behandlungen verknüpft wurde. Nach ausführlicher Anamnese verordneten die Priesterärzte – ganzheitlich-naturphilosophisch orientiert – außer Gebeten und Opfergaben auch Diät, Medikamente und Bäder. Eine besondere Rolle spielten der aus Ägypten übernommene Tempelschlaf im „Heiligen Hain" und die sich anschließende Traumdeutung, d. h. Entschlüsselung der Traumsymbolik, die mit psychohygienischen Ratschlägen verbunden wurde.

Die Heilkunst der Asklepiaden wurde von der hippokratischen Medizinschule auf Kos in Richtung einer rationalen Medizin revolutionär weiterentwickelt. Hippokrates führte Krankheiten wie z. B. epileptische Anfälle, die „Heilige Krankheit", nicht mehr auf göttliche Einwirkungen, sondern auf natürliche Ursachen zurück. Er hielt das Gehirn für das Zentrum geistig-seelischer Tätigkeit und betrachtete Verwirrtheit und andere Geistesstörungen wie auch Ängste und Schwermut als Zeichen einer Hirnkrankheit. Hippokrates (vermutlich 460–377 v. Chr.), geboren auf der Insel Kos, unternahm nach Unterweisung durch seinen Vater ausgedehnte Studienreisen durch Griechenland und Kleinasien. Nach seiner Rückkehr praktizierte er als Arzt und begründete die koische Medizinschule. Seinen Lebensabend verbrachte er in Larissa/Thessalien. Die über 60, teilweise ihm zugeschriebenen, Abhandlungen des Corpus Hippocraticum aus dem 5. bis 4. Jh. v. Chr. stellen eine Sammlung heilkundlicher Traktate über verschiedene Krankheiten und Körpergebrechen dar; sie enthalten auch Verhaltensregeln und Übungen gegen psychische Beeinträchtigungen. Im ersten Buch („Epidemien") werden verschiedene Arten von Delirien, Epilepsien und Wahnvorstellungen als Folge von Hirnschädigungen beschrieben, ferner Symptome der Betrunkenheit und – recht differenziert – das Krankheitsbild einer Depression.

Gemäß ihrem humoralpathologischen Konzept, demzufolge als Ursache aller Krankheiten ein Ungleichgewicht zwischen den Körperflüssigkeiten Blut, Schleim, gelbe und schwarze Galle angenommen wurde („Viersäftelehre"), war das therapeutische Ziel der Hippokratiker eine Wiederherstellung der Homöostase, d. h. einer harmonischen Ausgewogenheit der Säfte im Organismus. In der hippokratischen Medizin finden sich daher vielfältige diätetische und Reinigungsvorschriften, ergänzt durch ein beträchtliches Arzneimittelrepertoire. Gegen Melancholie bzw. Wahnsinn wurden Alraune und Nieswurz (Christrose) empfohlen, gegen Erregtheit Schlafmohn und Mandragorawurzel. Der Umgang mit psychisch Kranken sollte beruhigend und besänftigend sein, unterstützt durch Schaukeln in Schwebebetten, Ablenkung und Zerstreuung. Wichtig war eine ausgeglichene Lebensweise. Im Hippokratischen Eid, einem Manifest des „Primum nil nocere" (Vorrangig nicht Schaden zufügen!) – Kennzeichen ärztlicher Ethik schlechthin – wurden sowohl die Pflicht zur Sorgfalt wie zur Verschwiegenheit ausdrücklich festgeschrieben.

Die griechisch-römischen Ärzte der Zeitenwende standen weitgehend in hippokratischer Tradition. Asklepiades von Bithynien (124–60 v. Chr.), Leibarzt von Cicero und Crassus, behandelte Geistesgestörte vorwiegend diätetisch, darüber hinaus mit Wasserkuren, Bewegung, Gymnastik und Massagen. Er empfahl zudem zu ihrer eigenen Sicherheit die Beaufsichtigung und schonende (!) Fesselung der „Dementis" in Fällen von Wahn oder Suizidalität. Der berühmte römische Gelehrte (und fragliche Arzt) Aulus C. Celsus (um 25 v. Chr. bis 50 n. Chr.) führte in seinem achtbändigen medizinischen Sammelwerk „De medicina libri octo" u. a. auch verschiedene psychische Leiden wie Melancholie, Manie, Wahnkrankheit und Halluzinationen samt Behandlungsvorschlägen auf. Gegen „gänzliche Verrücktheit" befürwortete er Auspeitschen, Fesselungen, Folter und Untertauchen, überhaupt die Erzeugung von Schmerz, Angst und Schrecken; bei Wahnvorstellungen riet er zu einer Art dialektischer Gesprächstherapie. Demgegenüber lehnte Soranus von Ephesus (98–138), Leibarzt Marc Aurels, jegliche Gewalt ab; er verbot, die Kranken anzubinden, zu schlagen und zu beschimpfen. Stattdessen verordnete er Aderlässe und Abführmittel, darüber hinaus Bäder, Massagen, Diät und Aufenthalte in angenehmer Umgebung. Vermutlich war bereits in der Spätantike die dämpfende Wirkung kleinerer Dosen von Hyoscin (Skopolamin) bzw. Hyoscyamin (Atropin) aus den alkaloidhaltigen Nachtschattengewächsen Alraune, Stechapfel, Bilsenkraut und Tollkirsche bekannt.

Aelius Galenos von Pergamon (129–199 n. Chr.) baute die Humoralpathologie weiter aus. Nach seiner medizinischen Ausbildung in Alexandria, dem größten Wissenschaftszentrum der damals bekannten Welt, war er Gladiatorenarzt in Pergamon, wo er genauere Kenntnisse über Kopfverletzungen und deren Folgen sammelte; er sezierte auch Tiere. In der berühmten Alexandrinischen Schule hatten die griechischen Ärzte Herophilos von Chalkedos und Erasistratos von Keos bereits im 3. Jh. v. Chr. hirnanatomische Studien durchgeführt. Galen führte Wahnsinn und Tobsucht auf Veränderungen des Seelenpneumas („spiritus animalis") in den Hirnkammern zurück, Halluzinationen auf Überhitzungen des Gehirns durch giftige Bauchdämpfe, Melancholie durch einen Überschuss an schwarzer Galle; auf ihn geht die Bezeichnung „hypochondrische Melancholie" zurück. Seine Abhandlung über die Leidenschaften und das Leben der Seele beinhaltet auch psychotherapeutische Anweisungen.

Wissen und Erfahrungen der blühenden antiken Heilkunde gingen im Mittelalter allmählich verloren. Die Krankheitskunde verkümmerte zu Überbleibseln rational-ärztlichen Wissens auf der Grundlage von Humoralpathologie und Klosterheilkunde, jedoch dominiert von

Theologie, Astrologie und Alchemie. Dessen ungeachtet galt die Krankenpflege als besondere Christenpflicht; der Benediktinerorden nahm sie sogar in seine Regeln auf. Im Jahr 817 wurde auf der Synode in Aachen die Krankenpflege ausdrücklich den Nonnen und Mönchen übertragen. Neben der klösterlichen Kräutermedizin, Fasten, Beichten, Arbeit und Kasteiungen waren vor dem Hintergrund der christlichen Lehre immerwährender Sündhaftigkeit als heilende Mittel Fürbitten, geistlicher Beistand, Segnungen, Exorzismus und Wallfahrten gebräuchlich; gegen „böse Gedanken", „Mondsucht", Phrenitis oder Trunkenheit wurden auch Schmucksteine bzw. Amulette getragen. Als Verfasserin vieler naturheilkundlicher Bücher wurde die Äbtissin Hildegard von Bingen (1098–1179) bekannt, Vorsteherin des Benediktinerinnenklosters Rupertsberg am Rhein. In ihren beiden Hauptwerken der Arzneikunst „Physica" und „Causae et curae" empfahl sie gegen Melancholie und Fallsucht Essenzen von Lavendel, Wacholder, Oleander, Alraune und Nieswurz. Sie beschrieb auch psychosomatische Leiden; gewissermaßen im Vorgriff auf die spätere Libidotheorie Freuds sah sie Zusammenhänge zwischen Affekten und sexuellen Impulsen.

Das Dorf Gheel bei Antwerpen wurde im 13. Jahrhundert aufgrund der dort verehrten Gebeine der Hl. Dymphna, der Legende nach eine irische Märtyrergestalt, zu einem bekannten Pilger- und Aufenthaltsort für Epileptiker und Geisteskranke, die dort auch wohnen und arbeiten konnten; Dymphna wurde zu deren Schutzpatronin. Aus den bäuerlichen „Irrenkolonien" entwickelte sich die psychiatrische Familienpflege.

Im Mittelalter wurden in Frankreich und Deutschland sog. Domspitäler eingerichtet, in denen neben Armen und anderweitig Hilfsbedürftigen auch Geisteskranke aufgenommen wurden. Ab 1390 nahmen sich die Orden der Cellitinnen und Alexianer, die Pestkranke versorgten, nebenher auch der Versorgung und Pflege Geistesgestörter an; vermutlich wurden solche auch im 1396 gegründeten Aachener Kloster beherbergt. Nach dem Rückzug der Pest aus Europa widmete sich der Alexianerorden ganz den Geistesschwachen und -kranken und unterhält bis heute psychiatrische Krankenhäuser in Amelsbüren bei Münster, Neuss bei Düsseldorf, Porz bei Köln, Krefeld, Aachen und Berlin.

Mit der Synode von Clermont-Ferrand und dem II. Laterankonzil wurde 1130 bzw. 1139 das Ende der monastisch-klerikalen Medizin eingeläutet: Mönchsärzten und Ordensgeistlichen war nunmehr die Ausübung der Heilkunst verboten, nach dem Konzil von Tours 1163 auch die Ausbildung. Andererseits wurde den Geistesstörungen in den berühmten weltlichen Medizinerschulen des 11. und 12. Jahrhunderts in Salerno, Toledo und Montpellier keine besondere Aufmerksamkeit gewidmet; seit jeher standen die Organerkrankungen als Inbegriff von Krankheit und Siechtum im Mittelpunkt medizinischer Theorien und ärztlicher Praxis. Eine Art eklektischer Volksmedizin mit esoterischem Einschlag wurde von weisen Frauen und Hebammen betrieben, später häufig der Hexerei verdächtigt.

Grundsätzlich oblag die öffentliche Irrenfürsorge den freien Reichsstädten, in deren Bürgerhospitälern neben Armen und Alten auch sog. ruhige Geistesgestörte, „harmlose Narren", aufgenommen wurden. Unruhige und aggressive Kranke („Tolle") wurden demgegenüber in den „Tollstuben" der Stadttürme oder in gefängnisähnlichen Verliesen verwahrt, oder in eigens konstruierte Holzkäfige und -kästen, Kojen und Koben gesperrt – „Toll"- oder „Thorenkästen" bzw. „Doren"- oder „Rockenkisten". Ab dem 15. Jahrhundert wurden zur Trennung von den übrigen Kranken in den Hospitälern eigene Irrenabteilungen oder sogar separate Häuser geschaffen wie z. B. das „Manicomio" 1409 in Valencia und das „Dolhuis" 1461 in Utrecht, in Deutschland 1527 das Frankfurter Tollhaus.

Entsprechend den damaligen Vorstellungen über Entstehung und Verlauf der Geisteskrankheiten war der Umgang mit den Irren von Hilflosigkeit, Mitleid, Ablehnung und Abscheu gekennzeichnet. Die Tollhäuser wurden zu Orten des Schreckens und der Brutalität. Berüchtigt war der 1377 im 1274 gegründeten Londoner Klosterhospital „St. Mary of Bethlem" („Bedlam") eingerichtete Bereich für Geistesgestörte, die dort angekettet ihr Dasein fristeten. Nach dem Abklingen der Pestepidemien im 17. Jahrhundert wurden die Siechen- und Pesthäuser vermehrt mit psychisch Kranken belegt, so die „Pesthöfe" in Hamburg und Berlin. In manchen Städten waren den Bürgern gegen Entgelt Rundgänge durch die Narrenhäuser mit Besichtigung der Insassen erlaubt. Bisweilen zogen die Irren wie Aussätzige – mit Narrenkappe, Schellen oder einem Band gekennzeichnet – bettelnd und vagabundierend umher. Nicht wenige wurden später in die Neue Welt deportiert; einzelne avancierten zu Hofnarren. Bisweilen praktizierten umherziehende Scharlatane gegen ein Honorar, das durch die Gemeinde entrichtet wurde, vor Ort als „Wunderheiler" oder „Narrenärzte".

Im Jahr 1527 wurden auf Beschluss des Landgrafen Philip des Großmütigen von Hessen die dortigen Klöster zu Stiftungen und Hospitäler umgewidmet („Hohe Hospitäler"). 1553 entstanden so die Landeshospitäler im ehemaligen Zisterzienserkloster Haina bei Marburg für Männer und im früheren Augustinerinnenstift Merxhausen in der Nähe von Kassel für Frauen. Beherbergt wurden hier Blinde, Taube, Aussätzige, Krüppel und Waisen, aber auch Epileptiker und psychisch Kranke („Wahnwitzige, melancholische, mondsüchtige, sinnverrückte und besessene arme Leute"). Ein ausgebildeter Arzt wurde erst im Jahr 1821 eingestellt; zuvor war ein Bader bzw. Chirurgikus zuständig. Tobsüchtige erhielten zur Beruhigung seelsorgerischen Zuspruch. Im katholischen Würzburg gründete Julius Echter von Mespelbrunn 1579 das nach ihm benannte Juliusspital, in dem zehn Jahre später auch seelisch Kranke, überwiegend „Melancholiker", betreut wurden. Gemäß humoralpathologischen Vorstellungen wurden sie u. a. der „Holzkur" unterzogen, d. h. einer Behandlung mit Auszügen und Dämpfen aus dem Guajakbaum, die auch gegen Syphilis eingesetzt wurden.

In der Folgezeit verschlechterte sich die Situation psychisch Kranker weiterhin und erreichte zur Zeit des Absolutismus einen bis heute unvorstellbaren Tiefstand. Sie wurden in kombinierten Armen-, Zucht-, Arbeits- und Korrektionshäusern untergebracht, soweit sie nicht im Familienverbund lebten. Wer im 18. Jahrhundert nicht das Glück hatte, als friedlicher „Narr" in häuslicher Pflege oder einem Kloster zu verbleiben, vegetierte zusammen mit Landstreichern, Dieben, Prostituierten, Geschlechtskranken und Aussätzigen meist für immer in einem der Großgefängnisse, wo Schikanen einschließlich Prügel an der Tagesordnung waren. Die Kranken verwahrlosten, oftmals gefesselt, unter höchst mangelhaften hygienischen und Ernährungsbedingungen. Sie waren praktisch ohne ärztliche Aufsicht, geschweige denn Behandlung, da sich die Ärzte für die Irren und Unheilbaren nicht zuständig fühlten.

Anders als in der christlich-europäischen Kultur waren im frühen islamischen Herrschaftsbereich die Geistesgestörten den körperlich Kranken weitgehend gleichgestellt. Persische Überlieferung, jüdische Tradition, mohammedanische Religion und griechisch-römisch-byzantinisches Wissen wurden zu Fundamenten einer Heilkultur, die ebenso vernunftgeleitet wie humanitär geprägt war. Die Gewährung von Hilfe und Beistand gegenüber Kranken galt als eine gute Tat, die zur eigenen Erlösung beitrug. Geisteskrankheiten blieben nicht nur frei von stigmatisierender Bewertung, sondern wurden sogar als Zeichen von Auserwähltheit angesehen. Bereits um 981 wurde im Allgemeinkrankenhaus (Bimaristan) von Bagdad, das Harun ar-Raschid um 800 hatte erbauen lassen, eine Einheit für Gemüts- und Nervenkrankheiten eingerichtet, der weitere in anderen arabisch-persischen Städten wie Medina, Isfahan, Hamadan und Buchara folgten. Spezielle Psychiatrische Behandlungs- und Pflegeabteilungen in Moschee-Hospitälern gab es offenbar seit 1151 in Damaskus, 1158 in Aleppo, 1182 in Kairo und 1228 in Tephrike. 1284 wurde in Kairo das Al-Mansuri-Spital als größtes Krankenhaus des Mittelalters in Betrieb genommen, in dem ebenfalls Geisteskranke behandelt wurden. Auf europäischem Boden entfaltete sich unter der maurischen Herrschaft in Spanien, insbesondere im Kalifat Córdoba bzw. Emirat Granada, eine glanzvolle Periode kultureller Hochblüte, eingeschlossen die Heilkunst. Das 1375 unter Muhammad V. in Granada errichtete Krankenhaus wurde nach der Reconquista als Narrenhaus („Casa de los Locos") weitergeführt

Das islamische Gesundheitswesen war weitaus effizienter als das der christlichen Gesellschaft, der die Rettung der Seele wichtiger war als die des Leibes. In den Spitälern gab es neben einer Küche und Apotheke Bäder, Büchereien, Gärten und Springbrunnen. Grundlage dieser modernen Heilkunde war die enge Verknüpfung von theoretischer Ausbildung und praktischem Unterricht am Krankenbett, die mit der Renaissance auch in den westeuropäischen Hospitälern Eingang fand.

Neben physiotherapeutischen Anwendungen gehörten Arzneimittel aus Mohnpulver, Khat, Haschisch, Kaffee, Wein, Cannabis, Alraune und Nieswurz zum Behandlungsrepertoire. Psychotherapeutisch kamen Zerstreuung durch Musik, Tanz, Theater und Lektüre, Gespräche und kathartische Abreaktionen zum Einsatz. Erhalten blieben allerdings auch Magie und Exorzismus: Spirituelle Heiler arbeiteten mit Handauflegen, rituellen Reinigungen, Beschwörungen und Gebet. Einen hohen Rang nahm die Traumdeutung ein; die Interpretationsschemata der als symbolisch aufgefassten Trauminhalte sind in gewisser Weise den Archetypen der Jungschen Psychologie vergleichbar.

Die bekanntesten islamisch-persischen Ärzte waren Ar-Razi bzw. Rhazes (865–925) aus Ray und Ibn Sina bzw. Avicenna (980–1037) aus Buchara. Beide waren Naturforscher und Philosophen, die ihre medizinischen Kenntnisse aus gewissenhaften Beobachtungen bezogen und mit pragmatisch-rationalen Behandlungsprinzipien verknüpften. Von Rhazes stammt das posthum erschienene Kompendium „Liber Continens", eine umfassende Krankheitslehre als Kompilat hippokratischer, galenscher, byzantinischer Schriften und eigener Erfahrungen. Avicenna verfasste den „Canon medicinae", ein auf der Humoralpathologie basierendes Werk der gesamten Heilkunde. Der Kanon wurde im 12. Jahrhundert als medizinisches Standardlehrbuch von den Medizinschulen in der damals bekannten Welt übernommen und zum Klassiker eines Jahrtausends – ein fünfbändiges, detailliertes Riesenwerk mit differenzierter Gliederung. In Anlehnung an Aristoteles vertrat Avicenna das Persönlichkeitskonzept einer Schichtenlehre mit einer Einteilung in eine vegetative, animale und rationale Seele. Im Abschnitt I des dritten Buches (Traktatus II–V) finden sich Abhandlungen über neurologische und psychiatrische Erkrankungen. Im III. Traktat wird die intrakranielle Raumforderung mit allen typischen psychopathologischen Begleiterscheinungen beschrieben. Im vierten Kapitel des IV. Traktats werden Schlafstörungen und deren Therapeutika besprochen: Mohnsaft, angenehm-gleichförmige Geräusche (Blätterrauschen, fließendes Wasser, monotoner Gesang) und Badekuren.

Neben dem Philosophen Ibn Rushd, genannt Averroes (1126–1198), war der ebenfalls in Córdoba geborene Jude Moses Maimonides (1135–1204) ein weiterer bedeutender, spanisch-arabischer Arzt. Aufgrund religiöser Verfolgungen verließ er Spanien und ließ sich schließlich in Kairo nieder, wo er Arzt am Hof des Sultans Saladin wurde. Seine zahlreichen Schriften enthielten Ratschläge hinsichtlich Diät, Hygiene und erster Hilfe sowie allgemein-medizinischer Probleme. Er übersetzte den Kanon Avicennas ins Hebräische und gab eine Sammlung hippokratischer und galenscher Schriften in Arabisch sowie ein Synonymen-Lexikon mit ca. 2 000 Namen von Heilmitteln heraus. In der Schrift „Hygiene der Seele" erläuterte er ausführlich die Behandlung Depressiver.

Mit dem Niedergang des islamischen Reiches, eingeleitet durch die Aufgabe Spaniens, wich in den von den christlichen Verbündeten zurückeroberten Gebieten auch die hoch entwickelte Heilkunde metaphysisch-spekulativen Praktiken mit Wahrsagerei, Wunderglauben, Astrologie und Alchemie. Auf bischöfliche Anordnung wurden 1199 in Granada alle islamischen Schriften zur Theologie, Philosophie und Naturwissenschaft verbrannt.

Im übrigen Europa war die Bedeutung der Medizin – bedingt durch den wissenschaftsfeindlich-scholastischen Einfluss der Kirche – längst auf den Stand weit vor der Antike zurückgefallen. Im 11. Jahrhundert setzte der Kampf gegen jede Art von (vermeintlicher) Häresie ein, beginnend mit der Auslöschung der Katharer, Albigenser und Waldenser. Die Ketzerverfolgungen, von der Inquisition entfacht und durch das Laterankonzil von 1179 bzw. päpstliche Weisungen (wie z. B. die offizielle Foltergenehmigung im Jahr 1251) weiter befeuert, weiteten sich etwa ab Mitte des 15. Jahrhunderts aus zur einer aberwitzigen, über 300 Jahre andauernde Hexenverfolgung. Der auch im Christentum weiter virulente Dämonenglaube expandierte nach Bekanntwerden der Hexenbulle („Summis desiderantes") 1484 und des Hexenhammers („Malleus maleficarum") 1486 zu einem kollektiven, sich wie ein

Flächenbrand über ganz Europa bis nach Nordamerika ausbreiteten Hexenwahn. Der kirchlichen Repression fielen mindestens 50 000 unschuldige Menschen zum Opfer, die auf dem Scheiterhaufen endeten, darunter zahlreiche geisteskranke und psychisch gestörte, exzentrische und überhaupt ungewöhnliche Menschen, fünf mal mehr Frauen als Männer. Die Unterscheidung zwischen visionärer Schwärmerei, psychischer Krankheit und Besessenheit war willkürlich; im Zweifelsfall wurde der Pakt mit dem Teufel unter der Folter „bewiesen". In einem aufgeheizten Klima von Unwissenheit, religiöser Obsession, Existenzängsten und inquisitorischem Terror gediehen Massenhysterien in Form von Flagellantentum, Tanzwut, Kinderkreuzzügen und kollektiven halluzinatorischen Wahrnehmungen.

Als eine der ersten Gegner wendeten sich die Ärzte Cornelius Agrippa von Nettesheim (1486–1535) und sein Schüler Johann Weyer (1515–1588) aus Brabant gegen den Hexenwahn. Beide wurden von der Inquisition verfolgt, weil sie gegen deren, jeglicher ordnungsgemäßer Rechtsprechung widersprechenden Anklagen und grausamen Foltermethoden protestiert hatten. Sie vertraten nachdrücklich die Überzeugung, dass es sich bei den Geistesgestörten nicht um Besessene, sondern um ungefährliche Kranke handele; ihre Geständnisse seien erpresst, ihre Berichte allenfalls pure Einbildung. Der Duisburger Arzt Johann Ewich (1525–1588) war einer der wenigen, die sich zu Weyers Ansichten bekannten. Von Seiten der Geistlichkeit bezog vor allem der Jesuit Friedrich Spee von Langenfeld (1591–1635) gegen die Hexenprozesse Stellung (siehe auch 3. Kapitel). Zwar hatte sich schon Theophrastus Bombastus von Hohenheim, genannt Paracelsus – in allerdings recht widersprüchlicher Weise – gegen die Besessenheitshypothese zur Entstehung der Geisteskrankheiten ausgesprochen; vom Gauben an übernatürliche Einwirkungen auf Gesundheit und Krankheit hatte allerdings auch er sich nicht lösen können. Er war gleichzeitig medizinisch und seelsorgerisch tätig, wobei er sich gemäß seiner mystizistischen Krankheitsauffassung eklektisch astrologischer, alchemistischer und pharmazeutischer Methoden bediente. Paracelsus (1491–1541) war nach dem Studium der Medizin in Basel und Ferrara als Wanderheiler kreuz und quer durch Europa bis hin nach Kleinasien unterwegs, ehe er sich 1527 in Basel niederließ. Ein Jahr später flüchtete er nach heftigen Auseinandersetzungen mit Kollegen und Behörden und nahm seine unsteten Reisen wieder auf. Er verstarb wahrscheinlich an einer Vergiftung mit Quecksilber, einem in der alchemistisch-polypragmatischen Pharmazie sehr gebräuchlichen Mittel.

Paracelsus polemisierte streitlustig gegen Hippokrates, Galen und Avicenna. In seinen rund 200 Schriften zur chirurgischen und pharmazeutischen Themen findet sich auch eine neuartige Einteilung der Geisteskrankheiten in Epilepsie, Manie, Unsinnigkeit, Veitstanz und Hysterie. In seiner posthum erschienenen Abhandlung „Von den Krankheiten, die der Vernunft berauben" bezeichnete er zwar die Geisesstörungen als „natürliche Krankheiten" und forderte dazu auf, die Narren wie Kranke wie Brüder zu behandeln, vertrat aber andererseits auch dämonologische Thesen.

Die zeitgenössische, öffentliche Einstellung zur Geisteskrankheit war weiterhin widerspruchsvoll. Zwar verlor der in beiden Konfessionen wütende Hexenwahn an Dynamik; die Todesstrafen für Hexerei und Zauberei waren jedoch erst allmählich ab dem 17. Jahrhundert rückläufig, magische Krankheitsvorstellungen überdauerten bis heute.

Mit Beginn der Aufklärung nahm die Bedeutung religiös-übernatürlicher Erklärungen des Wahnsinns ab; rational-medizinische Hypothesen sind indes erst seit Ende des 16. Jahrhunderts zu verzeichnen, mangels neuer Ideen durch Rückgriff auf naturphilosophische Erkenntnisse der Antike. Unterschieden wurde zwischen einer Körper- und einer Geistseele, miteinander durch feinstoffliche Lebensenergie über Nervenbahnen verbunden.

Zu Beginn des 17. Jahrhunderts veröffentlichte der Baseler Arzt Felix Platter eine klinisch-empirisch fundierte Klassifikation der Geisesstörungen in Form einer differenzierten Einteilung in fieberhaftes Delir, Katatonie, Verblödung, Trunksucht, Liebe und Eifersucht, Melancholie und Hypochondrie, Teufelsbesessenheit, Tobsucht und Manie, Phrenitis und Schlaflosigkeit. Aufgrund sorgfältiger Beobachtungen beschrieb er präzise Zwangs- und Wahnsymptome sowie die Anzeichen der hypochondrischen Melancholie; die Tanzwut betrachtete er als Form einer Psychose. Platter (1536–1614) studierte in Montpellier Medizin und Pharmazie. Er wurde 1571 in Basel zum Stadtarzt und Leiter des dortigen Spitals bestellt. Als Anhänger des berühmten flämischen Anatomen Andreas Vesalius (1514–1564) nahm er regelmäßig Obduktionen vor; 1583 veröffentlichte er selbst einen Anatomieatlas. Mit seinem dreibändigen Hauptwerk („Praxeos medicae opus"), ergänzt durch einen Band klinisch-psychopathologischer Beobachtungen mit etwa 680 Krankheitsprotokollen („Observationes"), leitete Platter eine neue Epoche der Psychiatriegeschichte ein. Therapeutisch empfahl er die üblichen pflanzlichen Mittel, Bäder und eine Art Massage; im Übrigen waren seine humanitär ausgerichteten Behandlungsprinzipien der Geisteskrankheiten eher pädagogischer als medizinischer Art.

Im Kontrast zu den miserablen Verwahrungen der psychisch Kranken, die sich bis in das 18. Jahrhundert hinein sogar – trotz aufkommender

Kritik von Seiten aufgeklärter Pädagogen und Philosophen – noch weiter verschlechtern sollten, machten die medizinischen Erkenntnisse bemerkenswerte Fortschritte. So entdeckte der englische Arzt und Naturphilosoph Thomas Willis (1622–1675) zahlreiche hirnanatomische Details; in seiner Schrift über Epilepsien („De morbis convulsivis") ging er auch ausführlich auf die Genese von Geistesstörungen ein. Nosologisch unterschied er grundsätzlich akute von chronischen Krankheiten, die er jeweils bestimmten Hirnarealen zuordnete. Willis folgte hier dem Philosophen und Begründer der modernen Naturwissenschaft Francis Bacon (1561–1626), der u. a. eine Pathologie des Gehirns verfasst hatte. Der schottische Arzt George Cheyne (1671–1743) beobachtete bei etwa einem Drittel seiner Patienten psychische Auffälligkeiten wie hysterische und hypochondrische Beeinträchtigungen, die nicht auf körperliche Ursachen zurückzuführen waren; er nannte sie „Englische Krankheit" („The English Malady"). William Cullen (1710–1790), Medizinprofessor in Edingburgh und Glasgow, schuf 1969 den Begriff „Neurose" als zusammenfassende Bezeichnung für Entkräftungen, Krämpfe, schlafsüchtige Krankheiten und Gemütsleiden, deren Ursache er in einer „widernatürlichen Beschaffenheit des Nervensystems" vermutete.

Die herausragende Gestalt der europaweit führenden, englischen Psychiatrie des 18. Jahrhunderts war der ebenso klinisch versierte wie humanitär eingestellte William Battie (1704–1776). Battie forderte eine spezialärztliche Behandlung der Geisteskranken und begründete in England die Psychiatrie als eigenes Fach (siehe Kapitel 3).

Trotz einzelner Versuche, eine Verbesserung der Behandlung und Versorgung der Geisteskranken herbeizuführen, war deren Situation auf lange Zeit im Auf und Ab der unterschiedlichen Krankheits- und Behandlungsauffassungen miserabel. Erste zaghafte Reformbewegungen ab dem Ende des 18. Jahrhunderts kündigten eine allmähliche Wende an, die schließlich zur Umgestaltung des Irrenwesens führten, einhergehend mit dem Ersatz der Zucht- und Tollhäuser durch neu gebaute Irrenanstalten und der Abschaffung von mechanischen Zwangsmitteln und körperlichen Züchtigungen. Beschleunigt wurde dieser Prozess durch den Paradigmenwechsel in Richtung eines somatologischen Krankheitsbegriffs.

In Deutschland wurden die zu Beginn des 19. Jahrhunderts administriell angeordneten Bestrebungen zur Verbesserung von Unterbringung und Behandlung der Geisteskranken angeführt von Christian August F. Hayner (1775–1837) in Colditz und Johann G. Langermann (1768–1832) in Bayreuth wie auch Johann F. Koreff (1783–1851) in

Berlin. Sie engagierten sich im Auftrag der Sächsischen bzw. Preußischen Regierung nachdrücklich für eine Reform des Anstaltswesens. Auf breiter Front wurden nun neue Großkrankenhäuser errichtet, meist abseits der Stadt, teils in Form schlossähnlicher Anlagen. Die früheren Benennungen „Narrenhaus", „Pflegehaus", „Seelhaus", „Spinnhaus", „Tollhaus" oder „Irrhaus" wurden durch „Irrenanstalt" bzw. „Irrenhaus" ersetzt. Die vom Hallenser Arzt Johann Ch. Reil (1759–1813) angeregte, euphemistische Bezeichnung „Hospital für die psychische Curmethode" wurde nicht weiter aufgegriffen.

Der Wandel vom Allgemeinspital zum Fachkrankenhaus war gekennzeichnet durch dessen Zuständigkeit für nunmehr ausschließlich psychisch Kranke und eine dauerhafte ärztliche Präsenz; eine fachliche Spezialisierung gab es jedoch ebenso wenig wie eine effiziente Behandlung von Psychosen und anderen, schweren Geistesstörungen. Die allgemein übliche und offizielle Bezeichnung für psychisch Kranke war „Irre", für den auf dem Gebiet der Irrenpflege tätige Arzt bis ins 20. Jahrhundert „Irrenarzt"; Vor dem Hintergrund der aufstrebenden Hirnpathologie wurde „Neuropsychiater" eine weitverbreitete Berufsbezeichnung. Reil verwendete 1808 wohl erstmals die Begriffe „Psychiaterie" und „Psychiatriker", aus dem später „Psychiatrie" bzw. „Psychiater" wurden. Bis etwa zu Beginn des 21. Jahrhunderts war im niedergelassenen Bereich der gleichermaßen neurologisch wie psychiatrisch ausgebildete „Nervenarzt" bzw. „Arzt für Nervenheilkunde" tätig, obgleich die Ablösung der Neurologie faktisch bereits vollzogen war (siehe auch Kapitel 8).

Standardisierte, empirisch abgesicherte und evaluierte Behandlungsmethoden für psychisch Kranke existierten noch lange nicht. Wie in den übrigen Bereichen der Heilkunde, ausgenommen die chirurgischen und gynäkologisch-geburtshilflichen Fächer, beruhten die Prinzipien der psychiatrischen Medizin auf polypragmatischen Arzneiverordnungen, diätetischen Mitteln einschließlich Fasten, hydrotherapeutischen Anwendungen in Form von Bädern und Wassergüssen („Sturzbäder") sowie beschäftigungstherapeutischen Aktivitäten. Teilweise exzessiv in Gebrauch kamen Aderlässe, Schröpfen, Klistiere, Brech- und Abführmittel. An pharmazeutischen Substanzen fanden die altbekannten Extrakte aus Alraune, Stechapfel, Tollkirsche, Eisenhut, Christrose, Lavendel, Senf und Mohnkapseln zur Beruhigung Verwendung, Kampferspiritus, Moschus, Bibergeil, Phosphor, Äther, Weingeist und Ammoniak als anregende Stimulantien. 1827 wurde als erstes synthetisches, dämpfendes Mittel das Antikonvulsivum Bromkalium eingeführt, das bis zur Erprobung von Chlorahydrat an der Berliner Charité 40 Jahre später zwar eine gewisse Monopolstellung in der

Pharmakotherapie hatte, jedoch wegen seiner toxischen Begleitwirkungen wie Benommenheit, Verwirrtheit und Psychosen bei längerem Gebrauch in Verruf geriet.

An psychologischen bzw. milieutherapeutischen Methoden wurden Ablenkung, umstimmende Gespräche, religiöse Unterweisungen, Singen, Musizieren, Malen und Handarbeiten sowie andere Beschäftigungen eingesetzt, teils verknüpft mit Belohnungen oder Sanktionen. An den großen Anstalten waren Arbeitseinsätze in den hauseigenen Werkstätten und Betrieben, Gärten oder auf den Feldern üblich. Seit Mitte des 18. Jahrhunderts verbreitete sich nach Entdeckung der künstlichen Elektrizität die stimulierende Faradisierung als „Nervenkur" („Medicina electrica"), gefolgt vom Einsatz „magnetischer Kuren" mittels Berührung von Eisenmagneten. Der Wiener Arzt Franz Anton Mesmer (1734–1815) erklärte schließlich die Erfolge dieser Suggestionsmethoden mit der Wirkung eines universellen Fluidums, das er „animalischen" bzw. „tierischen Magnetismus" bezeichnete. Der „Mesmerismus", erfreute sich besonders in gebildeten Kreisen zur Behandlung hysterischer Zustände und psychosomatischer Leiden großer Beliebtheit Neben Einzel- gab es Gruppensitzungen, bei denen sich die Beteiligten um überdimensionale Holzbottiche („Gesundheitszuber", sog. Baquets) mit Eisenstäben versammelten, deren Berührung als heilend empfunden wurde (siehe auch Kapitel 9).

Trotz der erheblichen Verbesserungen im psychiatrischen Versorgungswesen gab es gegen Ende des 19. Jahrhunderts weiterhin große qualitative, mehr jedoch quantitative Unterbringungsprobleme infolge der enormen Zuwachsrate an Patienten. Befanden sich noch Ende 1894 knapp 9 000 Personen in den 44 Anstalten Deutschlands, waren es 10 Jahre später mehr als zehnmal soviel. Die Versorgungssituation der Kranken war nach wie vor dringend verbesserungsbedürftig; die Missstände wurden von den Nervenärzten angeprangert und 1895 sogar im preußischen Abgeordnetenhaus diskutiert. Auslöser war eine Beschwerde über das Aachener Alexianerkrankenhaus, der zufolge an mittelalterliche Prozeduren erinnernde „Foltermethoden" an der Tagesordnung seien; ein im Nebenamt tätiger Arzt widme den mehr als 660 Kranken täglich insgesamt lediglich anderthalb Stunden. Im Verlauf der Abgeordnetendiskussion wurden erhebliche Mängel des Irrenwesens eingeräumt. Als Gründe wurden u. a. mangelnde Kompetenz des Verwaltungsapparates und eine Missachtung des ärztlichen Standes, überhaupt der Wissenschaft genannt. Selbstkritische Töne von Seiten der Irrenärzte gab es kaum.

Am Wendepunkt zur modernen Psychiatrie in wissenschaftlicher wie klinischer Hinsicht steht Wilhelm Griesinger (1817–1868), herausragender Vordenker und Gestalter einer neuen Epoche, die bis heute in psychiatrisches Denken und Handeln einfließt. Seine Vorstellung von einer psychiatrischen Wissenschaft als Synthese von Hirnforschung, Psychopathologie und Sozialpsychiatrie konnte sich in Deutschland allerdings erst nach Generationen von Psychiatern in Form des biopsychosozialen Krankheitsmodells durchsetzen. Zusammen mit dem Göttinger Psychiater Ludwig Meyer (1827–1900) gehört er zu den ersten deutschen Reformpsychiatern, die das englische „Non-restraint-Konzept", nämlich eine Unterbringung ohne mechanische Zwangsmittel und eine Behandlung ohne körperliche Torturen, in ihren Häusern konsequent durchsetzten. Ebenso lange dauerte es, bis mit der Psychiatriereform seit den 1970er-Jahren die milieutherapeutischen und sozialpsychiatrischen Ideen Griesingers Eingang in die psychiatrische Versorgung fanden.

2 Seelsorger oder Hirnforscher?

Der ideale Seelenarzt müsste – falls er das Bild von der bio-psycho-sozialen, unauflösbaren Einheit „Mensch" verinnerlicht hat – sowohl ein weiser Menschenkenner und einfühlsamer Psychologe sein als auch ein souveräner Kenner des Nervensystems als Träger des Geistes. Der klinische Alltag erweist sich jedoch als komplizierter: Wer auf der Suche nach den organischen Korrelaten der psychischen Funktionen Hirne seziert oder deren Ströme misst, wird mit dem theologisch-philosophischen Konstrukt „Seele" vermutlich nicht viel anfangen können; umgekehrt gilt das Gleiche. Mit der Ablösung des früheren, unitarischen „Nervenarztes" bzw. „Arztes für Neurologie und Psychiatrie", der sozusagen für beide Seiten „zuständig" war, durch jeweils einen neurologischen und einen psychiatrisch-psychothera-peutisch-psychosomatischen Facharzt wurde diesem Cartesianischen Körper-Geist-Dualismus zumindest auf klinischen Gebiet Rechnung getragen: Während sich die naturwissenschaftlich sozialisierten, neuropsychiatrisch ausgerichteten Mediziner organmedizinisch-soma-totherapeutisch orientieren, repräsentieren die psychotherapeutisch behandelnden Ärzte zusammen mit den psychologischen Psychothera-peuten weitgehend die geistes- und sozialwissenschaftliche Herkunft der „Seelenheilkunde" (siehe auch Kapitel 9).

Die damit verbundene Differenzierung der Denk- und Arbeitsweisen beruht nicht nur auf pragmatisch-ökonomischen Erwägungen oder bestimmten individuellen Fähigkeiten, sondern auch auf grundsätz-lich unterschiedlichen Auffassungen von der Natur geistig-seelischer Eigenschaften und Funktionen. Wer davon ausgeht, dass psychische Defizite durch organische Fehlfunktionen, speziell solchen des Gehirns bzw. Hormonsystems, bestimmt werden, wird konsequenterweise somatologisch begründete Behandlungen (z. B. eine Medikation) als plausible Interventionsform bevorzugen. Wer hingegen glaubt, dass es organunabhängige, quasi autonome Ausdrucks- und Erschei-nungsformen des Geistes gibt, wird mit innerer Überzeugung sein Therapiekonzept auf psychologisch-metaphysischen Hypothesen aufbauen. Medizinischer Pragmatismus bringt es mit sich, dass zum Wohle des Patienten eingesetzt wird, was erwiesenermaßen, d. h. „evidenzbasiert", hilft.

Die Vorstellung von der Existenz eines eigenständigen, immateriellen und unsterblichen Etwas, der „Seele", die den Körper nach dem Tod als leere Hülle zurücklässt, ist vermutlich so alt wie die Menschheit. Überliefert ist sie spätestens aus dem ägyptischen Totenkult; sie zieht sich wie ein roter Faden über die Metaphysik Platons bis heute durch alle Weltanschauungen und Religionen. Als Spielart des Idealismus fand sie ihre stärkste Ausprägung im monistischen Spiritualismus, demzufolge der souveräne Geist bzw. die überdauernde Seele den Körper beherrschen und lenken. Demgegenüber impliziert der medizinisch-positivistische Materialismus, abgeleitet aus der vorsokratischen Naturlehre, dass alle psychischen Phänomene nichts anderes sind als Begleiterscheinungen körperlicher Vorgänge, die mit dem Tod des Individuums erlöschen (Epiphänomenalismus). In diesem Sinne wurde in den Hippokratischen und Alexandrinischen Ärzteschulen aus dem 2. und 3. Jh. v. Chr. das Gehirn als Ursprung für Denken, Empfindung und Bewegung angesehen, eine Vorstellung, die nachhaltig erst in der Medizin im empirischen Rationalismus des 18. Jahrhunderts wieder auftaucht. Gleichermaßen beruht die antike humoralpathologische Lehre, derzufolge Ursache der psychischen Krankheiten ein gestörtes Gleichgewicht der Körpersäfte sei, auf einer materialistischen Grundhypothese.

Zwar war die Cartesianische Geist-Materie-Dichotomie – „res cogitans" versus „res materia" nach dem französischen Philosophen René Descartes (1596–1650) – nicht aufrechtzuerhalten, jedoch scheitern bislang Versuche einer umfassenden, synoptischen Leib-Seele- bzw. Körper-Geist-Theorie als „psychophysisches Grundproblem" bis auf weiteres an der fundamentalen Wesensverschiedenheit physikochemischer Vorgänge und psychischer Erscheinungen.

In der psychologischen Medizin wird vor dem Hintergrund des biopsychosozialen Krankheitsmodells der Brückenschlag mit Hilfe einer Art „Wechselwirkungstheorie" versucht, derzufolge körperliche Funktionen und psychische Phänomene zwar untrennbar miteinander verbunden sind, sich jedoch gegenseitig beeinflussen („interaktioneller Dualismus"). Das Gehirn fungiert dabei einerseits als „Scharnier" oder „Transformator" zwischen äußeren und inneren Reizen und neurobiologischen Prozessen, andererseits repräsentiert es via Ichbewusstsein und Selbstreferenz die Person, deren Empfinden und Erleben wiederum rückwirkend die Hirntätigkeit beeinflusst, sogar über epigenetische Umwelteinwirkungen dauerhaft prägend. Allerdings ist nicht zu übersehen, wer „Herr im Hause" ist: Während Veränderungen der neurophysiologischen und/oder hormonellen Aktivitäten sich unmittelbar auf Bewusstsein, Wahrnehmung, Denken, Gefühle und Verhalten auswirken, gilt dies nicht zwangsläufig und schon gar nicht in dieser Nachdrücklichkeit im Umkehrschluss. Die biologische

Sichtweise der Somatopsychik (Beispiel: Depressive Symptomatik aufgrund einer Schilddrüsenunterfunktion) und die mit psychologischen Methoden arbeitende Psychosomatik (Beispiel: Bluthochdruck infolge anhaltendem Stress) sind mithin lediglich zwei Seiten ein und derselben Medaille.

Die moderne Neuropsychologie bezieht diese Ansätze in ihre Therapieforschungen ein; im Brennpunkt stehen dabei die engen Verknüpfungen zwischen zentralem und vegetativen Nervensystem, Endokrinum und Immunsystem einerseits und psychischen Eigenschaften und Leistungen andererseits (siehe auch Kapitel 9).

Der bisherige Wissensstand spricht insgesamt für eine reduktionistische Position der psychologischen Medizin bzw. biologischen Psychologie, der zufolge die psychischen Phänomene emergente Eigenschaften hochkomplexer neuronaler Aktivitäten sind, und somit letztlich determiniert durch die Funktionstüchtigkeit (= Qualität und Quantität bzw. Dichte und Dauerhaftigkeit) von Abermilliarden, zudem ständig wechselnder synaptischer Verschaltungen. Übertragen auf das menschliche (und tierische) Leben bedeutet dies, dass Wohlbefinden und Leistungsfähigkeit als Ausdruck psychischer Gesundheit auf einem (ungestörten) Regelkreis permanenter, wechselseitiger Rückkoppelungen zwischen allen biologischen, psychologischen und sozialen Einwirkungen beruhen.

Dieses Ideal eines fließenden Gleichgewichts – offenbar ein universelles kulturelles Erbe – versinnbildlichen für Körper und Geist bereits das antike Homöostasekonstrukt, die fernöstlichen Yin-Yang-Polaritäten, das Konzept eines ausbalancierten Reizzustandes nach dem schottischen Arzt John Brown (1735–1788) oder Reils neurophysiologisches Erklärungsmodell der Psychopathologie. Es taucht wieder auf in den neuzeitlichen Hypothesen zur Salutogenese einschließlich anthropologischer, logotherapeutischer und/oder soziologischer Aspekte wie „Selbstorganisation", „Selbstregulation" oder „Kohärenz" im Sinne des New Yorker Soziologen Aaron Antonovsky (1923–1994). Schlagworte wie beispielsweise „Über- und Unterforderung" bzw. „Eustress" und „Disstress" kennzeichnen aktuell die entsprechende Position der Gesundheitsfürsorge. Die psychotherapeutisch entscheidende, für den Patienten zentrale Frage ist, wie und womit sein persönliches Problem als Ausdruck von Dysregulation oder Fehlanpassung – „Anpassungsstörung„ nach neuer Nomenklatur – behoben werden kann (siehe auch Kapitel 9).

Der philosophische Disput zwischen Spiritualisten und Materialisten bzw. Idealisten und Rationalisten ist nicht nur akademischer Natur.

Er hat vielmehr tiefgreifende Auswirkungen auf Menschenbild, Weltanschauung, Sozialverhalten, Moral und Kultur. Der Angst vor dem Tod, der endgültigen Auflösung, wurde seit Menschengedenken die Hoffnung auf irgendeine Form des Weiterlebens entgegengestellt. Auch die (scheinbar) neutralen Humanwissenschaften wie Psychologie, Biologie und Medizin bleiben davon nicht unberührt.

Ein aktuelles Beispiel ist die Debatte um die Todeszeitbestimmung im Zusammenhang mit der Organentnahme zwecks Transplantation: Während von medizinischer Seite der Hirntod als Kriterium für ein Erlöschen der personalen Existenz angesehen wird, glauben Anhänger des idealistischen Vitalismus unter Verweis auf die Lebenssituation von Wachkomapatienten an ein Fortbestehen mit lediglich veränderter bzw. reduzierter Bewusstseinslage. Auch Erinnerungsverfälschungen im Sinne eines Déjà-vu, Bewusstseinsverschiebungen während des Halbschlafs, unter Drogen oder in der epileptischen Aura, Nahtoderlebnisse und andere, sog. außerkörperliche Erfahrungen, meditative Entrückungen mit rauschhaften Entgrenzungsempfindungen oder Reinkarnationsvorstellungen werden als Beleg für eine körperlose, überdauernde Existenzform herangezogen; im spiritistischen Okkultismus mediale Jenseitskontakte.

Ein anderer Diskussionsgegenstand ist der freie Wille des Menschen: Der von den Hirnforschern vertretenen Meinung, dass die subjektiv als frei erlebte Willenentscheidung in Wirklichkeit nichts anderes sei als das deterministische Integral aus vielen, nicht bewusst wahrgenommenen neuronalen Prozessen, halten die indeterministischen Idealisten entgegen, dass man sich – spontan oder gründlich bedacht – bewusst für oder gegen eine Sache entscheiden könne. Unmittelbar daran anknüpfend stellt sich die brisante Frage nach der Verantwortlichkeit eines Straftäters: Kann sich jemand überhaupt eines Verbrechens schuldig machen und dafür bestraft werden, wenn er doch dem Diktum seiner (unbewussten) Instinkte, Neigungen, Antriebe oder Strebungen als Resultat unzähliger neurophysiologischer Schaltvorgänge und neurochemischer Transformationen quasi „ausgeliefert" ist?

Auf dem Gebiet empirisch-wissenschaftlicher Forschung geraten zwangsläufig Glauben und Wissen, d. h. nicht beweisbare Annahmen und gesicherte Erkenntnisse miteinander in Konflikt, der in einem Grenzbereich zwischen Natur (Physik) und Geist (Metaphysik) wie den Humanwissenschaften besonders virulent ist. Problematisch wird die Situation, wenn ideologisch gefärbtes Denken und Urteilen das fachliche Handeln bestimmt; patientengerechtes Verhalten erfordert von Seiten des Therapeuten nämlich neben Empathie, Engagement und profunder Sachkenntnis auch vorurteilsfreie Neutralität und Objektivität.

Wie eingangs skizziert, beriefen sich nicht nur die Magier und Priesterärzte der Frühzeit auf übernatürliche, gute und böse Kräfte.
Bis zur Aufklärung wurden Krankheiten des Geistes und des Gemütes als Zeichen von Besessenheit gedeutet; die Hexenverfolgungen stellten diesbezüglich eine – allerdings besonders folgenschwere – kulturanthropologische Verirrung dar (siehe Kapitel 1). Auch die zahllosen Nachahmer und Erben der magischen Medizin – Zauberer, Exorzisten, Gesundbeter, Alchemisten, Wunderheiler und Quacksalber bis hin zu den heutigen Protagonisten parapsychologischer Mysterien – ersetzen Wissen durch Spekulation: Je dürftiger die Beweise, desto fantasievoller die Hypothesen. Esoterische Gurus mit vorgeblich übernatürlichen Kräften präsentieren sich ebenso gern als verkannte „Außenseiter" wie als unbeirrbare Märtyrer, die von der Schulmedizin aus fadenscheinigen Gründen diskriminiert würden.

Während sich die empirisch-positivistisch denkenden Ärzte und Naturforscher im Geist der Aufklärung auf der Suche nach den Ursachen der Geistesstörungen der Beschaffenheit des Nervensystems und seiner Funktionen widmeten, beschäftigten sich die Anhänger des philosophischen Idealismus mit phänomenologischen und erkenntnistheoretischen Fragen. Philosophen wie Johann Ch. Hoffbauer (1766–1827) und Friedrich E. Beneke (1798–1854) griffen dabei zurück auf moralisierend-religiöse Krankheitstheorien. So entwickelte sich vor dem Hintergrund der christlichen Lehre von Sünde und Strafe zu Beginn des 19. Jahrhunderts in der Psychiatrie die Auffassung, dass „Verblödung" und „geistige Zerrüttung" durch „unkontrollierte Leidenschaften", „sinnliche Begierden" oder „unmoralische Lebensweisen" verursacht würden, aber auch durch Erziehungsfehler, religiösen Aberglauben oder gesellschaftliche Konflikte. Insbesondere die Onanie wurde bis in das 20. Jahrhundert hinein für Lähmungen, Rückenmarkschwund, nervöse Erschöpfung und Geistesschwäche verantwortlich gemacht. Kurzum: Die – verkürzt – als „Psychiker" bezeichneten Vertreter dieser Anschauung fassten psychische Erkrankungen als Ausdruck seelischer Unfreiheit und Verirrung infolge sündhaften Lebenswandels auf. Umgekehrt bedeutete seelische Gesundheit auf christlichem Glauben beruhende, sittlich-vernünftige Lebensführung mit einem reinen Gewissen.
Indem die „Psychiker" auch die Entstehung körperlicher Leiden den Einwirkungen einer irregeleiteten Seele zuschrieben, gehören

sie zu den vorwissenschaftlichen Wegbereitern der Psychosomatik. Bezüglich ihrer Behandlungskonzepte verknüpften sie im Sinne des englischen „moral treatment" milieutherapeutische Einwirkungen und religiös-psychagogische Unterweisungen mit drastischen körperlichen Reizmitteln. Die prominentesten Vertreter waren die „psychischen Irrenärzte" Johann Ch. A. Heinroth (1733–1843) in Leipzig und Karl W. Ideler (1795–1860) in Berlin.

Heinroth, erster deutscher Fachvertreter für Psychiatrie, propagierte in seinem 1818 erschienenen „Lehrbuch der Störungen des Seelenlebens" samt „Anweisungen für angehende Irrenärzte zur richtigen Behandlung ihrer Kranken" eine pietistisch-theologische Krankheitslehre, derzufolge der Seelenkranke von Gott wegen seiner sündigen Lebensweise und mit dem Entzug der Willensfreiheit bestraft werde. Für Heinroth war das „Böse" Dreh- und Angelpunkt der „Seelenstörungen" schlechthin; als einzig wirksames „Schutzmittel" sah er daher eine feste Gläubigkeit „bis tief in die irdische Wurzel unseres Daseins". Als zusätzliche Krankheitsursachen ließ er trotzdem konstitutionelle und organische Faktoren gelten; die Seelenheilkunde betrachtete er als ärztliches Fach.

Geboren in Leipzig, wurde Heinroth nach dem Studium Arzt am Leipziger Zucht-, Waisen- und Armenhaus St. Georgen, das auch Geisteskranke aufnahm. 1806 habilitierte er sich mit einem Beitrag „Ueber das Bedürfnis des Studiums der medicinischen Anthropologie"; 1811 wurde er – innerhalb der philosophischen Fakultät – auf den Leipziger „Lehrstuhl für psychische Therapie" berufen; erst später wurde er Mitglied und sogar Dekan der Medizinischen Fakultät. Heinroths zahlreiche Publikationen zu theologischen, philosophischen, anthropologischen, pädagogischen, psychologischen und forensischen Themen umfassen u. a. ein „Lehrbuch der Anthropologie" (1822) und „Die Psychologie als Selbsterkenntnißlehre" (1827). Im 1823/1824 erschienenen „Lehrbuch der Seelengesundheitskunde" führte er den Wahnsinn auf ein Übermaß an Liebe und Eifersucht zurück, die Melancholie auf Kummer, Gram und Sorge, die Verrücktheit auf Stolz, Ehrgeiz, Ruhm- und Gewinnsucht, Eitelkeit und Dünkel, den Blödsinn auf Ausschweifungen, Onanie, Trunksucht und Völlerei, die Tobsucht auf ein Überschreiten von Gesetz und Ordnung. Heinroth verwendete im Zusammenhang mit Überlegungen zu den Ursachen von Schlafstörungen wahrscheinlich erstmals die Bezeichnung „psychisch-somatisch".

Ideler stammte aus Bentwisch bei Wittenberge. Nach dem Medizinstudium in Berlin war er zunächst Feldchirurg, ab 1818 Arzt in Berlin. 1828 übernahm er die Leitung der Irrenabteilung an der Charité; nach seiner Habilitation wurde er 1840 als Nachfolger von Ernst

Horn Psychiatrie-Ordinarius. Neben einer „Anthropologie für Ärzte" veröffentlichte er 1841 Biographien Geisteskranker wie auch 1851 ein „Lehrbuch der gerichtlichen Psychologie". Sein Hauptwerk ist der „Grundriß der Seelenheilkunde" von 1835, in dem er mit missionarischem Eifer seinen Studenten ebenso wie den Patienten nachdrücklich deren Verfehlungen vorhielt. In mehreren Schriften setzte er sich mit dem religiösen Wahn als Ausdruck einer „grenzenlosen Sehnsucht nach dem Goettlichen" in der Überzeugung auseinander, durch die Erforschung eines dahinter verborgenen psychischen Musters die religiöse Natur des Seelischen beweisen zu können. Ideler betrachtete Geisteskrankheiten grundsätzlich als Folge von Verstößen gegen Moral und Sittlichkeit. Einen besonderen Einfluss wies er „übersteigerten Leidenschaften" wie unglücklicher Liebe, Eifersucht und Eitelkeit zu, in denen er die Ursachen aller möglichen Erkrankungen bis hin zur Tuberkulose sah. Hilfe sah er in Aufklärung, Tugendhaftigkeit, Gehorsam und Zwang.

Auch der für die preußische Regierung tätige Reformer Johann Ch. Langermann (1768–1832), dem die Umgestaltung des Bayreuther Zucht-, Armen- und Irrenhauses St. Georgen zu verdanken ist, war beeinflusst von der vitalistisch-idealistischen Philosophie Georg E. Stahls (1659–1734), der als Mediziner und Chemiker in Halle lehrte. Stahl vertrat – abweichend vom Leibnizschen Parallelismus – die Theorie einer gegenseitigen Wechselwirkung von Körper und Seele, wobei er letztere als Inbegriff alles Lebendigen ansah. Er war einer der Hauptvertreter des Animismus und der Vermögenspsychologie, erläutert in seinem 1708 erschienenem Hauptwerk „Theoria medica vera", dessen Inhalt er dogmatisch gegen die „Mechanisten" verteidigte.

Als erster teilte er die Geisteskrankheiten in „sympathische" (organisch bedingte) und „pathetische" (psychisch bedingte bzw. funktionelle) ein. In seiner 1797 veröffentlichen Dissertation widersprach Langermann der Ansicht, dass sie ihre Ursache im Gehirn haben könnten bzw. vertrat umgekehrt die These, dass körperliche Erkrankungen psychisch bedingt sein können.

Langermann lehnte allerdings die Beteiligung von Geistlichen in der Behandlung psychisch Kranker ab; das Amt des Pfarrers befähige nicht zu einer geeigneten psychischen Therapie, Prediger seien keine Psychologen, ihre diesbezüglichen Kenntnisse beschränkt. Er schlug daher in seinem Reformkonzept für die Bayreuther Irrenanstalt dem Minister Karl A. Hardenberg (1750–1822) vor, Kleriker von der Behandlung der Geisteskranken grundsätzlich auszuschließen.

Auch andere, durchaus reformerische Anstaltspsychiater wie Ernst G. Pienitz (1777–1853) auf dem Sonnenstein bei Pirna, Christian

A. F. Hayner (1775–1837) in Waldheim bzw. Colditz und Julius W. Ruer (1784–1864) in der neuen Anstalt Marsberg hingen im Hinblick auf die Entstehung und Behandlung der Geisteskranken spekulativ-moralisierenden Vorstellungen an, obgleich ihnen auch erbliche Krankheiten geläufig waren. Zu den gemäßigten Psychikern gehörte Albrecht M. Vering (1773–1829), der 1817 als erstes psychiatrisches Lehrbuch im deutschen Sprachraum Band I der „Psychischen Heilkunde" veröffentlichte. Vering wurde in Münster geboren, studierte Medizin und errichtete anschließend im westfälischen Liesborn eine private Irrenanstalt. Er verfasste außer dem genannten Lehrbuch zahlreiche andere psychiatrische Werke, u. a. über psychophysische Wechselwirkungen, und war Mitherausgeber der „Zeitschrift für psychische Ärzte".

Trotz ihrer philantrophischen Grundhaltung, sowohl getragen vom Geist der Romantik als auch gespeist von Ideen der Aufklärung, machten „Psychiker" wie „Somatiker" zur Behandlung der Seelenstörungen gleichermaßen von körperlichen (physischen) und psychologischen (moralischen) Mitteln Gebrauch. Ideler beispielsweise setzte weiterhin das mechanische Zwangsinstrumentarium seines Vorgängers Horn ein, um die verwirrten Gedanken der Patienten zu ordnen und deren verstockten Gemüter umzustimmen, überhaupt „störrische und unfolgsame" Kranke zu disziplinieren. Gemeinsame Grundlage war die Theorie des schottischen Arztes John Brown (1735–1788), derzufolge Krankheiten auf ein Ungleichgewicht zwischen der Empfänglichkeit des Organismus und äußeren Reizen zurückgeführt wurden.

So wurden etwa Unruhe, Erregtheit oder Manie als Folge einer „Überreizung" aufgefasst, Melancholie, Hypochondrie oder Asthenie als Ausdruck einer Reizarmut. Die Therapie bestand folglich in einem künstlichen Reizentzug oder einer -zufuhr, im ersteren Fall durch Beruhigung, Fixierung, Isolierung, Lichtentzug, kalte Umschläge, Aderlass und dämpfende Heilmittel, im zweiten durch Aufmunterung, Ablenkung, Wechselbäder, Diät und anregenden Arzneimitteln. Intensive schmerzhafte oder angsterregende Reize wurden gesetzt, um den Wahnkranken aus seiner versponnenen Welt gleichsam „wachzurütteln". Schröpfkuren, Erbrechen und Abführen dienten der Reinigung des Organismus, so auch das von Jacobi eingeführte „Siegburger Siegel", das eine Ableitung schädlicher Stoffe aus dem Kopf bewirken sollte (siehe auch Kapitel 3).

Dem Rückzug der forschungsabstinenten, romantisch-idealistischen Psychiatrie aus der flächendeckenden Versorgung liefen bedeutende naturwissenschaftliche Entdeckungen ab dem Ende des 17. Jahrhunderts voraus, in deren Gefolge auch genauere Aufschlüsse über die Beschaffenheit der Körperorgane gewonnen wurden. Nach einer langen Phase des Stillstands hatte die anatomische Forschung erst wieder während der Renaissance neuen Auftrieb bekommen. Hiermit einhergehend gab es große Fortschritte bezüglich der Kenntnisse über das Nervensystem. Leonardo da Vinci (1452–1519), nicht nur Künstler, sondern auch genialer Naturforscher, wie auch Andreas Vesalius (1514– 1564), Brüsseler Anatom und königlicher Leibarzt, die durch Sektionen Pionierarbeit auf dem Gebiet der Anatomie leisteten, beschrieben exakt die Hirnkammern und Einzelheiten der beiden Hemisphären. Bahnbrechend waren die neuropsychiatrischen Forschungen der englischen Ärzte Thomas Willis und Thomas Sydenham. Willis (1621– 1675), Leibarzt Charles II., verfasste 1664 die erste detaillierte Arbeit über die Morphologie des Gehirns; von ihm stammt die Bezeichnung „Neurologie". Thomas Sydenham, der „englische Hippokrates", gilt als Begründer des modernen, klinisch-medizinischen Empirismus. Sydenham schilderte erstmals das Krankheitsbild der Chorea minor. Auf psychiatrischem Gebiet vermittelte er neue Einsichten über die Hysterie und Hypochondrie.

Die umwälzenden, neuen Erkenntnisse stießen in der nach gesicherten Erkenntnissen dürstenden Psychiatrie auf großes Interesse und hohe Akzeptanz. Der fundamentale Paradigmenwechsel bezüglich der Geisteskrankheiten vom selbstverschuldeten Seelenleiden zur schicksalhaften Hirnkrankheit beschleunigte die Verwissenschaftlichung der damaligen Nervenheilkunde, die auf der anderen Seite – neben dem schwindenden Einfluss der Metaphysik überhaupt – entscheidend zum Bedeutungsverlust der „Psychiker" beitrug. An den Universitäten wurde Psychiatrie bald durchgehend auf naturwissenschaftlicher Grundlage gelehrt; an die Stelle der zahlreichen Begriffsvarianten zum „Wahnsinn" trat die sachlichere Bezeichnung „Geistesstörung", obgleich philosophisch weiterhin zwischen (anfälligem) Geist und (unzerstörbarer) Seele unterschieden wurde. Auf Friedrich Hegel (1770–1831) soll die Bezeichnung „psychische Krankheit" zurückgehen. Nur noch vereinzelt wurde im 19. Jahrhundert, beispielsweise vom prominenten Arzt Justinus Kerner (1786–1862), der Wahnsinn auf übernatürliche Einwirkungen zurückgeführt, oder – wie vom Jenenser Psychiater Georg v. Kieser (1779–1862) in Anlehnung an Mesmer – mit tierischem Magnetismus in Verbindung gebracht.

Gegen Ende des 19. Jahrhunderts dominierte schließlich die Hirnpsychiatrie der „Somatiker". Als späte Nachfolger der Hippokratiker und gleichzeitige Vorläufer der sich später verselbständigenden Neurologie bzw. der modernen Neurowissenschaften betrachteten sie psychische Störungen als Folge einer Gehirnerkrankung. Johann Ch. Reil (1759–1813), als Physiologe, Internist und Neuropathologe umfassend biologisch ausgebildet, begründete in Halle eine traditionsreiche neuropsychiatrische Schule gemäß seiner Überzeugung, dass seelische Leiden über das „Seelenorgan", d. h. Gehirn, günstig zu beeinflussen seien. Dementsprechend basierten die von ihm vorgeschlagenen „Curmethoden" auf – teils schmerzhaften und angsterzeugenden – Empfindungs- und Erlebensreizen, mittels derer das Gehirn stimuliert und „umgestimmt" werden sollte (s. a. Kapitel 3). Reil veröffentlichte u. a. mehrere neuroanatomische Arbeiten über einzelne Areale des Kleinhirns und über die Nervenbahnen. Das Bewusstsein verortete er im Zentralnervensystem, das Unbewusste in einem Netzwerk von Nervengeflechten im ganzen Körper, das er „Ganglien-System" nannte.

Ebenfalls in Halle arbeitete Johannes B. Friedreich (1796–1862). Er verfasste neben einem „Handbuch der allgemeinen Pathologie der psychischen Krankheiten" ein Lehrbuch der gerichtlichen Psychologie.

Der Badener Arzt und Anatom Franz J. Gall (1758–1828) brachte zusammen mit Carl Spurzheim (1776–1832) eine vierbändige „Anatomie und Physiologie des Nervensystems insgesamt und insbesondere des Gehirns" heraus. Als Begründer der Phrenologie bzw. Kraniologie, derzufolge Charaktereigenschaften an der äußeren Beschaffenheit des Schädelknochens abgelesen werden könnten, nahmen sie das Prinzip der späteren Lokalisationslehre vorweg. Der Turiner Psychiater und Gerichtsmediziner Cesare Lombroso (1835–1909), Vertreter der forensischen Phrenologie, glaubte sogar, kriminelle Neigungen an der Schädelform erkennen zu können.

Als „Somatiker" verstanden sich außer Reil und Friedreich Kliniker wie Maximilian Jacobi und Friedrich Ch. Nasse. Jacobi (1775–1858), geboren in Düsseldorf, hatte einen wechselvollen Berufsweg: Nach dem Medizinstudium in Jena, Göttingen und Edinburgh sowie Promotion in Erfurt praktizierte er als Arzt, ehe er zur chirurgischen Ausbildung 1803/04 nach London ging. 1805 wurde er Obermedizinalrat im Bayrischen Sanitärwesen, 1812 bis 1815 leitete er das Salzburger Irrenspital. 1816 trat er in die Dienste der Landesregierung in Düsseldorf und organisierte die Umwandlung der ehemaligen Benediktinerabtei Siegburg in eine Heilanstalt, die 1825 eröffnet wurde. Siegburg wurde zu einer vorbildhaften Mustereinrichtung für ganz Europa.

Jacobi verwarf jegliche Formen von Gewaltanwendung gegenüber den Patienten, denen er alle damals modernen Behandlungs- und Unterbringungsmöglichkeiten bot. Zweitarzt war ab 1836 Franz Richarz (1812–1887), der später in Endenich bei Bonn eine kleine private Heil-

und Pflegeanstalt für Nerven- und Gemütskranke aufmachte. Hier war u. a. der an Neurosyphillis erkrankte Komponist Robert Schumann zwei Jahre lang bis zu seinem Tod 1856 untergebracht.

Jacobi war mit dem in Bonn lehrenden Internisten Nasse befreundet, der ihn 1823 wegen einer Hirnhautentzündung behandelte; mit ihm gab er die „Zeitschrift für die Beurteilung und Heilung der krankhaften Seelenzustände" heraus. Wie Nasse vertrat Jacobi in seinem wichtigsten (unvollendeten) Werk „Die Hauptformen der Seelenstörungen" von 1844 kompromisslos einen somatologischen Krankheitsbegriff.

Nasse (1778–1851) stammte aus Bielefeld. Nach seinem Studium in Halle arbeitete er dort als Armenarzt, ehe er 1815 Ordinarius und Leiter der Medizinischen Klinik wurde. 1819 wechselte er an die Bonner Universitätsklinik, wo er auch psychiatrische Vorlesungen hielt. Nasse war Mitherausgeber der „Jahrbücher für Anthropologie und zur Pathologie und Therapie des Irreseins" und verfertigte 1844 die Schrift „Die Behandlung der Gemüthskranken und Irren durch Nichtärzte", in der er sich den Gegnern der Irrenseelsorge anschloss und rigoros die Krankenbehandlung durch Geistliche ablehnte, da ihnen die Einsicht in die Natur und Heilungsbedingungen der seelischen Abnormitäten fehlten. Daneben schrieb Nasse zahlreiche Abhandlungen zur Inneren und Allgemeinmedizin. Als überzeugter Somatiker wandte er sich gegen die Bezeichnung „Seelenarzt" und schlug stattdessen den Begriff „anthropologischer Arzt" vor. Die von ihm vertretene „Somatisierung" der Seelenstörung stand in Zusammenhang mit seinem Bestreben, die Seelenheilkunde als eindeutig medizinische Disziplin zu etablieren.

Obgleich die fortschrittlichen „Somatiker" die moralgeleitete Krankheitskonzeption der religiösen „Psychiker" ablehnten, teilten sie in Ermangelung anderer wirksamer Behandlungsmethoden mit ihnen die schmerzhaften Reiz- und Aversivpraktiken. Selbst Reil propagierte in den 1803 erschienenen „Rhapsodieen" ein Sammelsurium körperlicher Züchtigungen und gezielt erzeugter Schreckerlebnisse, zu denen beispielsweise Sturzbäder, Verbrennungen, künstliche Hautentzündungen, Schlafentzug, Kälte, Hunger, Durst und andere Torturen gehörten. Er betrachtete diese „Curmethoden" als ein Programm zur seelischen Stärkung und geistigen Erziehung, aber auch als Möglichkeit intensiver Stimulierung, um den Kranken gleichsam aus seiner verstiegenen Wahnwelt aufzuschrecken. Neben Drehstühlen und Drehbetten gehörten bis in die 2. Hälfte des 19. Jahrhunderts Lauftrommel, Fixationsstuhl („Tranquilizer"), Zwangsjacke, Wassergüsse, Brechmittel, Ledermaske und Mundbirne zum Behandlungsinventar, vor allem bei Tobsuchtsanfällen. Die Schwindel und Übelkeit erzeugende „Behandlung" auf dem Drehbett sollte durch den rotationsbedingten Blutandrang zum Kopf die Intensität von Wahngedanken und Halluzinationen abschwächen. Der „Hornsche Sack", ein fester Leinensack, wurde 1811 abgeschafft, nachdem eine Patientin der Charité darin zu Tode gekommen war.

Selbst in der von Jacobi geleiteten Siegburger Einrichtung waren schmerzhafte körperliche Eingriffe gebräuchlich. So wurden Einreibungen des Schädeldachs mit Quecksilbersalbe vorgenommen, bis der Knochen sich auflöste und die Hirnhaut sichtbar wurde. Diese Behandlung – als „Siegburger Siegel" bezeichnet – war eine Spezialität der Anstalt, die über 20 Jahre praktiziert wurde. Mittels einer chronischen Entzündung sollte eine Heilung der „Seelenstörung" durch Ableitung giftiger Stoffe aus dem Kopf induziert werden.

Das 19. Jahrhundert wurde zur Epoche neurowissenschaftlicher Psychiater wie etwa Theodor Meynert in Wien, Julius E. Hitzig in Halle und Paul Flechsig in Leipzig, vor allem jedoch Carl Wernicke in Breslau. Obgleich psychiatrische Lehrstuhlinhaber, forschten sie überwiegend auf dem Gebiet der Neuroanatomie bzw. Hirnpathologie; ihr klinisches Interesse galt weniger dem Befinden einzelner Patienten als vielmehr Laborwerten bzw. makroskopischen und mikroskopischen Organbefunden. Mit ihren Namen sind zahlreiche hirnanatomische Entdeckungen verbunden (siehe Kapitel 3).

Meynert (1833–1892), geboren in Dresden, habilitierte sich in Wien mit einer Arbeit über den „Bau und Funktion des Gehirns". 1870 wurde er Professor für Psychiatrie und Leiter der ersten Wiener psychiatrischen Klinik sowie der Landesirrenanstalt, fünf Jahre später der zweiten (neuen) Einrichtung, die bereits das Profil einer Universitätsklinik hatte. Meynert wurde mit seinen Untersuchungen über Aufbau und Struktur der Hirnrinde zum Begründer der zytoarchitektonischen Hirnforschung; die Ursachen verschiedener Geistesstörungen sah er in einem geschädigten neuronalen Netzwerk. Zu seinen engsten Schülern gehörte Sigmund Freud.

Hitzig (1838–1907), in Berlin geboren und ärztlich ausgebildet, habilitierte sich für Innere Medizin und wurde 1875 Psychiatrie-Ordinarius in Zürich sowie Leiter der Anstalt „Burghölzli". Nach anhaltenden öffentlichen Anfeindungen wechselte er 1879 nach Halle als Leiter der Anstalt Nietleben. 1885 wurde er Lehrstuhlinhaber für Psychiatrie, 1891 konnte er die neu erbaute, moderne Klinik beziehen. In Tradition der von Reil begründeten Hallenser Hirnpsychiatrie arbeitete Hitzig neurophysiologisch; seine hirntopografischen Kenntnisse führten zu einer engen Zusammenarbeit mit der Hirnchirurgie. Bereits in Berlin hatte er tierexperimentelle Untersuchungen zur elektrischen Erregbarkeit des Gehirns durchgeführt.

Flechsig (1847–1929) wurde nach dem Studium in Leipzig Assistent am dortigen Physiologischen Institut. 1874 habilitierte er sich für Physiologie und Anatomie mit einer Arbeit über „Die Leitungsbahnen im Gehirn und Rückenmark" und wurde Lehrstuhlinhaber für Psychiatrie. 1882 wurde er mit der Leitung der neu errichteten Psychiatrischen und Nervenklinik Leipzig betraut, in der er ein neuroanatomisches Labor einrichtete. Flechsig befasste sich in seinen neuropathologischen und -histologischen Studien im Sektionssaal und Labor besonders mit der Beschaffenheit der Nervenfasern und Leitungsbahnen.

Carl Wernicke war als Begründer der Lokalisationslehre prominentester Vertreter der hirnpathologischen Psychiatrie des 19. Jahrhunderts. Er versuchte, psychische Störungen mit lokalen, umschriebenen Hirnbefunden in Verbindung zu bringen, wofür er die von ihm entdeckte Aphasie als Beispiel ansah. 1874 hatte er den „aphasischen Symptomenkomplex" beschrieben, in dem er die von dem französischen Neuroanatomen Paul Broca (1824–1880) im Jahr 1861 publizierte motorische mit der von ihm entdeckten sensorischen Aphasie zusammenfasste. Wernicke (1848–1892), geboren in Tarnowitz/Oberschlesien, war zunächst Assistenzarzt an der Breslauer Psychiatrischen Klinik. 1875 wechselte er nach Wien und Berlin, ehe er 1885 als Ordinarius nach Breslau berufen wurde. Da er sich dort bezüglich seiner wissenschaftlichen Ambitionen eingeschränkt fühlte, nahm er 1904 einen Ruf an die inzwischen von der Versorgungsverpflichtung entbundene Psychiatrische Klinik Halle an.

Ein Jahr später verunglückte er schwer bei einem Radausflug und verstarb an den Unfallfolgen. Wernicke prägte Bezeichnungen wie Halluzinose, Angst- und Motilitätspsychose; nach ihm benannt wurden die 1874 von ihm entdeckte sensorische Aphasie („Wernickesche Aphasie") und die bei schwerem chronischen Alkoholismus auftretenden, blutungsbedingten Hirnschädigungen („Wernickesche Enzephalopathie"). Sein „Lehrbuch der Gehirnkrankheiten" ist neurowissenschaftlich geprägt (s. a. Kapitel 3).

Wilhelm Griesinger (1817–1868), Pathologe, Internist und Psychiater, war überzeugter „Somatiker" gemäß seiner Maxime, dass Geisteskrankheiten Gehirnkrankheiten seien. Er wurde als Kliniker, Forscher und Reformer wegweisend für die moderne, biopsychosoziale Psychiatrie in Deutschland, die er insgesamt auf eine wissenschaftlich-empirische Grundlage stellte. Die „Seele" begriff er als „Summe aller Nervenaktionen"; klinische, physiologische und pathologisch-anatomische

Betrachtungsweisen wurden zu einem „cerebralpathologischen" Krankheitsmodell integriert. Die psychiatrische Klinik betrachtete er als „Hospital für Gehirnkranke", und nach seiner Berufung auf den Lehrstuhl für Psychiatrie an der Berliner Charité 1865 sorgte er dafür, dass alsbald eine neurologische Abteilung eingerichtet wurde. In dem von ihm mitredigierten „Archiv für physiologische Heilkunde" bezog er – streng empirischer Forscher – kämpferisch Stellung gegen naturphilosophische Spekulationen, so beispielsweise mit dem Beitrag „Die medizinische Charlatanerie" gegen das homöopathische Prinzip von Samuel Hahnemann.

Keineswegs war Griesinger jedoch, wie später oft kolportiert wurde, simpler Hirnspezialist; vielmehr war er sich des Körper-Geist-Dilemmas voll bewusst. In seinem Lehrbuch „Pathologie und Therapie der psychischen Krankheiten" von 1845 ermahnte er die monistischen Positivisten: „Möchten doch die Fanatiker und Pietisten des Materialismus einen Punkt bedenken: ... Die elementaren Vorgänge in den Nervenmassen werden wohl, besonders wenn man sie sich wie heutzutage viele, als wesentlich elektrische Vorgänge vorstellt, bei allen Menschen immer identische seien. Wie könnte aus ihnen allein und unmittelbar die unendliche Mannigfaltigkeit der Vorstellungen, Gefühle, Willensrichtungen, nicht nur der einzelnen Menschen, sondern ganzer Jahrhunderte hervorgehen ...? ". Trotz seiner somatologischen Grundeinstellung postulierte Griesinger eine hypothetische „Ichfunktion" des Gehirns als quasi ordnende Instanz, und beschäftigte sich mit psychischen Vorgängen wie „Verdrängung" oder „Selbstentfremdung". Er beschrieb erstmals genauer Zwangssymptome, Ich-Erlebensstörungen und Depersonalisationsphänomene, Chorea-Psychosen und epileptoide Zustände. Bereits zuvor hatte er hierzu in dem Aufsatz „Über psychische Reflexaktionen. Mit einem Blick auf das Wesen der psychischen Krankheiten" die ersten Bausteine präsentiert.

Von seinem Lehrer Ernst A. Zeller (1804–1877) übernahm Griesinger das Konzept der sog. Einheitspsychose, das jedoch in den damaligen Klassifikationsschemata nicht unterzubringen war. Es beruhte auf der Hypothese, dass alle psychopathologischen Symptome nur verschiedene Facetten ein- und desselben Krankheitsprozesses seien. Bestimmte Formen und Verläufe psychotischer bzw. psychosenaher Störungen wie auch neuere Erkenntnisse der Hirnforschung haben inzwischen der Vorstellung einer gemeinsamen Grundstörung wieder Auftrieb gegeben.

In der von ihm übernommenen Irrenabteilung der Charité setzte Griesinger sich nachhaltig für eine Verbesserung der Unterbringung seiner Patienten ein und ordnete die Beseitigung aller Zwangsmitteln an. Er drängte auch auf eine sorgfältigere Auslese und wirtschaftliche Besserstellung des Pflegepersonals. Mehrfach forderte er öffentlich eine durchgreifende Reform des Anstaltswesens mit Schaffung gemischter Heil- und Pflegestätten zur Versorgung akuter und chronisch Kranker ein (siehe Kapitel 3).

Neuro- wie psychopathologisch versiert war der weit über Frankreich hinaus bekannte Nervenarzt Jean M. Charcot (1825–1893) in Paris. Als Neurologe und Neuropathologe befasste er sich u. a. mit der Multiplen Sklerose, der amyotrophen Lateralsklerose und dem intermittierenden Hinken. Auf der psychiatrischen Agenda stand an erster Stelle das Studium der Neurosen, vor allem der hysterischen Anfälle und Lähmungen, welche Charcot als Ursache begleitender hypnotischer Zustände interpretierte.

Im Übergang zum 20. Jahrhundert war der Wiener Nobelpreisträger J. Wagner von Jauregg (1857–1940) ein weiterer Repräsentant der biologischen Psychiatrie, der mit der Malariatherapie einen Durchbruch bei der Behandlung der progressiven Paralyse erzielte. Vorausgegangen war deren neuropathologische Identifizierung als degenerative Erkrankung des Gehirns (und Rückenmarks) durch Heinrich Schüle (1840–1916), den Nachfolger des „Somatikers" Roller als Direktor der „Badischen Landes-Heilanstalt" Illenau. Der infektiöse Krankheitserreger, eine Spirochätenart (Treponema pallidum), wurde 1905 bzw. 1907 entdeckt. Die hirnpathologische Aufklärung der häufigsten Demenzform ist untrennbar mit dem Namen Alzheimer verbunden. Alois Alzheimer (1864–1915) beschrieb 1901 als erster stringent den Zusammenhang zwischen dem fortschreitenden Nachlassen der Gedächtnis- und anderer mentalen Leistungen bis hin zum völligen Persönlichkeitsverfall und mikroanatomischen, intra- und extrazellulären Veränderungen im Bereich der Hirnrinde, die er bei einer 50-jährigen Patientin der Frankfurter Nervenklinik beobachtete.

Gegen Ende des 19. Jahrhunderts zeichnete sich eine Verselbständigung des neurologischen Fachgebietes ab, zuerst in England, dann in den USA. Bereits 1875 war die amerikanische neurologische Gesellschaft (American Neurological Association) gegründet worden, 1882 wurde in Wien, vier Jahre später in Zürich ein separates hirnanatomisches Institut eingerichtet. Auch in Deutschland setzten verstärkt Bestrebungen der Internisten und einiger, neuropathologisch ausgerichteter Psychiater ein, eine eigene Spezialdisziplin zu schaffen. Die Emanzipationsbestrebungen wurden besonders vorangetrieben durch neurologisch interessierte Internisten wie Max H. Romberg (1795–1873) in Berlin, Wilhelm Erb (1840–1921) in Leipzig und Friedrich Schultze (1848–1934) in Bonn. Trotz anhaltenden Widerstands der etablierten Psychiatrie, der sich bis in die 1960er-Jahre hinzog, wurden unter internistischer Protektion nach dem 2. Weltkrieg erste neurologische Lehrstühle in Göttingen und Gießen geschaffen bzw. die bereits bestehenden Nervenabteilungen in Heidelberg und Hamburg in Ordinariate umgewandelt. Das nunmehr eigenständige Medizinfach Neurologie hat nach den Bereichen Neuroanatomie bzw. Neuropathologie und Neurophysiologie inzwischen weitere Spezialisierungen erfahren wie z. B. in Neuroendokrinologie, Neurogenetik, Neuropharmakologie, Neurochirurgie, Neuroonkologie, Neurourologie und Neuroophtalmologie.

Von geisteswissenschaftlicher Seite gab es indes Bemühungen, die metaphysisch-spiritualistischen Grundprinzipien der „Psychiker" in abgewandelter Form fortzuschreiben. So versuchte der anthropologisch orientierte Arzt und Schriftsteller Ernst v. Feuchtersleben einen Brückenschlag zur Somatik. Feuchtersleben (1806–1849) eröffnete nach dem Studium in Wien eine Praxis und legte in der Schrift „Zur Diätetik der Seele" Gedanken zur Lebenskunst und -harmonie dar. Seine Vorlesungen in medizinischer Psychologie und Psychiatrie gab er 1845 als „Lehrbuch der ärztlichen Seelenkunde" heraus. In diesem Werk verwendete v. Feuchtersleben den Sammelbegriff „Psychose" für alle psychotischen Störungen. Bis dahin waren hierfür im deutschen Sprachraum mehr oder weniger willkürliche Bezeichnungen gebräuchlich wie z. B. Seelenkrankheit, Seelenverwirrung, Seelenstörung, Geisteskrankheit, Geistesverwirrung, Geisteszerrüttung, Geistesverirrung, Gemütsverwirrung, Gemütsstörung, psychische Reflexe, Verfinsterung der Psyche, Verrückung, Verrücktheit, Unsinnigkeit, Unvernunft, Verkehrtheit, Wahnsinn, Wahnwitz, Irrsinn, Blödsinn, Raserei, Tobsucht oder Narrheit. Sie waren mit der allmählichen Eindeutschung der Gelehrtensprache nach der Reformation an die Stelle der alten lateinischen Namen wie Amentia, Insania, Vesania, Furor, Delirium usw. getreten.

In die Defensive gegenüber den Somatikern gerieten auch die beiden christlichen Kirchen, soweit sie auf psychiatrischem Gebiet das Sagen hatten. Im selben Maße, in dem sich die Psychiatrie in der 2. Hälfte des 19. Jahrhunderts naturwissenschaftlich ausgerichtet hatte, verloren auf ihrem Terrain Glaubensfragen an Bedeutung. Kirchlicher Einfluss wurde von den Irrenärzten zunehmend skeptischer beurteilt, den Anstaltsseelsorgern die Kompetenz zur Erkennung und adäquaten Behandlung der Kranken abgesprochen. Umso mehr Ärgernis erregte die Generalversammlung der Inneren Mission 1882 in Bethel mit der Erklärung, dass bei der Pflege der Epileptiker nicht die ärztliche, sondern die pädagogische und seelsorgerische Arbeit vorrangig sei.

Die ärztlichen Entmachtungsversuche stießen auf heftigen Widerstand des „Verbands deutscher evangelischer Irrenseelsorger", der 1889 in der Betheler „Anstalt für Epileptische" – neben Kaiserswerth die zweite große diakonische Einrichtung der Inneren Mission – gegründet worden war. Das nicht gänzlich aufgegebene Bekenntnis einer dämonologischen Sichtweise der Geisteskrankheiten einerseits und der administrative Führungsanspruch mit dem Primat pädagogisch-religiöser Betreuung veranlassten 1893 den „Verein deutscher Irrenärzte", für alle Anstalten eine ärztliche Leitung zu fordern und Geisteskrankheit nicht (mehr) mit Sünde oder Besessenheit in Verbindung zu bringen.

Die aus der Bibel abgeleitete Dämonentheorie wurde besonders von dem ehemaligen Illenauer Anstaltspfarrer Georg Hafner verfochten, der nach heftigem Streit mit dem ärztlichen Leiter Heinrich Schüle gekränkt von seinem Amt zurückgetreten war. Die sich daran anknüpfenden, teils polemischen Auseinandersetzungen erweckten große öffentliche Aufmerksamkeit, bis sich schließlich die gemäßigt-liberale Fraktion in der evangelischen Kirche durchsetzte und auf der 4. Konferenz der Irrenseelsorger 1893 von den theologisch-dämonologischen Erklärungsversuchen offiziell distanzierte.

Ab dem 18. Jahrhundert war ein beträchtlicher Zuwachs an makroskopischen und mikroskopischen Erkenntnissen über Aufbau und Struktur des menschlichen Körpers zu verzeichnen, gefolgt von einer Fülle immer präziserer neurophysiologischer, neurochemischer und bildgebender Untersuchungen. Letztere begannen mit der Entdeckung der Röntgenstrahlen 1895 und liefern inzwischen mittels kombinierter radiopharmakologisch-computertomografischer (SPECT) bzw. funktionell-magnetresonanztomografischer (fMRT) Echtzeitabbildungen von Hirnanatomie und Hirnfunktion in hoher Auflösung (s. a. Kapitel 9). Beträchtliche Fortschritte gab es seit Erfassung der Hirnströme mittels der Elektroenzephalografie (EEG) durch den Jenenser Psychiater Hans Berger (1873–1941) auf neurophysiologischem Gebiet. Geboren und aufgewachsen in Coburg, wurde er nach dem Studium Assistent, dann Oberarzt und schließlich mit 46 Jahren Chef der Psychiatrischen Universitätsklinik Jena. Als Neuropsychiater hielt er es für eine zentrale Aufgabe der Psychiatrie, die physiologischen

Grundlagen der psychischen Funktionen zu entdecken. Folgerichtig befasste er sich mit den Beziehungen zwischen Gehirn, Sinnesorganen und Bewusstsein. 1929 gab er unter dem Titel „Über das Elektroenkephalogramm des Menschen" der Fachwelt als Ergebnis fünfjähriger Studien bekannt, dass die von ihm an der Hirnrinde bzw. über dem Schädeldach aufgezeichneten elektrischen Potentialschwankungen den jeweiligen Aktivitätszustand des Gehirns wiedergäben. Mit einer gewissen Verzögerung wurde das EEG weltweit zur Standarduntersuchungsmethode, vor allem bei Epilepsien, Hirnschädigungen und -geschwülsten sowie in der Schlafforschung.

Nach seiner Emeritierung 1938 verfiel Berger, Mitglied des Jenenser nationalsozialistischen Erbgesundheitsgerichts, in Depressionen und erhängte sich drei Jahre später.

Die rapide Zunahme an hirnbiologischen wie neuropsychologischen Erkenntnissen insbesondere auf molekularbiologischem Gebiet führte zwar nicht immer gleichschritig zu einer Verbesserung therapeutischer Ansätze, bestätigte allerdings eindrucksvoll die Körper-Geist-Einheit. Der über Jahrhunderte praktizierte Spagat der Nervenheilkunde zwischen Neurologie und Psychiatrie war mit Ausgliederung der Neurologie und Etablierung der Psychotherapie ab dem Ende des 19. bzw. zu Beginn des 20. Jahrhunderts nicht mehr aufrechtzuerhalten. Bereits ein halbes Jahrhundert zuvor hatten die oben beschriebenen Fortschritte der klinischen Neurologie die diagnostischen Mittel und therapeutischen Optionen der anthropologischen, „psychologischen" Psychiatrie in Frage gestellt.

Zur Entmystifizierung der Geisteskrankheiten trug wesentlich das psychoanalytische Erklärungsmodell des Neuropathologen Freud bei, der nicht nur deren Entstehung im „psychischen Apparat", dem Gehirn, verortete, sondern darüber hinaus den religiösen Glauben als kollektive Neurose ansah, abgeleitet aus menschlichen Wunschvorstellungen.

Freud räumte allerdings später resigniert ein, dass eine Zuordnung der „bewussten Seelentätigkeit" zur Hirnrinde und des „Unbewussten" zu subkortikalen Bereichen hirnanatomisch vorerst nicht möglich sei. Nach Auffassung damaliger Psychophysiologen wurde als dessen Sitz Hirnstamm und Rückenmark angesehen. Erst seit zwei Jahrzehnten ist bekannt, dass die limbischen und paralimbischen Strukturen des Groß- und Zwischenhirns als hauptsächliche Zentren unbewusster Vorgänge anzusehen sind, d. h. als Träger des „Es" im Freudschen Sinne.

Am weitesten im empirisch schwer zugänglichen Grenzland des „Geistes" stehen die Vertreter der Neuropsychologie, Neuropsych-

iatrie und Neuropsychotherapie, die mit Hilfe neuro- und kogniti-
onswissenschaftlicher Forschungen dessen hirnmorphologischen und
-neurophysiologischen Korrelate immer genauer beschreiben können.
Einer Antwort auf die Frage nach der Art der körperlich-seelischen
Verkoppelungen – ein Hauptproblem der Philosophie des Geistes
(„Qualia-Problem") – sind allerdings auch sie bislang keinen Schritt
näher gekommen. Unter Verweis auf die Tatsache, dass Moleküle keine
Empfindungen haben und umgekehrt Empfindungen nicht aus Ato-
men bestehen, kam der Berliner Physiologie Emil du Bois-Reymond
(1818–1896) in seiner berühmten Leipziger Rede 1872 „Über die
Grenzen der menschlichen Erkenntnis" zu dem resignativen Fazit:
„Ignoramus et Ignorabimus" („Wir verstehen es nicht und werden
es nicht verstehen").

Die Positionen der „Psychiker" und „Somatiker" haben sich dekon-
struktivistisch einander angenähert – wahrscheinlich werden sie eines
Tages gar rückblickend als Ausdruck einer überflüssigen Debatte erscheinen. Die Kontroversen um den Primat der „Seelsorge" scheinen
ausgestanden, nachdem der „Irrsinn" sich nicht als Gegenstand der
Theologie, sondern der Pathopsychologie bzw. Psychiatrie erwiesen
hat. Nach Verwissenschaftlichung der Lehre von der Entstehung und
Behandlung der Geisteskrankheiten verblieb den Nachfolgern der
früheren „Irrenseelsorger" das Feld der Pastoralpsychologie auf dem
sich die beiden christlichen Kirchen in Form von Religionsunterricht,
Einkehrtagen, Persönlichkeitsbildung, Krankenhausseelsorge und
Hospizarbeit („Spiritual Care") betätigen. Als ihre Aufgabe betrachten
sie hier eine Art „Pastorales Counseling", d. h. die Vermittlung von
Trost, Ermunterung und Lebenshilfe; bisweilen geben sie Antwort auf
die Frage, ob ein religiöser Glaube gesund oder krankhaft sein kann.
Besonders depressive, verängstigte oder verzweifelte Menschen suchen
Halt in festen Leitideen und Ritualen, sind empfänglich gegenüber
Anteilnahme, Rat und Zuspruch und dankbar für jeden einfühlsamen
Kontakt. Gesellschaftliche Umbrüche hinterlassen meist Orientie-
rungslosigkeit, denen mit neuer Spiritualität gleich welchen Inhalts
zu begegnen versucht wird.
    Um so mehr müssen von klerikaler Seite die Grenzen zu professio-
neller Diagnostik und Psychotherapie respektiert bleiben; Rollenkon-
fusionen durch eine Vermischung von Theologie und Therapie sind mit
dem wissenschaftlichen Anspruch der Psychiatrie nicht kompatibel.
    Die „Seelsorger" im weitesten Sinne – Erzieher, Philosophen, Bera-
ter, Personalentwickler, Mediatoren u. a. – übernahmen sozusagen das
modifizierte Erbe der von „Psychikern" wie „Somatikern" gleicherma-

ßen praktizierten „moralischen Behandlung" („moral treatment"), indem sie sich auf dem Gebiet von Gesundheits- und Lebensberatung mit Angeboten an Arbeitsorganisation, Menschenführung, Konfliktmanagement, Stressbewältigung, Selbstsicherheitstrainings, spirituellen Techniken und esoterischen Übungen positioniert haben. Die meisten haben sich wahlweise mit den gängigen Kommunikationsmethoden aus der Anthropologie, Pädagogik, Informatik, Ausdruckskunde und Gruppendynamik befasst, die einen verstehenden Zugang zur subjektiven Lebenswelt des Mitmenschen ermöglichen.

Für viele Geistes- und Sozialwissenschaftler sind gleichwohl die faszinierenden Einblicke in das neuronale Netzwerk des Gehirns mit seinen schier unerschöpflichen, räumlich und zeitlich permanent wechselnden Verschaltungen verlockend. Auf der Suche nach einer „Verortung" des Geistes irgendwo in irgendwelchen identifizierbaren hirnphysiologischen Substraten bleiben somit auch Anhänger von Neurophilosophie und Neurotheologie ebenso skeptisch wie anfällig gegenüber den Verheißungen der Hirnforscher, den „Somatikern" der heutigen Zeit.

3 Pioniere, Wissenschaftler, Reformer

Wie der Rückblick auf verschiedene Epochen der psychologischen Heilkunde zeigt, gab es zu allen Zeiten Personen, die – gleichviel, ob geleitet von Mitgefühl und Menschenfreundlichkeit, oder eher angetrieben durch Wissbegier und Ehrgeiz – zum Fortschritt beigetragen haben. Sie machten sich nicht nur Gedanken zur Entstehung, Einteilung und Behandlung von Krankheiten, sondern versuchten auch, ihre Hypothesen durch Beobachtung und Erfahrung zu untermauern. Hierzu gehören die vorlaufend aufgeführten Wegbereiter einer rational-empirischen Medizin ebenso wie deren vielen Nachfahren, denen ein menschenwürdiger Umgang mit den Kranken am Herzen lag. Die Weiterentwicklung und Verwissenschaftlichung der Psychiatrie beruht auf den Leistungen klarsichtiger, unvoreingenommener Forscher; den Reformern unter ihnen ist die Humanisierung der Unterbringung und Versorgung zu verdanken.

Immer wieder gab es in der Psychiatriegeschichte Umbrüche mit einem Paradigmenwechsel bezüglich Krankheitstheorie und Behandlungskonzept. Auf die hippokratische Revolution mit dem Wechsel vom metaphysischen zum heute (wieder) vertretenen hirnbiologischen Krankheitsmodell wurde bereits eingegangen. Die über Jahrhunderte geltende humoralpathologische Krankheitsauffassung hat weitgehend an Bedeutung verloren, seitdem sie 1527 von Paracelsus in Basel öffentlich als Unfug erklärt wurde. Die spätmittelalterliche Besessenheitshypothese erwies sich ebenso als gefährlicher Irrweg wie das religiöse Krankheitskonstrukt der „Psychiker". Manchmal war die Verbreitung vernünftiger medizinischer Erkenntnisse gefährlich, beispielsweise für die Bekämpfer des Hexenwahns oder für die Gegner offiziell erwünschter Lehrmeinungen in totalitären Regimen. Kraft und Ausdauer, sich gegen Ideologie und Vorurteile durchzusetzen, zeichneten die Streiter für Vernunft und Toleranz aus.

Als Vorbild für mutige Aufklärung im Sinne einer mentalen Hygiene ist der bereits genannte niederländische Arzt Johann Weyer zu nennen, der als erklärter Gegner der Hexenverfolgungen selbst ins Visier der Inquisition geriet. Obschon in einem Klima des Wunder- und Aberglaubens aufgewachsen, war sein Menschenbild vom Geist des Humanismus geprägt. Weyer bzw. Wier (1515–1588) stammte aus Grave an der Maas und studierte in Köln, Paris und Orleans Medizin. 1550 wurde er Leibarzt des Herzogs Wilhelm V. von Jülich-Kleve-Berg. 1562/63 verfasste er seine berühmte Schrift Werk „Von den

Blendwerken der Dämonen, von Zauberei und Hexerei" („De prae-
stigiis daemonum"). Weyer wandte sich darin nachdrücklich gegen
die unsinnigen Auswirkungen des Dämonenglaubens. Er bezeichnete
Hexen und vermeintlich Besessene als geistig Verwirrte, die an Einbil-
dungen, Melancholie oder Paranoia litten und statt Bestrafung und
Verbrennung ärztliche Behandlung benötigten.

Mit Beginn der Aufklärung in der 2. Hälfte des 17. Jahrhunderts
verschwanden neben dem mittelalterlichen Hexenwahn auch andere
Mythen und machten vernunftgeleiteten Lehren Platz. Die „Besessenheit" fand ihre psychiatrische Erklärung und Einordnung als Form der
Monomanie („Dämonomanie") in der französischen Krankheitslehre
des 19. Jahrhunderts. Systematische Beobachtung und Erforschung
der Natur erbrachten neue Erkenntnisse, von denen auch die Medizin profitierte. In erster Linie trugen während der 1. Hälfte des 18.
Jahrhunderts Hirnforscher zur Verwissenschaftlichung der psychischen Heilkunde bei, zu deren Weiterentwicklung in Richtung einer
modernen Psychiatrie sodann empirische Psychologen und klinische
Psychiater. Somit beschränkten sich die Fortschritte nicht nur auf den
Bereich von Hirnpathologie und Neurophysiologie, sondern auch auf
Psychopathologie, Diagnostik, Klassifikation und Krankheitslehre.
Die sprunghaft anwachsenden chemisch-pharmakologischen Ent-
deckungen im 19. Jahrhundert waren die Vorläufer einer wirksamen
medikamentösen Behandlung, die in den Anstalten Tobezellen, Fesseln,
Zwangsjacke und Dauerbäder überflüssig machten.

Etwa zeitgleich mit dem Aufbruch in die Neuzeit geriet endlich die
trostlose Unterbringung und Versorgung der Irren in den Blickpunkt,
die einen Tiefpunkt erreicht hatte. 1803 schilderte Johann Ch. Reil
(1759–1813), Physiologe, Internist und Neuropathologe, in seinen
„Rhapsodieen über die Anwendung der psychischen Curmethode auf
Geisteszerrüttung" eindringlich die unerträglichen Zustände in den
damaligen deutschen Tollhäusern. Reil beklagte die erbarmungswür-
dige Unterbringung der in den Tollkoben oder an den Stadtmauern
angeketteten Geisteskranken und kritisierte deren Zurschaustellung für
neugierige Besucher. Er forderte zur Überwindung dieser Misere staatlich beaufsichtigte, freundliche Anstalten mit milieutherapeutischen
Behandlungen nach dem Vorbild des englischen „moral treatment".

Geboren in Rhaude/Ostfriesland, praktizierte Reil nach dem
Studium zunächst in seiner Heimat, ehe er 1788 Ordinarius für klinische Medizin sowie Stadtarzt in Halle wurde. 1810 wurde er auf
den Lehrstuhl für klinische Medizin an der neu gegründeten Berliner
Universität berufen. Ab 1813 war er auch Leiter und Inspekteur der
linkselbischen Militärlazarette; er starb im selben Jahr an Typhus.

1796 veröffentlichte Reil die Abhandlung „Von der Lebenskraft" sowie 1803 die aufrüttelnden „Rhapsodieen". Seine ausführlich dargestellte „Curmethode" beinhaltete gemäß dem damaligen Stand somatische („physische") und psychologische („moralische") Methoden vor dem Hintergrund des während der 2. Hälfte des 18. Jahrhunderts verbreiteten Brownismus. Sie hatten eine Erregung oder Beruhigung des „Seelenorgans" zum Ziel, erreicht mit Hilfe eines aufwendigen Inventariums ausgeklügelter Apparaturen und Szenarien. Der Irre sollte zunächst durch schockartiges Erleben unerwarteter Reize in seinem Wahn verunsichert und erschüttert werden, um sodann befreit als „neuer Mensch" in die Wirklichkeit zurückzukehren.

Reil propagierte ein ganzheitliches, auch psycho- und sozialtherapeutisch ausgerichtetes Behandlungskonzept mit positiv verstärkenden, angenehmen Empfindungen und Erfahrungen.

Die Kritik an den Zuständen in den Irrenanstalten wurde ebenso aufgegriffen wie die Idee, Geisteskrankheiten – anders als bisher – bewusst sozial- und milieutherapeutisch zu begegnen. Vorreiter in Europa war England, wo in der Mitte des 18. Jahrhunderts eine Reformbewegung einsetzte, die ihre Wurzeln sowohl in den philanthropischen Ideen der ausklingenden Romantik als auch in den humanistischen Vorstellungen der Aufklärung hatte. Die Menschenrechtsdeklaration der amerikanischen Unabhängigkeitserklärung von 1776, zu deren Mitunterzeichnern der prominente Psychiater Benjamin Rush (1745–1813) gehörte, das Freiheitsideal von Jean-Jaques Rousseau (1712–1778) sowie die Proklamationen der französischen Revolution von 1789 beflügelten eine Aufbruchsstimmung im Geist der Gleichheit und Brüderlichkeit aller Menschen, die auch Auswirkungen auf die kustodial-disziplinierende Psychiatrie hatte.

Der Vater der europäischen Reformpsychiatrie war William Battie (1704–1776). Nach Medizinstudium und Praxistätigkeit in Cambridge übernahm er das 1751 eröffnete Londoner St. Luke's Hospital als modernen Gegenentwurf zum Bedlam, später leitete er eine private Anstalt. Er stand einem Ausschuss vor, durch den in England die „Madhouses", kleinere Privatanstalten, kontrolliert wurden; vorlaufend hatte das englische Parlament bereits 1717 eine gesetzliche Regelung zur Verwahrung geisteskranker Menschen an „einem sicheren Ort" erlassen. 1774 erschien auf Batties Betreiben ein Gesetz, das die Rechte der Irrenanstaltsinsassen regelte. Einer Ärztekommission war es demzufolge erlaubt, alle betreffenden Einrichtungen unangemeldet zu inspizieren; jeder neu aufgenommene Kranke musste innerhalb von drei Tagen angezeigt werden.

Battie definierte den Wahnsinn als irrtümliche Gewissheit, von irrealen bzw. halluzinierten Existenzen verfolgt zu werden. Als Vorläufer der späteren Auffassungen von Endogenität und Exogenität unterschied er ursächlich zwischen innerlich und äußerlich verursachten Störungen. Sein Hauptwerk „Treatise on Madness", 1758 in London erschienen, stellt das weltweit erste psychiatrische Lehrbuch dar. In ihm geht er von der grundsätzlichen Heilbarkeit der Geisteskrankheiten aus; zum Behandlungsrepertoire zählte er im Sinne des „moral treatment" regelmäßige Beschäftigung und straffe Disziplin in ruhiger, wohnlicher Umgebung.

Berühmt wurde das von den Quäkern 1794 im englischen York errichtete privat-familiäre Landhaus „The Retreat" zur Behandlung psychisch kranker Gemeindemitglieder, in der vollständig auf Zwangsmittel verzichtet wurde. Stattdessen sollten durch strenge Disziplin und Ordnung, sinnvolle Beschäftigung, Frömmigkeit und freundlichen Umgang im Sinne eines „moral management" in betont religiöser Gemeinschaft Selbstkontrolle und seelisches Gleichgewicht wieder hergestellt werden. Initiator war der Teehändler William Tuke (1732–1822), unterstützt durch seinen Sohn Henry (1755–1814). Henrys Enkel Daniel H. Tuke (1827–1895) wurde ein bekannter englischer Psychiater.

Im Jahr 1839 wurde John Conolly (1794–1866), Professor an der Londoner Universität, die Leitung der 800 Patienten umfassenden Irrenanstalt „Hanwell" übertragen. Zuvor hatte er sich bei einem Besuch der Bezirksanstalt Lincoln von den Vorzügen der zwangsfreien Behandlung überzeugen können. Hier hatte bereits Robert G. Hill (1811–1876) nach Amtsantritt 1829 damit begonnen, schrittweise alle mechanischen Zwangsmittel abzubauen.

Conolly übernahm das „Non-restraint system" Hills, wodurch die englische Psychiatrie in Europa zum Vorbild gewaltfreier Psychiatrie wurde. In seiner Klinik setzte Conolly durch, dass die meisten Patienten ein Einzelzimmer (!) mit Bett, Tisch, Stuhl, Gardinen und Blumenschmuck hatten – nicht nur für die damalige Zeit, sondern auch später eine geradezu luxuriöse Ausstattung. Jeder Patient sollte täglich mehrere Stunden außerhalb seines Zimmers bzw. im Freien verbringen; im Winter wurde im Haus vorgelesen, musiziert und getanzt. In einer Erwachsenenschule gab es regelmäßig Unterricht. Conolly visitierte täglich alle Abteilungen und hielt seine Mitarbeiter unermüdlich zu Verständnis und Freundlichkeit an.

Benjamin Rush, einer der Gründerväter der Vereinigten Staaten, der sich nachdrücklich für die Abschaffung der Sklaverei und der Todesstrafe einsetzte, implantierte den Reformgedanken in Nordamerika. Er forderte eine humanere Unterbringung der Geisteskranken in geeigneten, speziellen Krankenhäusern, wenngleich er auch auf Aderlass und Fixierungsstuhl nicht verzichten mochte. Geboren in Philadelphia, studierte und promovierte Rush in Edinburgh. Aus Europa zurückgekehrt, praktizierte er zunächst in seiner Heimatstadt und war Militärarzt, ehe er ab 1783 als Psychiater am Pennsylvania-Krankenhaus arbeitete. Sein 1812 erschienenes Buch „Medical Inquiries and Observations upon the Diseases of the Mind", das erste Lehrbuch der amerikanischen Psychiatrie, war ein Meilenstein psychiatrischer Literatur in der Neuen Welt; als erster Psychiater stufte er die Sucht als Krankheit ein.

Beherrschende Figur der amerikanischen Psychiatrie in der ersten Hälfte des 20. Jahrhunderts wurde Adolf Meyer (1866–1950) von der Johns Hopkins Universität in Baltimore. Meyer war 1892 von Zürich in die USA ausgewandert, wo er – sowohl neuropathologisch versiert wie offen für psychoanalytische Theorien – biologische mit psychologischen und sozialen Faktoren zu einem integrierten Krankheitsmodell zu verbinden suchte. Er förderte den psychiatrischen Unterricht und die fachärztliche Ausbildung.

Zu den frühen Reformern gehörte der Psychiater Vincenzo Chiarugi (1759–1820), von 1786 an Leiter des Florentiner Ospedale San Bonifazio. Er wandte sich gegen jegliche Ausübung von Gewalt und warb für Vertrauen, Takt und Toleranz gegenüber den Kranken, deren Anketten er untersagte. Im Großherzogtum Toskana gab es bereits seit 1774 eine gesetzliche Vorschrift zur Unterbringung psychisch Kranker („Legge sui Pazzi"). Ausdruck einer noch rückwärtsgewandten „Gefängnispsychiatrie" war hingegen der Wiener „Narrenturm", obgleich 1784 als damals erstes Spezialkrankenhaus für Geistesgestörte neu errichtet – ein festungsähnlicher, düsterer Rundturm mit kreisförmig angelegten Zellen.

Pioniere einer psychiatrischen Humanisierung in Frankreich wurden Philippe Pinel und sein Schüler Jean Etienne D. Esquirol. Sie propagierten eine Mischung aus paternalistischer Strenge und freundlich-geduldiger Zuwendung gegenüber den Kranken. Unter Pinels Regime wurde in den ihm unterstellten Häusern für Kriminelle und Kranke „Hospice de Bicêtre" und „Hôpital de la Salpêtrière" 1793 bzw. 1795 die vom Verwalter Jean-Baptiste Pussin (1745–1811) bereits begonnene Abschaffung der Fesselungen umgesetzt. Das „Bicêtre", Armenhaus und Gefängnis nahe Paris, hatte damals etwa 4 000 Insassen, davon allerdings nur 200 als unheilbar geltende Geistesgestörte; in Europas größtem Armen- und Krankenhaus Salpêtrière waren 6 000–7 000

Personen untergebracht. Pinel (1745–1826) hatte in Toulouse und Montpellier Theologie, Mathematik und Medizin studiert. Ab 1778 arbeitete er als Arzt in Paris, ab 1786 in einer psychiatrischen Privatklinik. 1792 wurde ihm von der Stadtverwaltung der Auftrag erteilt, die genannten Pariser Einrichtungen zu reformieren, nachdem zwei Jahre zuvor im Zuge der Revolution alle nicht gesetzlich angeordneten Freiheitsbeschränkungen aufgehoben worden waren. 1822 wurde er anlässlich einer politischen Säuberung als liberalistisch verdächtigt aller seiner Ämter enthoben.

1801 veröffentlichte Pinel sein bedeutendes Werk „Traité médico-philosophique sur l'aliénation mentale", in dem er als Ursachen von Geisteskrankheiten Vererbung, falsche Erziehung, schlechtes soziales Milieu und eine undisziplinierte Lebensführung anführte. Er vertrat eine klare, klinisch-empirische Position; seine Therapie entsprach dem aufgeklärtem „Traitement moral" bzw. „moral treatment", einer Kombination von gesunder Lebensweise und sinnvoller Beschäftigung zur Stärkung von Einsicht und Vernunft. In einer zweibändigen Nosographie von 1798 waren bereits differenziert Psychopathologie und Klassifikation der Geisteskrankheiten niedergelegt, unterteilt in Manie, Melancholie, Demenz und Idiotie.

Pinels bedeutendster Schüler war Esquirol. Er übernahm das Pinel'sche Irrenhauskonzept, das sich in ganz Frankreich etablierte. Esquirol überragte schließlich seinen Lehrer als genauerer Beobachter, besserer Lehrer und aktiverer Sozialpsychiater, der zeitlebens mit großem Engagement für eine Reform des Anstaltswesens kämpfte. Esquirol (1772–1840) erhielt seine medizinische Ausbildung in Montpellier und arbeitete im Lazarett Narbonne, ehe er 1799 nach Paris ging. 1811 wurde Esquirol als Mitarbeiter Pinels Arzt und Verwalter an der Salpêtrière. Nach mehreren Inspektionsreisen verfasste er zahlreiche Denkschriften; die vom Bürgerkönig Louis-Philippe 1838 erlassene Irrengesetzgebung geht wesentlich auf ihn zurück. 1823 wurde Esquirol zum Generalinspekteur der Medizinischen Fakultät ernannt. Er begleitete den Umbau der königlichen Irrenanstalt Charenton, mit deren Leitung er bis zu seinem Tod betraut wurde. 1838 erschien sein zweibändiges Lehrbuch „Die Geisteskrankheiten in ihrer Beziehung zur Medizin, Hygiene und Gerichtsmedizin", das im selben Jahr ins Deutsche übersetzt wurde.

Esquirol war Schöpfer der sog. Monomanielehre, d. h. der Vorstellung einer umschriebenen Geistesstörung, die durch fixe Ideen, Wahn, Sinnestäuschungen, Verhaltensauffälligkeiten oder Impulshandlungen gekennzeichnet ist (z. B. „Pyromanie" oder „Kleptomanie"); Zeichen einer vermeintlichen Besessenheit erklärte er als Symptome einer

„Dämonomanie". Esquirols Haltung entsprang einer konservativ-humanitären Einstellung zum Kranken, gepaart mit Heiterkeit, Güte und Charakterwärme. Er propagierte in seinem Lehrbuch eine therapeutisch-dialektische Psychologie der Ablenkung und emotionalen Umstimmung.

Eine Generation nach Pinel setzte Joseph Guislain (1797–1860) in Gent die Befreiung der Geisteskranken von mechanischen Zwangsmitteln durch. Guislain war 1828 Leiter der städtischen Irrenanstalt geworden, die er zu einer Musteranstalt umformte. Seine Vorlesungen über die „Phrenopathien", zu denen er Angst, Dämonophobie, Misanthropie, Melancholie und Manie zählte, gab er 1825 heraus, erweitert zum „Traité des phrénopathies" im Jahr 1838.

Die damalige französische Psychiatrie inspirierte auch deutsche Reformer wie Langermann, Pienitz und Griesinger, die in den Pariser Krankenhäusern hospitierten; letzterer sah – wie in anderen Ideen seiner Zeit weit voraus – bereits eine europäische Familie der psychiatrischen Wissenschaft im Werden. Die Bestrebungen zur Verbesserung von Unterbringung und Behandlung der Geisteskranken gingen mit einer Umgestaltung der heruntergekommenen Irrenhäuser zu neuartigen Heil- und Pflegeanstalten einher. Sie wurden in Deutschland von Christian August F. Hayner in Waldheim und Johann G. Langermann in Bayreuth im Auftrag der Sächsischen bzw. Preußischen Regierung in Gang gesetzt.

Hayner (1775–1837) sah die abnormen Verhaltensweisen der Kranken als „Folge krankhafter Sinnestäuschungen oder eines krankhaften Wahns" an und sprach sich daher gegen jede Art von Korrektion und Bestrafung aus. Er forderte nachdrücklich die „Entfernung der Barbarei aus den Irrenanstalten". Nachdem er Arzt im „Kurfürstlich-sächsischen allgemeinen Zucht-Waisen- und Armenhaus" Waldheim geworden war, schaffte er alle Arten von Fesselungen für die dort ebenfalls verwahrten Geisteskranken ab. Stattdessen sah er für die aggressiv-erregten Patienten speziell gesicherte Räume („Palisaden-zimmer") vor. Auf Geheiß der Sächsischen Regierung entwickelte Hayner sodann Pläne zum Umbau der Festung Sonnenstein bei Pirna zur ersten deutschen Heilanstalt im Sinne der Reformideen, die er zusammen mit dem designierten Leiter Ernst G. Pienitz (1777–1853) bei Pinel in Paris 1805/06 kennengelernt hatte. Vorgesehen waren sowohl psychologische wie somatische Behandlungen; letztere umfassten kalte Güsse bzw. Sturzbäder, Brech- und Abführmittel; für die „mechanischen Heilmittel" stand ein spezieller „Maschinensaal" zur Verfügung. Die „psychische Curmethode" bestand – im Sinne des „Traitement moral" – in Arbeit, Beschäftigung und Gesprächen, sportlichen Übungen und Spielen, Musik, Geselligkeit und Ausflügen. Hierfür gab es Aufenthaltsräume samt Bibliothek und Musikinstrumenten, eine Gartenanlage mit Ruheplätzen und ein „Lusthaus" mit einer Kegelbahn.

Hayner schlug eine Trennung der heilbaren von den unheilbaren Kranken vor: Erstere sollten auf dem „Sonnenstein" verbleiben, während letztere zunächst in dem 1716 zum Armen-, Waisen- und Zuchthaus umgewandelten Kloster Waldheim ihre Bleibe finden sollten. Der „Sonnenstein" entwickelte sich unter Pienitz zu einer modernen, mustergültig humanitären Einrichtung. Hayner wechselte 1829 mit seinen Waldheimer Pfleglingen zur neuen Aufbewahrungsanstalt Schloss Colditz.

Der aufklärerische Arzt Johann G. Langermann wurde 1803 von der Preußischen Regierung damit beauftragt, den Zustand des Bayreuther Irrenhauses St. Georgen zu untersuchen und einen Plan zur Verbesserung der vorhandenen Mängel vorzulegen. Bereits 1773 waren in Berlin Verfügungen über die Aufnahmebedingungen Geisteskranker in ein Irrenhaus erlassen worden. Langermann (1768–1832) hatte neben Jura, Geschichte, Philosophie auch Medizin studiert, über die „Erkennung und Behandlung der Geisteskrankheiten" promoviert und sich als Arzt und Hebammenlehrer in Bayreuth niedergelassen. Gemäß Ministerauftrag modernisierte er innerhalb zwei Jahren St. Georgen zu einer vorbildlichen „Psychischen Heilanstalt für Geisteskranke", in der es ab 1805 kein Anketten mehr gab. 1810 wechselte Langermann als Staatsrat in das Berliner Ministerium für Geistliche, Unterrichts- und Medizinalangelegenheiten, der obersten Medizinalbehörde Preußens. Auf sein Betreiben entstanden die Heilanstalten Siegburg und Leubus.

In der 1825 gegründeten Heilstätte Siegburg setzte Maximilian Jacobi europaweit therapeutische Maßstäbe. Nach einer Besichtigungsreise durch Deutschland und England wurde er mit der Planung einer Musteranstalt in dem säkularisierten Benediktinerkloster betraut und nach deren Fertigstellung deren Leiter, ausgestattet mit einem Stellenschlüssel von 50 Wärter/innen für 200 Patienten (!). Jacobi legte Wert auf eine freundliche und anregende Atmosphäre; er verwendete alle damals bekannten physikalischen, pharmazeutischen und milieutherapeutischen Behandlungsmethoden. Jährlich wurden über 300 Patienten betreut, wobei der Aufnahmedruck durch die wachsende Zahl der unheilbaren, dauerhaft verwahrungsbedürftigen stetig wuchs und schließlich im Rheinland den Anstoß zur Gründung weiterer Provinzial-Irrenanstalten in den fünf Regierungsbezirken gab (Grafenberg, Merzig, Andernach, Düren und Bonn).

Der Dauerkonflikt aufgrund der Triage „Heilbar-unheilbar" sollte durch eine Verbindung von Heil- und Pflegestätte gelöst werden. In diesem Sinne entstand nach den Plänen des „Psychikers" Christian F. Roller (1802–1878) als erste die „relativ verbundene Heil- und Pflegeanstalt" Illenau, die 1842 ihre Pforten öffnete. Sie wurde zum Prototyp der späteren Landeskrankenhäuser und Landeskliniken, deren größte bis zur Psychiatriereform ab den 1970er-Jahren schließlich bis über 3 000 Betten hatte. Roller gehörte neben Carl F. Flemming (1799–1880) in Sachsenberg/Schwerin und Heinrich Damerow (1798–1866) in Nietleben/Halle zu den Vertretern einer patriarchalisch geführten Anstaltspsychiatrie in ländlicher Abgeschiedenheit, die sich vehement gegen die modernen Vorstellungen Wilhelm Griesingers und Ludwig Meyers wandten. Ludwig Meyer (1827–1900) kam 1858 als Oberarzt an die überfüllte Irrenabteilung des Hamburger Allgemeinkrankenhauses St. Georg. Er gestaltete die räumlichen und personellen Verhältnisse gründlich um, schuf im Sinne einer Milieutherapie umfangreiche Beschäftigungs- und Arbeitsmöglichkeiten und schloss die Tobezellen. 1864 verbot er alle Zwangsmittel, nachdem er 1861 während einer Englandreise das dortige Non-restraint kennengelernt hatte. Mit Fertigstellung der Anstalt Friedrichsberg 1864 wurden etwa 200 Unheilbare dorthin verlegt und von Meyer weiter betreut. 1866 wurde er auf das psychiatrische Ordinariat nach Göttingen berufen, wo er sich als Reformer und Lehrer weiterhin für eine Verbesserung der Irrenfürsorge engagierte.

Bernhard von Gudden (1824–1886) setzte ab 1855 als Leiter der neu eingerichteten Königlich-Bayrischen Anstalt in Schloss Werneck konsequent die Reformbemühungen fort, die er als Hilfsarzt in der Illenau kennengelernt hatte. Gudden wurde nach einem Zwischenspiel am Zürcher „Burghölzli" 1873 Direktor der Kreisirrenanstalt München. Nach einem Spaziergang am Starnberger See wurde er am 13. Juni 1886 zusammen mit König Ludwig II von Bayern ertrunken aufgefunden; Gudden hatte den König zuvor in einem Aktengutachten für unheilbar geisteskrank erklärt.

Erst nach und nach gewann die neue Psychiatrie an Boden; trotz wachsender Akzeptanz waren Zwang und Isolierung jedoch weiterhin verbreitet. Erst in der zweiten Hälfte des 19. Jahrhunderts war das Anketten der Irren endgültig aus allen Anstalten verbannt. Gustav Aschaffenburg (1866–1944), damals Privatdozent in Heidelberg, kritisierte allerdings noch 1895 auf der „8. Konferenz für das Idiotenwesen", dass die Erfahrungen der Psychiatrie mit der Abschaffung der Zwangsmaßregeln an vielen Anstalten spurlos vorübergegangen seien, und dass alles Reden von Liebe und Barmherzigkeit nicht vor schwerstem Unrecht schütze, solange das Verständnis fehle. Unzulänglich blieben noch für lange Zeit Qualifikation, Stellung und Versorgung des Pflegepersonals und der Ärzte. Eine wie auch immer geartete, standardisierte berufliche Ausbildung zum Irrenarzt gab es nicht, allerdings eine informelle Spezialisierung. Erst ab 1852 verfügten in Deutschland überhaupt alle Anstalten über einen eigenen Arzt (siehe auch Kapitel 10).

Mit Wilhelm Griesinger erfolgte in Deutschland um die Mitte des 19. Jahrhunderts die endgültige Emanzipation der Psychiatrie zu einer Wissenschaft. Obgleich überzeugter Hirnforscher, wurde er zum Vorkämpfer einer modernen, biopsychosozial orientierten Psychiatrie. Griesinger (1817–1868) war zunächst Assistent an der Heilanstalt Winnenthal. Nach Aufenthalten in Paris und Wien bzw. Praxistätigkeit in Stuttgart durchlief er eine Universitätskarriere an der Medizinischen Klinik Tübingen. 1849 bis 1850 war er Ordinarius für Innere Medizin in Kiel. Nach einer Zwischenstation als königlicher Leibarzt in Kairo bekleidete er die Ordinariate für Innere Medizin in Tübingen und Zürich. 1860 wurden ihm Planung und Aufbau des „Burghölzli" als Irrenanstalt für den Kanton Zürich übertragen. Längere Studienreisen führten den rastlos Tätigen u. a. nach Norddeutschland, Belgien, Frankreich und England.

1865 wurde Griesinger als Klinikleiter für Psychiatrie und Neurologie an die Berliner Charité berufen. In der vernachlässigten Klinik setzte er gegen den zähen Widerstand von Verwaltung und Personal sowohl eine Verbesserung der klinischen Versorgung als auch eine Intensivierung der Forschung durch. Neben seinen vielfältigen organisatorischen Arbeiten unterrichtete er regelmäßig Psychiatrie und Neurologie; 1867 rief er mit dem ihm geistesverwandten Ludwig Meyer das „Archiv für Psychiatrie und Nervenkrankheiten" ins Leben und gründete im selben Jahr die „Berliner medicinisch-psychologische Gesellschaft".

Griesingers Reformvorstellungen nahmen zwei Hauptforderungen der Psychiatrie-Enquête von 1975 (!) vorweg: Gleichstellung körperlich und psychisch Kranker sowie Aufbau einer differenzierten, gemeindenahen psychiatrischen Versorgung. Hierzu empfahl er die Errichtung von „Stadtasylen" mit einer Größe zwischen 60 und 150 Plätzen zur wohnortnahen stationären Behandlung bis zu einem Jahr. Bei jeder Anmeldung eines Patienten sollte ein Assistenzarzt zuvor einen Hausbesuch machen. Dauerhaft unruhige, chronisch Kranke sollten in „ländlichen Asylen" betreut werden, kolonieähnlichen, offenen Einrichtungen mit Familienanschluss und Beschäftigung in Handwerk und Landwirtschaft; „geschlossene Asyle" lehnte er grundsätzlich ebenso ab wie jegliche Zwangsmaßnahme. Griesingers Forderungen stießen auf erbitterten Widerstand der führenden deutschen Anstaltsdirektoren; sie warfen ihm eine elitäre „Zunftstellung" vor und lehnten seine Vorschläge rundheraus ab.

Griesinger war neben Meyer einer der ersten deutschen Psychiater, die kompromisslos für eine gewaltfreie Behandlung psychisch Kranker kämpften, nachdem er sich selbst in England über die Non-restraint-Methode informiert hatte. Stattdessen empfahl er Beruhigungsbäder und Beschäftigung; durch Gespräche, Spaziergänge und Spiele sollten die Kranken abgelenkt und angeregt werden, welchen im Übrigen so viel Freiheit wie möglich gestattet wurde. Für dringend notwendig hielt er eine Ausbildung des Pflegepersonals.

Mit Griesinger etablierte sich die Universitätspsychiatrie als Verbund von Klinik, Forschung und Lehre; letztere wurde während der 2. Hälfte des 19. Jahrhunderts allmählich aus den Anstalten an die Hochschulkliniken verlagert bzw. während einer Übergangsphase bis zum 1. Weltkrieg in Kooperation angeboten. Die Dichotomisierung der Psychiatrie in eine forschende, elitäre Universitätspsychiatrie auf der einen und eine verwahrende Anstaltspsychiatrie auf der anderen Seite – mit dem Vorwurf einer Zweiklassenpsychiatrie belegt – hatte folgenschwere Konsequenzen: Die Hochschulpsychiatrie entzog sich gemäß ihrem Selbstverständnis der Pflichtversorgung und Langzeitbehandlung; demgegenüber verlor die kustodiale, erstarrte Anstaltspsychiatrie zunehmend den Anschluss an die Forschung, zumal es ihr hierzu an personellen Ressourcen mangelte. Erst ab den 1980er-Jahren (!) wurden psychiatrische Landeskrankenhäuser in Deutschland in den Kreis der traditionellen Universitätskliniken aufgenommen, während umgekehrt diese auch in die Versorgung eingebunden wurden.

Griesinger, der 1859 zusätzlich die Leitung eines Heimes für geistig behinderte Kinder und Jugendliche übernommen hatte, beschäftigte sich auch mit kinderpsychiatrischen Erkrankungen. In seinem Lehrbuch von 1845 führte er aus, dass bereits im Kindesalter fast alle Formen des Irreseins auftreten könnten, jedoch häufig als üble Charaktereigenschaften fehlgedeutet würden. Vor ihm hatte Esquirol 1838 eine entwicklungsorientierte kinderpsychiatrische Systematik konzipiert. Die erste umfassende Psychopathologie des Kindes- und Jugendalters („Die psychischen Störungen des Kindesalters") stammt von dem Freiburger Psychiater Hermann Emminghaus (1845–1904), neben dem Würzburger Franz v. Rinecker (1811–1883) Pionier der deutschen Kinder- und Jugendpsychiatrie. Sie erschien 1887 als

Beitrag im Handbuch der Kinderkrankheiten. 1878 erhob Hermann Schüle (1840–1916) aus der Illenauer Anstalt die Forderung, die Kinderpsychiatrie zu verselbständigen, da die psychischen Abnormitäten des Kinder- und Jugendalters nicht einfach als „Abklatsch der Seelenstörung der Erwachsenen" anzusehen seien.

Die Bezeichnung „Kinderpsychiatrie" („Précis de Psychiatrie infantile") wurde erstmals 1899 von dem französischen Psychiater Marcel Manheimer-Gommès in seinem Lehrbuch über psychische Störungen im Kindesalter verwendet und 1933 von dem Berner Kinderpsychiater Moritz Tramer (1882–1963) eingedeutscht.

Weitere Meilensteine auf dem Weg zur Verselbständigung der Kinder- und Jugendpsychiatrie waren die Fertigstellung einer Kinderstation an der „Städtischen Anstalt für Irre und Epileptische" in Frankfurt durch Heinrich Hoffmann (1809–1894), den Autor der „Struwwelpeters" im Jahr 1864, und die Schaffung einer kinderpsychiatrischen Beratungsstelle 1917 durch August Homburger (1873–1930) in Heidelberg, von dem die umfangreichen „Vorlesungen über Psychopathologie des Kindesalters" herausgegeben wurden. Im selben Jahr wurde in Bonn auf Betreiben des später von den Nazis vertriebenen Psychiaters Otto Löwenstein (1889–1965) als erste deutsche, eigenständige kinder- und jugendpsychiatrische Klinik die „Rheinische Provinzialanstalt für seelisch abnorme Kinder" eingerichtet. Bereits 1920 hatte der sozial und pädagogisch engagierte Arzt Alfred Adler (1870–1937), Begründer der Individualpsychologie, in Wien eine Klinik für Kinderpsychologie aufgebaut (siehe auch Kapitel 9).

Nach Zusammenschluss der europäischen Kinderpsychiater zur „International Association for Child and Adoslescent Psychiatry and Allied Professions" im Jahr 1935 (IACAPAP) fand 1937 in Paris der erste internationale kinderpsychiatrische Kongress statt. In Wien wurde 1940 die „Deutsche Vereinigung für Kinderpsychiatrie und Heilpädagogik" ins Leben gerufen. Seit 1980 gibt es eine „European Society for Child and Adoslescent Psychiatry".

Das erste deutschsprachige, kinderpsychiatrische Fachjournal erschien 1898 unter dem Namen „Die Kinderfehler", später als „Zeitschrift für Kinderforschung". Im Jahr 1934 gründete Tramer, Verfasser eines systematisierten „Lehrbuchs der allgemeinen Kinderpsychiatrie" von 1941, die „Zeitschrift für Kinderpsychiatrie" (1984 umbenannt in „Acta paedopsychiatrica"). Tramer leitete von 1924 bis 1946 die kantonale Heilanstalt „Rosegg" in Solothurn und schuf nach seiner Pensionierung ein kinderpsychiatrisches Forschungs- und Informationszentrum in Bern.

Im vorlaufenden Kapitel wurden bereits die bahnbrechenden Neuerungen auf dem Gebiet der Neuropsychiatrie des 18. und 19. Jahrhunderts gewürdigt. Besonders herausragend waren die Arbeiten Carl Wernickes, der mit dem Franzosen Paul Broca Pionierarbeiten zur Lokalisation der Sprachstörungen in der ersten Windung des linken Schläfenlappens leistete. Dieses „Wernicke-Areal" wurde eines der 40 Rindenfelder, die der Schöpfer der vergleichenden Lokalisationslehre Korbinian Brodmann (1868–1918) in München auf einer „Hirnkarte" festhielt. Beiträge wie von Sergej S. Korsakow (1854–1900), der 1889 erstmals Gedächtnisstörungen bei chronischem Alkoholismus („Korsakow-Syndrom") beschrieb, bestätigten das von Wernicke herausgestellte Modell hirnorganisch verursachter Psychosen. Es wurde von seinem Schüler Karl Bonhoeffer, der in Breslau und Berlin zahlreiche delirierende Alkoholiker kennengelernt hatte, weiterverfolgt und zu Beginn des 20. Jahrhunderts zum Grundkonzept der „symptomatischen Psychosen".

Bonhoeffer (1868–1948) geboren in Neresheim/Württemberg, war nach dem Studium Assistent bei Wernicke in Breslau, dann Psychiatrieprofessor in Königsberg und Heidelberg. 1904 wurde er Wernickes Nachfolger an der Breslauer Psychiatrischen Klinik, die unter seiner Leitung neu erbaut wurde. Von 1912 bis 1938 leitete er die Psychiatrie an der Berliner Charité. Bonhoeffers Familie war im Widerstand gegen Hitler aktiv; zwei seiner Söhne und zwei Schwiegersöhne wurden wegen Teilnahme an der Verschwörung um Claus Schenk Graf v. Stauffenberg hingerichtet.

Mit Paul J. Moebius (1853–1907), Nervenarzt in Leipzig, wurde zudem die nosologische Diskussion auf die Polarität „Anlage" – „Umwelt" gelenkt, indem er zwischen „endogen" als „erblich-konstitutionell bedingt", und „exogen" als „von außerhalb des Nervensystems verursacht" unterschied.

Als einer der ersten Forscher befasste sich Richard v. Krafft-Ebing (1840–1903) in Graz bzw. Wien mit Sexualpathologie, ein in der Medizin damals weitgehend ausgeklammertes Gebiet. Aufgrund vielfacher Beobachtungen brachte er hierzu 1886 die „Psychopathia sexualis" heraus, in der sich auch die von ihm geprägte Bezeichnung „Masochismus" findet. Krafft-Ebing, der aus Mannheim stammte und seine Assistenzzeit in der Illenau verbracht hatte, schrieb ein weit verbreitetes „Lehrbuch der Psychiatrie", erstmals 1869 erschienen. Als Wiener Ordinarius wurde er später einer der schärfsten Gegner der Freudschen Psychoanalyse.

Im Laufe der Psychiatriegeschichte wurden vielfältige Versuche unternommen, psychische Abnormitäten genauer zu identifizieren und zu kategorisieren. Auf der Suche nach einheitlichen Klassifikationsprinzipien waren in Ermangelung genauerer Kenntnisse über die Entstehungsursachen und -bedingungen meistens Erscheinungsbilder und Verläufe die Ordnungskriterien. Wegbereiter einer systematischen Gliederung der psychischen Krankheiten war Emil Kraepelin, dessen Systematik bis in die Gegenwart wegweisend blieb.

Kraepelin (1856–1926) stammte aus Neustrelitz/Mecklenburg. Nach seiner Assistenzzeit an der Kreisirrenanstalt München wechselte er 1882 nach Leipzig, wo er zum Unmut seines Klinikchefs Flechsig nebenher im Labor des Psychophysiologen Wilhelm Wundt (1832–1920) experimentelle Untersuchungen vornahm; von ihm stammt die „Kraepelinsche Arbeitskurve" als Resultat physiologischer Leistungsmessungen. 1883 kam die erste Fassung seines „Compendiums der Psychiatrie" (später „Lehrbuch der Psychiatrie") heraus, das unter den Bezeichnungen „Dementia praecox" (später: Schizophrenie) und „manisch-depressives Irresein" (später: Zyklothymie bzw. bipolare affektive Erkrankung) eine Aufteilung der nichtorganischen Psychosen in die beiden Formenkreise der schizophrenen und affektiven Erkrankungen beinhaltet. In der 6. Auflage seines Lehrbuches wurden die Sonderformen der Katatonie und Hebephrenie hinzugefügt. Der Begriff „Dementia praecox" geht auf den französischen Degenerationstheoretiker Benedict A. Morel zurück (s. a. Kapitel 6), die Bezeichnung „Schizophrenie" stammt von Eugen Bleuler, auf den in Kapitel 9 näher eingegangen wird.

Nach Ordinariaten in Dorpat (1886) und Heidelberg (1891) wurde Kraepelin 1903 an die Psychiatrische Universitätsklinik München berufen. Hier initiierte er die Gründung eines privaten Forschungsinstitutes, der „Deutschen Forschungsanstalt für Psychiatrie". Unter Kraepelin entwickelte sich die Münchner Klinik zu einer modernen Forschungs- und Lehrstätte. Während einer Südostasienreise 1904 betrieb er vergleichende psychopathologische Studien und begründete damit die vergleichende bzw. transkulturelle Psychiatrie.

Kraepelin trat – obgleich Experimentalpsychologe und Verlaufsforscher – strikt für einen naturwissenschaftlichen Krankheitsbegriff ein; er war Verstandes- und Willensmensch mit biologistisch-darwinistischer Weltanschauung, fanatischer Antialkoholiker, besessen vom Fortschritt und nicht frei von rassistischen Ideen. Das Eindringen psychoanalytischer Ideen in die klinische Psychiatrie wehrte er energisch ab, wie er sich überhaupt mit nichtpsychotischen bzw. neurotischen Krankheitsbildern nicht weiter beschäftigte. Unter „Psychopathie" verstand er anlagebedingte, charakterliche Schwächen, jedoch keine eigentliche Erkrankung; diese Bezeichnung wurde in den 1960er-Jahren durch „abnorme Persönlichkeit" ersetzt, später durch „Persönlichkeitsstörung". Mittlerweile wird der „Psychopath" mit dissozialen bzw. antisozialen Charaktermerkmalen konnotiert.

Die neuzeitliche, deskriptiv-phänomenologische Forschung lieferte der Diagnostik und Klassifikation psychischer Abnormitäten und Krankheiten erstmals definierte psychopathologische Bausteine. Begründer der modernen Psychopathologie war der Psychiater, Psychologe und Philosoph Karl Jaspers (1883–1969). Nach dem medizinischen Examen und Promotion wurde er 1909 Volontärarzt an der psychiatrischen Klinik Heidelberg, wo er sich für Psychologie habilitierte; 1916 wurde er Professor, 1921 Ordinarius für Philosophie. 1937 wurde Jaspers von den Nazis gezwungen, sein Lehramt niederzulegen, weil er mit einer Jüdin verheiratet war. Zwar wurde er nach dem 2. Weltkrieg rehabilitiert, ging jedoch 1948 als Philosophieprofessor an die Universität Basel.

Bereits 1913 veröffentlichte Jaspers mit der „Allgemeinen Psychopathologie" eine umfangreiche Methodenlehre in Verbindung mit einer überaus differenzierten Beschreibung abnormer Erlebens-, Denk- und Verhaltensweisen. Er gliederte die Psychopathologie nach subjektiven (einfühlbaren) und objektiven (beobachtbaren) Symptomen und Funktionen. In Anlehnung an die hermeneutische Philosophie Wilhelm Diltheys (1833–1911) unterschied er zwischen „Erklären" (der Natur) und „Verstehen" (des Seelenlebens). 1919 veröffentlichte er eine „Psychologie der Weltanschauung", 1932 das dreibändige „Philosophie"-Werk. Der Psychoanalyse gegenüber war er zeitlebens kritisch eingestellt; unbewusste Vorgänge waren für ihn psychopathologisch nicht relevant.

Jaspers verlieh der Psychopathologie den Rang einer methodischen Wissenschaft mit klaren Definitionen und festen Begriffen. Er ordnete die Vielfalt der Symptome, angefangen von den einfachen Elementarfunktionen bis hin zu komplexeren Erlebens- und Verhaltensmustern. Alle späteren Kliniker und Forscher stützten sich auf die von Jaspers erstellte Systematik, so auch Kurt Schneider, dessen Hauptwerk „Klinische Psychopathologie", ein Standardwerk der klinischen Diagnostik, in sieben Sprachen übersetzt und zahlreichen Auflagen vorgelegt wurde. Schneider (1887–1967) studierte Medizin und Philosophie. 1923 veröffentlichte er „Die psychopathischen Persönlichkeiten", eine Schrift zur Persönlichkeitsdiagnostik. 1931 wurde er Leiter des Klinischen Instituts der „Deutschen Forschungsanstalt für Psychiatrie" in München; im selben Jahr erschien sein Psychopathologielehrbuch. Außerdem verfasste er in der ihm eigenen knappen, prägnanten Sprache weitere Arbeiten zur klinischen, forensischen und Religionspsychopathologie. Die von ihm als „Symptome ersten Ranges" für Schizophrenie identifizierten Ich-Erlebensstörungen fanden weltweit Anerkennung und entsprachen den Bemühungen um eine operationalisierte Diagnostik. Von 1946 bis 1955 war Schneider als Psychiatrieordinarius in Heidelberg Nachfolger des Nationalsozialisten Carl Schneider, der sich nach Kriegsende suizidiert hatte (s. a. Kapitel 5).

Wie Jaspers sah auch Schneider die Ursachen der psychischen Krankheiten zwar in hirnbiologischen Vorgängen, wurde jedoch zum Gestalter einer klinisch-deskriptiven Psychopathologie als unentbehrlichem, phänomenologischen Zugang zum „Sosein" des Kranken. Die Ausblendung biografischer Prägungen und psychodynamischer Vorgänge führte allerdings zu einer Verarmung des Bildes vom kranken Menschen und forderte die Kritik der anthropologischen und psychotherapeutischen Kollegen heraus.

Wieweit profitierten die Patienten von den psychiatrischen Entwicklungen? Die Einführung der Dauerbäder um 1880 wurde besonders von Kraepelin propagiert; die stunden- bis tagelangen Aufenthalte in teils abgedeckten Wannen mit höchstens lauwarmen Wasser dienten mangels Alternativen der Beruhigung erregter Patienten. Unter ähnlicher Indikation wurde bis in die 1920er-Jahre die langzeitige sog. Bettbehandlung in den Wachsälen praktiziert.

Mit der Entdeckung bzw. dem klinischen Einsatz der synthetischen Beruhigungs- und Schlafmittel Chloralhydrat (1869), Paraldehyd (1882), Sulfonal (ab 1888) und Barbitursäure (ab 1903) waren erstmals Möglichkeiten gegeben, Erregung und Unruhe gezielt und ohne Zwangsmittel zu bekämpfen. Dem bereits 1827 verwendeten Kaliumbromid blieb wegen dessen Nebenwirkungen weitgehend der Einsatz als Mittel gegen epileptische Anfälle vorbehalten. Die beliebten Barbiturate bereiteten aufgrund ihrer unkontrollierten, missbräuchlichen Verwendung bald ebenso Suchtprobleme wie später die Benzodiazepine. Angesichts der neuen Entwicklungen wurde die Idee von der psychischen Erholung durch Ruhigstellung und Abschirmung weiterverfolgt. Die Bettbehandlung der 1890er-Jahre hatte sich zwar als wenig wirksam erwiesen, wurde jedoch in Kombination mit medikamentöser Dämpfung sowohl zur Behandlung „nervöser Erschöpfung" als auch zur psychotherapeutisch-kathartischen „Psycholyse" wieder aufgegriffen. So setzte Jacob Klaesi (1883–1980) im „Burghölzli" bzw. in seiner Privatklinik Schloss Kronach ab Anfang der 1920er-Jahre hochdosiert das Barbituratschlafmittel „Somnifen" sogar bei Psychotikern ein, um sie zwei Wochen lang in einen künstlichen Zustand von Benommenheit und Schläfrigkeit zu versetzen („Schlafkur"). Mangelhafte Nachhaltigkeit sowie begleitende Komplikationen – die Letalität betrug 5 % (!) – ließen den anfänglichen Enthusiasmus verblassen; die berichteten Erfolge konnten zudem in anderen Kliniken nicht bestätigt werden.

Im Gegensatz hierzu wich die therapeutische Hilflosigkeit gegenüber den Psychosekranken nach Einführung der sog. „Schocktherapien" in den 1930er-Jahren einem neuen Optimismus, der sich bald auf die gesamte Atmosphäre in den psychiatrischen Einrichtungen übertrug. Zunächst wurde nach Vorversuchen an morphinabhängigen Frauen von Sakel die Insulinkoma-Behandlung 1933 als neue Methode zur wirksamen Behandlung von Psychosen bekanntgemacht („Insulinkur"). Manfred J. Sakel (1900–1957), geboren in Nadvorna/Galizien, war nach dem Medizinstudium Assistenzarzt an den psychiatrischen Kliniken Wien und Berlin. In einer Berliner Privatklinik versetzte Sakel mittels kontrollierter Insulinüberdosierungen süchtige und schizophrene Patienten vorübergehend in ein hypoglykämisches Koma; später mit dem Ziel, durch die künstliche Unterzuckerung einen Krampfanfall auszulösen. Seine erfolgreichen Therapieversuche führte er in Wien fort und stellte sie 1935 als „Neue Behandlungsmethode der Schizophrenie" vor. 1936 ging er in die USA, wo er im Harlem Valley State Hospital „Sakels Therapy" weiter publik machte.

Im Jahr 1935 inaugurierte v. Meduna als weitere somatische Behandlung die ebenfalls krampferzeugende „Cardiazol-Therapie". Der Ungar Ladislav v. Meduna (1896–1964) war ebenfalls von der Beobachtung ausgegangen, dass psychotisch Kranke sich nach einem epileptischen Anfall in einem besseren Zustand befanden. Er versuchte in der Budapester Heilanstalt 1934 zunächst, durch Injektionen von Kampfer, Strychnin und anderen Stimulantien epileptische Krämpfe auszulösen, bis er schließlich im Cardiazol das wirksamste Mittel fand. Er berichtete erstmals 1937 in Münsingen/Schweiz über seine Ergebnisse, wo Sakel – sich eifersüchtig von Meduna abgrenzend – über die Insulinschock-Behandlung referierte. 1938 emigrierte v. Meduna in die USA, wo er in Chicago seine Behandlungsmethode weiterführte.

Der Insulinschock war der erste überzeugende Schritt zur Behandlung der bis dahin weitgehend therapieresistenten, als unheilbar geltenden Schizophrenien. Trotz hoher Remissionsquoten wurde sie ebenso wie die Cardiazolbehandlung gegen Ende der 1940er-Jahre von der

Elektrokrampftherapie (EKT) verdrängt, die sich als praktikablere Methode schließlich durchsetzte. Im Deutschen Reich wurde sie zudem 1942 aus ökonomischen Gründen verboten.

Die römischen Neurologen und Psychiater Ugo Cerletti (1877–1963) und Lucio Bini (1908–1964) hatten nach zweijährigen Vorversuchen an Hunden 1938 erstmals die „Elektrokonvulsivbehandlung" an Psychosekranken angewendet. Sie bestand in einem künstlich herbeigeführten, epileptischen Anfall durch Applikation von Wechselstromimpulsen über Schläfenelektroden. 1940 wurde zur Frakturprophylaxe das muskelrelaxierende Curare eingeführt, seit Beginn der 1950er-Jahre ersetzt durch Succinyl. Auch die EKT verschwand mit dem Aufkommen der Psychopharmaka weitgehend aus dem Arsenal der somatischen Therapien, ist allerdings als ultima ratio bei anhaltenden, schweren Depressionen noch in Gebrauch.

Ebenfalls war der psychochirurgischen Behandlung nur eine kurze, allerdings intensive Blütezeit beschert. Den ersten Versuch, psychische Symptome durch chirurgische Eingriffe am Gehirn auszuschalten, unternahm der portugiesische Neurologe António C. Egas Moniz (1874–1955). In Lissabon geboren, studierte er Medizin und ließ sich neurologisch ausbilden. Unterbrochen durch ein Intermezzo als Abgeordneter, Außenminister und Botschafter, war er in Coimbra bzw. Lissabon Ordinarius für Neurologie. 1927/28 entwickelte er die röntgenologische Darstellung der Hirnblutgefäße mit Kontrastmitteln (Hirnarteriographie), wofür er 1949 mit dem Nobelpreis ausgezeichnet wurde. Zusammen mit seinem Assistenten Pedro A. Lima (1903–1985) durchtrennte er 1936 mittels eines chirurgischen Eingriffs Nervenfasern des Stirnhirns, um damit eine schwere psychotische Depression zu beenden.

Dieses Leukotomie genannte Verfahren wurde von dem Psychiater James Watts (1904–1994) und dem Neurochirurgen Walter Freemann (1895–1972) in den USA aufgegriffen und 1937 zur sog. transorbitalen Lobotomie modifiziert. Vor allem Freemann propagierte diese Methode unverdrossen und öffentlichkeitswirksam als scheinbar unproblematische Möglichkeit, zuverlässig das sozial nicht konforme Verhalten psychisch gestörter Personen flächendeckend in Gefängnissen, Krankenhäusern und Anstalten abzustellen. In den 1940er- und 1950er-Jahren wurden weltweit mehr als 500 000 Personen lobotomiert, bis die bleibenden Persönlichkeitsveränderungen die psychiatrische Hirnchirurgie in Verruf brachten. Außerdem wurde mit Einführung des Chlorpromazins 1952 als erstes Neuroleptikum (Antipsychotikum) eine neue, weitaus unkompliziertere Psychosenbehandlung ermöglicht.

Eine neurochirurgische Weiterentwicklung stellt die minimalinvasive, stereotaktische Thermokoagulation genau eingegrenzter Areale im Stammhirn (Basalganglien, Thalamus, limbisches System) dar. Als funktionelle Stereotaxie wird die sog. tiefe Hirnstimulation bezeichnet, bei der diese Kerngebiete mittels elektrischer Impulse über feinste Elektroden bedarfsweise von außen aktiviert oder deaktiviert werden können. Außer bei der Parkinsonschen Erkrankung werden entsprechende Eingriffe in Deutschland bislang in einzelnen, speziellen neurochirurgischen Zentren gegen therapierefraktäre, schwere Schmerzzustände, Depressionen und Zwangserkrankungen einschließlich Tourette-Syndrom vorgenommen.

Von der katastrophalen Ernährungssituation in Deutschland gegen Ende des 1. Weltkrieges waren die Patienten in den Anstalten besonders betroffen. Tausende verhungerten oder erkrankten an Tuberkulose, Ruhr und Influenza. Die Betreuung verschlechterte sich aufgrund der administrativen, personellen und sozialen Missstände. Gustav Kolb (1870–1938), Leiter der Heil- und Pflegeanstalt Erlangen, forderte daher 1919 eine durchgreifende Neuorganisation des Irrenwesens. Zum einen mahnte er eine Verkleinerung der Anstalten und eine Gleichstellung mit den übrigen Krankenhäusern an. Zum anderen schlug er ein Modell „offener Fürsorge" vor, flankiert von psychiatrischen Hilfsvereinen und Angehörigengruppen. Kolb empfahl zudem die Schaffung von „Irrenschutzgerichten" zur Überprüfung von Patientenbeschwerden. Trotz Ablehnung seiner Vorschläge durch den überwiegenden Teil der Fachkollegen auf der Jahresversammlung des „Deutschen Vereins für Psychiatrie" 1920 setzte er seine Ideen in Erlangen um. In Gelsenkirchen entwickelte der Amtsarzt Friedrich Wendenburg (1888–1967) in den 1920er-Jahren ein vorbildhaftes System psychiatrischer Außenfürsorge, vergleichbar den heutigen sozialpsychiatrischen Diensten an den Gesundheitsämtern.

1924 wurde der „Deutsche Verband für psychische Hygiene" vom Gießener Psychiater und Psychotherapeuten Robert Sommer (1864–1937) mitbegründet und bis zu dessen Ablösung im Jahr 1933 geleitet; er rief zudem 1927 zusammen mit den Nervenärzten Arthur Kronfeld (1886–1941) und Wladimir Eliasberg (1887–1969) die „Allgemeine Ärztliche Gesellschaft für Psychotherapie" ins Leben.

Etwa um diese Zeit machte Hermann Simon in der Heilanstalt Warstein erste Erfahrungen mit einer systematisierten Arbeitstherapie, die er später in großem Stil praktizierte. Hermann Simon (1867–1946), geboren in Zweibrücken, war nach dem Studium Assistenzarzt an der Bezirksirrenanstalt Saargemünd, dann Oberarzt der Provinzialheilanstalt Dortmund-Aplerbeck. 1905 wurde er zum Leiter der neu errichteten Heilanstalt Warstein ernannt, wo er das System einer „aktiveren Krankenbehandlung" durch Arbeit entwickelte und in Gütersloh fortsetzte. In der zweiten Hälfte des 19. Jahrhunderts waren bereits in den „Irrencolonien" bzw. den „agricolen Colonien" der Anstalten Hildesheim, Colditz, Illenau und Alt-Scherbitz ruhige und arbeitsfähige, chronisch Kranke mit gutem Erfolg zu hauswirtschaftlicher und Feldarbeit herangezogen worden. Reil hatte 1803 in den „Curmethoden" als günstige Effekte der Arbeitseinsätze hervorgehoben: Körperliche Gesundheit, frohe Laune, Heilung des Irrsinns.

Die feste Teilnahme am verordneten Arbeiten wirkte sich positiv auf die lähmende, düstere Atmosphäre der Anstalten aus; reizbare, unruhige und laute Patienten wurden freundlicher und umgänglicher, passive lebhafter und interessierter. Sie wurden von Simon in der Land- und Hauswirtschaft, in Werkstätten und Büroräumen eingesetzt, wobei die Anforderungen der jeweiligen Belastbarkeit angepasst wurden. Es gab ein entwickeltes, abgestuftes Leistungsschema von einfachsten Handreichungen bis zur weitgehend normalen Beanspruchung von Ausdauer und Selbständigkeit.

Ähnlich wie Kolb stieß Simon zunächst auf heftige Kritik, zumal er die damals übliche Bettbehandlung in den Wachsälen in Frage stellte. Er wies zu Recht auf die Zunahme von Angst und Unruhe bei grundlos tagelang angeordnetem Bettaufenthalt hin; stattdessen bot er neben der regelmäßigen Arbeit ein breites Programm kreativer und musischer Beschäftigung an. Erst allmählich und auch nicht durchgehend wurde die Arbeitstherapie von anderen Einrichtungen übernommen, nachdem sich zahlreiche prominente Besucher aus dem In- und Ausland in Gütersloh von deren erfreulichen Auswirkungen überzeugen konnten.

Auf der anderen Seite vertrat Simon rassenhygienisches Gedankengut und nahm gegenüber den nichtarbeitsfähigen und daher unbrauchbaren „Minderwertigen" eine von erbbiologischen Ideen geprägte, aversive Haltung ein; als profilierter Vertreter der „Auslese" sah er in deren „Schmarotzertum" eine ungerechtfertigte Beanspruchung des Sozialstaates (s. Kapitel 6).

Nach langem Stillstand in der Erforschung und Anwendung psychologischer Behandlungsmethoden befasste sich der schottische Chirurg und Augenarzt James Braid (1795–1860), anknüpfend an den Mesmerschen „Heilmagnetismus", um 1840 mit künstlich durch Blickfixierung erzeugten Trancezuständen. Seine Beobachtungen wurden als „hypnotische Kur" von den französischen Ärzten Liébeault und Bernheim aufgegriffen und zum Ausgangspunkt einer Strömung, die für die nächsten Jahrzehnte die suggestive Psychotherapie in den nervenärztlichen Praxen bestimmen sollte (s. Kapitel 9).

4 Persönlichkeit und Menschenbild

Gibt es bestimmte Eigenschaften, die besonders zum Beruf des Psychospezialisten befähigen? Auf den ersten Blick sind Psychiater und Psychotherapeuten nicht mehr oder weniger intelligent, neugierig, couragiert, temperamentvoll, zuverlässig oder anspruchsvoll als beispielsweise Handwerker, Busfahrer, Landwirte oder Lehrer. Ihr hohes, wenn auch manchmal zwiespältig getöntes Ansehen in der Öffentlichkeit, das sie mit dem positiven Image der Heilberufe überhaupt teilen, verdanken sie in erster Linie der Tatsache, dass sie sich nach einer langwierigen akademischen Ausbildung einer eher anstrengenden, zumindest schwierigen Klientel annehmen. Sie bieten individuelle Hilfe an und entlasten dadurch die Allgemeinheit.

Wer allerdings Psychospezialisten genauer beobachtet, wird bald Unterschiede etwa zu den Kolleginnen und Kollegen aus anderen Bereichen der Heilkunde feststellen. Die Mehrzahl wirkt verhaltener, leiser und introvertierter, vielleicht auch individualistischer, ernster, komplizierter (und neurotischer?), wobei eine Tendenz zum Understatement besteht. Überhaupt scheinen Heiterkeit und Frohsinn eher seltene Eigenschaften, erst recht unbekümmerte Ausgelassenheit; gelegentliche Anflüge von Humor sind meist nicht frei von ironisierenden Zwischentönen. Anbiederungen an den „Zeitgeist" mit seinen wechselnden Modetrends und Life-style-Marotten findet man ebenso selten wie die Preisgabe eigener Überzeugungen – vielleicht Folgen einer berufsbedingten, fortwährenden Sublimierung und Selbstzucht. Auf Kongressen und Tagungen, in Diskussionen und vor Gericht schimmert bedachtsame Eloquenz statt funkelnder Rhetorik; die stillen narzisstischen Erwartungen an das beeindruckte Publikum, zu dem andererseits sorgfältig Distanz gehalten wird, sind hoch. Wer durch Management, Besprechungen und Unterricht kommunikativ trainiert ist, hat es im öffentlichen Auftritt meist leichter als der in seiner Einzelpraxis zurückgezogen tätige Berufskollege.

Spontane Reaktionen, lautstarke Auftritte und hemdsärmeliges Gebaren sind der Therapeutenzunft eher ebenso fremd wie medienwirksame Selbstinszenierungen. An Publicity ist ihr nicht viel gelegen, und wenn sie gut arbeitet, ist sie in der glücklichen Lage, ihr Berufsbild und ihre Leistungen nicht bewerben zu müssen. Sogenannte Rankinglisten in Zeitschriften oder im Internet nach dem Muster „Wo finde ich den besten Psychiater oder Psychologen?", die berufliche Eignung und Fähigkeiten etwa an der Zahl von Vorträgen oder Publikationen festmachen, sind für den hilfesuchenden Patienten wertlos, da Bekanntheit keinen Behandlungserfolg garantiert. Solcherart Bewertungen der beruflichen Befähigung lassen außer Acht, dass wissenschaftliche Leistungen, Menschenkenntnis, therapeutisches Talent und praktische Erfahrungen nicht gegenseitig austauschbar sind. Abzuwarten bleibt, ob die neuerdings ausprobierten Therapeutenbeurteilungen via Internet verlässliche Informationen bieten.

Der Erlanger Psychiater Johann M. Leupoldt (1794–1874) vermerkte in seinem „Lehrbuch der Psychiatrie" von 1837, der Irrenarzt solle im „Kopf und Herz reich begabt, gründlich durchgebildet und mit sich im Einklange" sein, ausgestattet mit „reichlicher Kenntnis des menschlichen Herzens und Uebung in der Behandlung". Bemerkenswert ist, welche Eigenschaften und Fähigkeiten der bereits mehrfach genannte Johann Ch. Reil, seinerzeit Stadtphysikus und Psychiater in Halle, 1803 (!) vom „Psychologen des Tollhauses" forderte – zuvor wie auch seitdem hat es keinen solch rigorosen Tauglichkeitskatalog mehr gegeben: „Der psychische Arzt vermeide alles üppige Wortgepränge; trage seine Ideen und Gründe so deutlich und einleuchtend vor, daß der gemeinste Menschenverstand sie fassen kann. Spricht er zuviel, so hat dies den Nachtheil, daß er dem Kranken als ein Schwätzer erscheint, der kein Zutrauen findet, und der Kranke kann aus Ohnmacht den Schwall nicht fassen und verliert das Wichtige über dem Unwichtigen, weil ihm die Ruhepunkte nicht verstattet werden, die sein schwaches Gehirn nöthig hat. Der Arzt lasse es gut seyn, wenn der Kranke durch einen tiefen Seufzer seinen Gründen Beifall gegeben und dadurch angezeigt hat, daß er für dieselben nicht ganz taub sey. Ist der Kranke ein und abermals seines Irrthums überführt, so darf der Arzt den wiederkehrenden Wahn nicht mit neuen Gründen bestreiten. Er verweist auf die schon gegebenen und mahnt ihn zum Glauben an. Oft wirken die Vorstellungen zwar nicht auf der Stelle; aber nachher, bey einer günstigern Zeit, fängt der Kranke an sie zu beachten und ihren Gehalt zu mustern. Ist er taub für die ersten triftigen Gründe, so ist er es auch für die folgenden schwächeren …".

Reil unterschied im Übrigen zwischen dem ärztlichen und psychologischen „Heilkünstler": Jener müsse mit den Körperfunktionen und der Pharmazie vertraut sein, dieser mit der Philosophie, um psychische Mittel einsetzen zu können. Des Weiteren führte er in seinem Lehrbuch über die Behandlung psychischer Krankheiten, das er „Rhapsodien über die Anwendung der psychischen Curmethode auf Geisteszerrüttung" nannte, aus: „Ferner muss der Kranke volles Zutrauen zu seinem Seelen-Arzt haben. Er glaubt auf Auctorität; und dies bahnt den Weg zum Glauben aus Überzeugung. Es kommt endlich sehr auf die Wahl der Zeit, auf die Manier des Vortrags, auf Stimme und Geberden, ... auf genaue Bekanntschaft mit dem Individuum, Genie, Scharfsinn, Praxis und Schnelligkeit an ...".

Als medizinische Leiter bzw. Ärzte für die königlich-sächsische Heil- und Pflegeanstalt Sonnenstein bei Pirna wurden zu Beginn des 19. Jahrhunderts Männer gesucht, die Autorität, Scharfblick, Beobachtungsgeist, Witz, guten Willen, Beharrlichkeit, Erfahrung, Geduld und Übung mitbringen mussten, außerdem „einen imponierenden Körper und eine Miene, die Ehrfurcht gebietet" – angesichts der beschwerlichen Tätigkeit keineswegs abwegige Kriterien.

Der bereits zitierte Griesinger schrieb 1845: „An der Spitze des Personals ... steht der dirigirende Arzt, von dessen wissenschaftlichen und persönlichen Eigenschaften zum größten Theil der in der Anstalt herrschende Geist abhängt. Neben ... gründlichen ärztlichen Kenntnissen ... (an der Heilanstalt speciell Kenntnisse in der Nerven-Pathologie) wird von dem Irrenarzt mit Recht noch ein Complex besonderer geistiger Eigenschaften gefordert, wohlwollender Sinn, große Geduld, Selbstbeherrschung, eine besondere Freiheit von allen Vorurtheilen, ein aus einer reicheren Welt Kenntnis geschöpftes Verständnis der Menschen, Gewandtheit der Conversation und eine besondere Neigung zu seinem Beruf, der ihn allein über dessen vielfache Mühen und Anstrengungen hinwegsetzt." Griesinger selbst wurde im Nachruf 1868 ein ungewöhnliches Maß an Aufmerksamkeit, Lebendigkeit und Neugier gegenüber den Kranken und Studenten zugesprochen.

Die patriarchalischen Psychiater der früheren Anstalten führten ihre Patienten mit einer Mischung aus väterlicher Autorität und fürsorglicher Herrschaftsgewalt; sie wurden respektiert und waren sogar gefürchtet. Der Arzt begegne dem Kranken, so der strenge, pietistische „Psychiker" Heinroth am Leipziger Hospital St. Georgen im Jahr 1825, „... als Helfer und Retter, Vater und Wohlthäter, theilnehmender Freund und freundlicher Erzieher, ... aber auch als prüfender, richtender, strafender Gerechtigkeitspfleger und gleichsam als sichtbarer Gott der Kranken ... vergleichbar einem Monarchen" (siehe Kapitel 2). Alexander Haindorf (1784–1862), Arzt und Psychologe in Münster, riet (im ersten deutschen Psychiatrielehrbuch von 1811) dem psychologischen Arzt, „... schon durch sein Äußeres zu imponiren und dem Kranken Gehorsam einzuflößen ...". Selbst der menschenfreundliche Reformer Pinel verlangte die Unterwerfung unter den Willen des Arztes „zum Zweck der Heilung" (1809).

Der Wiener Psychiater Erwin Stransky (1877–1962), nach Rückkehr aus der Emigration 1946 Leiter der Nervenheilanstalt „Rosenhügel", entwarf in seinem Lehrbuch, einem Klassiker von 1914, folgendes, berufsspezifische Persönlichkeitsbild: „Wer ein eindringliches praktisches Verständnis psychischer Krankheiten erstrebt, muß einmal alle Sinne schärfen, muß im gegebenen Falle mit allen, selbst den sogenannten niederen Sinnen zu operieren und zu beobachten vermögen ... Der Lernbeflissene muß hier so gut, ja womöglich noch schärfer und flinker zu beobachten vermögen wie in der übrigen Pathologie, sind es doch oft ganz diskrete und flüchtige Symptome, zumal auf pantomimischen Gebiete, die nicht selten auf eine bestimmte Spur zu führen vermögen. Er darf weiter einer gewissen Einfühlungsgabe nicht entraten, muß imstande sein, die nach außen hin oft nur Andeutungen sich verratenden inneren Regungen des Kranken in sein Inneres so zu projizieren, daß er unter Zuhilfenahme seines Erfahrungsschatzes ... in der Seele jenes richtig zu lesen vermag. Da aber die Entäußerungen der Psyche im gesunden wie im kranken Zustande psychomotorischer Art sind, so erhellt, daß der Untersucher sein eigenes Psychomotorium, wenn auch selbstredend nur im Geiste, beim Krankenexamen mitschwingen lassen muss, will er sich in der Mannigfaltigkeit der sich ihm darbietenden psychischen Äußerungen des Untersuchten zurecht finden ...".

In seinem 1977 erschienenen Roman „März" charakterisierte der Psychiater, Schriftsteller und Dramaturg Heinar Kipphardt (1922–1982) den mildtätig herrschenden Chefarzt der fiktiven psychiatrischen Klinik „Lohberg", Professor Feuerstein, in ironisierender Weise als „... durch und durch kommunikativen Menschen und Kunstkenner, offen, direkt und eloquent", immer bemüht, die veraltete Anstalt an die Erfordernisse der modernen Industriegesellschaft heranzuführen.

Die wenigen, bisher vorliegenden Untersuchungen zu der Frage, wie sich Patienten ihren Psychiater oder Psychotherapeuten wünschen, ergeben im Großen und Ganzen folgendes Bild: Therapeutinnen und Therapeuten sollen einfühlsam, urteilsfähig, beständig, intelligent und tatkräftig sein, Verantwortung tragen und sich auf Patienten einlassen können. Sie sollen natürliche Autorität besitzen, Ruhe und Besonnenheit ausstrahlen, emotionalen Halt bieten und Sinn für Humor haben, dabei gleichzeitig zuverlässig, kreativ und selbstkritisch sein. Die therapeutische Atmosphäre soll gekennzeichnet sein durch eine engagierte Interaktion mit dem Patienten, und nicht durch eine passive, abgehobene oder abwartend-übertolerante Haltung.

Verpönt ist ein Verhalten, das die fachliche Verantwortung an Pflegedienste oder Hilfspersonen delegiert. Selbstverständlich sollen sie im Fach auskennen und auch über Weiterentwicklungen Bescheid wissen. Neben sachlich-fachlicher Kompetenz erwartet der Patient Halt, Verständnis, Anleitung, Führung und Fürsorge – ein Anspruch, der beinahe einen Übermenschen ohne Fehl und Tadel widerspiegelt. Allerdings wird erkennbar, worauf es den allermeisten ankommt, die um Rat und Hilfe nachsuchen: Verständnis, Verlässlichkeit und Zuversicht. Der österreichisch-amerikanische Psychologe Frederick Kanfer (1925–2002) nannte als wichtige persönliche Voraussetzungen neben den beruflichen Fertigkeiten des Therapeuten Wertvorstellungen, Lebenserfahrung und Bodenständigkeit. Hinzuzufügen wäre, dass er ein vorbehaltloser Freund des Menschen und des Lebens sein sollte, nicht als selbstloser, barmherziger Samariter, sondern als ebenso sachlich-disziplinierter wie wohlwollend-zuverlässiger Begleiter des Hilfebedürftigen. Sein Handeln sollte nicht von dritter Seite fremdbestimmt werden.

Nähere Recherchen zu der Frage, ob bestimmte Charaktereigenschaften von Psychoanalytikern mit bestimmten Persönlichkeitstypen ihrer Klienten korrespondieren, ließen durchaus Zusammenhänge erkennen. Demzufolge wählen beispielsweise Therapeuten mit erhöhter narzisstischer Selbsteinschätzung bevorzugt anklammernde, depressive Patienten, Analytiker mit mehr aggressiv getönter Dominanz tendieren hingegen zu eher schutzbedürftig anmutenden Personen. Ältere, erfahrene Analytiker erweisen sich als weniger anfällig gegenüber solchen Einflüssen als Berufsanfänger. Die Ergebnisse können als Ausdruck von Selbststabilisierungsbedürfnissen der professionellen Helfer gedeutet werden. Bei einer Überprüfung der Selbsteinschätzungen von Psychotherapeuten, die sich noch in Ausbildung befanden, stellte sich heraus, dass diejenigen, die sich selbst als eher ängstlich und zaghaft einschätzten, im Urteil der Supervisoren weniger therapeutisch kompetent erschienen; seitens der Patienten erhielten sie allerdings einen höheren Vertrauensvorschuss. Psychometrisch waren bei den Aspiranten selbstbewusst-stabile, optimistische wie ängstlich-unsichere und narzisstisch-ehrgeizige Persönlichkeitstypen zu unterscheiden.

Dessen ungeachtet scheint es Eigenschaften zu geben, die für eine erfolgreiche, psychotherapeutische Tätigkeit wünschenswert und nützlich sind, zumindest erleichtern sie die Arbeit und optimieren deren Effizienz. Hierzu gehören beispielsweise das Vermögen zu ungeteilter Aufmerksamkeit mit differenzierter Wahrnehmung, zu Offenheit und Authentizität, zu Festigkeit und Unabhängigkeit, zu Mut und Verlässlichkeit, zu besonnenem Handeln und selbstkritischem Reflektieren. In diesem Sinne wurden seitens der humanistischen Psychologie als wichtigste Merkmale des Gesprächstherapeuten Echtheit, Warmherzigkeit und Verständnis gefordert. Helferattitüden („Helfersyndrom") sind eher hinderlich; Mitgefühl ist notwendig, Mitleiden kontraproduktiv. Ein Überengagement kehrt eine anfängliche Hochmotiviertheit meist um in Überdruss und Widerwillen (s. a. Kapitel 13).

Schwer zu beschreiben und noch schwerer zu erforschen sind die Auswirkungen der vieldeutigen Eigenschaft „Charisma", einer Mischung aus Erscheinungsbild, Auftreten, Präsenz und Anziehungskraft der gesamten Persönlichkeit. Sie ist in der Therapie insofern von Bedeutung, als sie in Form einer unbestimmten „Heilkraft" den Patienten zur Aktivierung seiner eigenen Ressourcen verhilft, ihn ermutigt und zum Gesundwerden aufruft. Es geht dabei um mehr als bloße Überredungskunst, Herzlichkeit, verständnisvolle Anteilnahme oder therapeutische Kompetenz; vielmehr scheint es sich um eine Art „Begabung" zu handeln, die in besonderer Weise Placeboeffekte freisetzt. Dieses therapeutische Potential reicht weit über die bloße fachliche Befähigung hinaus und ist etwa dem Unterschied zwischen einem Musiker und einem Virtuosen vergleichbar. Schamanen und Medizinmänner setzen seit jeher bewusst die suggestiven Kräfte ihrer charismatischen Aura ein, um vor allem psychogene und psychosomatische Leiden zu kurieren und organische zu lindern, wobei die begleitenden Rituale als wichtige Verstärker dienen (s. a. Kapitel 1).

Ärztliche und psychologische „Seeelenkundige" sind stets Kinder ihrer Zeit; ihr Menschenbild wird geformt durch den Zeitgeist und justiert an den Sitten und Gebräuchen des jeweiligen Kulturkreises. Sie gleichen darin ebenso den Magiern der Vorzeit und Priesterärzten der Antike wie den mittelalterlichen Alchemisten und rationalen Therapeuten der Neuzeit. Pinels epochale Befreiung der Irren von ihren Ketten im Jahr 1793 in der Pariser Anstalt Bicêtre und die englische Reformpsychiatrie mit Verzicht auf Zwangsmittel am Ende des 18. Jahrhunderts sind ohne die gesellschaftlichen Umwälzungen im Gefolge der französischen Revolution 1789 ebenso wenig denkbar wie überhaupt die Bewegung zur Humanisierung des Irrenwesens in den übrigen europäischen Ländern zu Beginn des 19. Jahrhunderts. Die humanistische Psychologie der zweiten Hälfte des vorigen Jahrhunderts korrigierte das reduktionistisch-pragmatische Prinzip der Lerntherapien in Richtung einer auf Entwicklung und Wachstum der Persönlichkeit ausgerichteten Betrachtungsweise. Über die Kulturrevolution der 1960/70er-Jahre bereicherte sie das psychoanalytische Methodenspektrum um gruppendynamische, interaktionelle und körpertherapeutische Varianten. In der Verhaltenstherapie löste während der letzten Jahrzehnte die „emotionale Wende" die kognitive ab, einhergehend mit einem mehrdimensionalen, integrativen Vorgehen bei der Diagnostik und Therapie (siehe Kapitel 9). Mit dem enormen Aufschwung der Hirnforschung während der letzten fünfzig Jahre ging eine spürbare Re-Biologisierung der klinischen Psychologie und Psychiatrie einher, vergleichbar dem neuropsychiatrischen Entdecker-enthusiasmus des 19. Jahrhunderts.

Rückblickend wechselten sich Fortschritte und Rückschritte einander ab – so hatten die sozialdarwinistischen Theorien der Vererbungsforscher im 19. und 20. Jahrhundert verheerende Auswirkungen auf das Menschenbild und Humanitätsideal: Die Mithilfe von Psychiatern und Pflegern an der Ermordung psychisch Kranker und Behinderter während der Nazizeit war letztlich Ausdruck einer entsprechend beeinflussten Gesellschaftspolitik; niemals wäre den Wegbereitern, Tätern und ihren Handlangern in den Sinn gekommen, ihre Taten als Verbrechen zu begreifen – im Gegenteil fassten sie die „Ausmerze lebensunwerten Lebens" als unerlässlichen Beitrag zur Volksgesundheit auf (siehe Kapitel 8). Ein Rätsel bleibt, welche ethischen Prinzipien Seelenärzte wie beispielsweise den auf Neurosen und Depressionen spezialisierten, serbischen Psychiater, Gruppentherapeuten und Poeten Radovan Karadzic leiteten, verantwortlich für Kriegsverbrechen und Völkermord während des Bosnienkrieges der 1990er-Jahre.

Antrieb und Motivation zu therapeutischem Engagement werden – wie gesagt – mitbestimmt durch fachübergreifende, gesellschaftlich-kulturelle Normen und Geflogenheiten. Davon unabhängig prägen Weltanschauung, moralische Grundüberzeugungen und Lebenserfahrungen des Therapeuten dessen Menschenbild und Selbstverständnis. Für das berufliche Denken und Handeln sollte die Maxime maßgeblich sein, den Patienten aus den lähmenden Fesseln seiner Ängste, Obsessionen und Bedrückungen zu befreien, zumindest ihm seine Bürde zu erleichtern. Eine Zunahme von Autonomie, Selbstverantwortung, Lebensfreude und Leistungsfähigkeit als Ideale therapeutischer Zielsetzungen winkt als krönender Abschluss einer erfolgreichen Therapie. Noch nie in der Geschichte der Seelenheilkunde war das hierzu erprobte, differenzierte psychologische und psychiatrische Behandlungsrepertoire so verfügbar wie gegenwärtig.

In den 1982 vom Londoner Psychiater Michael Shepherd (1923–1995) vorgestellten Biografien prominenter Psychiater gaben diese als Motivation für ihre Berufswahl in erster Linie Neugier und den Wunsch an, etwas Nützliches zu leisten zu wollen. Bestimmend waren Mitgefühl für kranke und leidende Menschen, darüber hinaus Interesse an Medizin, Psychologie und Philosophie. Der Bostoner Psychiatrieprofessor Stephen J. Bergmann lässt unter dem Pseudonym Samuel Shem den literarischen Psychiater Dr. Fine anlässlich einer Therapiesitzung erkennen: „… und dann wurde Fine auf einmal klar, wie sehr er an diesen Menschen hing, diesen armen, zutraulichen Seelen, die mit ihrer Not zu ihm kamen, einen Weg suchten, sich zu ändern. Gefühle durchströmten ihn – Scham, Liebe, Kummer. Ein heiliger Akt vollzieht sich hier; es ist ein Privileg, diese Begegnung mit Menschen, dieses Zusammensein mit ihnen als Teil ihres Lebens …. ‚Ich muß verantwortungsbewusst sein. Ich muß der Kapitän sein, auf Unwetter achten, den richtigen Kurs festlegen, die tanzbaren Melodien spielen‘. Er spürte, welche ungeheure Verantwortung es war, mit der Sorge für reale Menschenleben betraut zu sein, und war voller Zweifel. ‚Ich will ihnen helfen, ich will es wirklich! Aber wie? Wer bin ich, was ist meine Technik? Wie lautet meine Theorie? Wo sind die Spielfeldlinien auf meinem Platz, … die ich bei der Therapiearbeit nicht überschreiten darf?‘" (1985).

Anders erging es demgegenüber zunächst Sigmund Freud, der sein Medizinstudium nur mit Widerwillen beendete und sich nicht entscheiden konnte, ob er „Tiere schinden" oder „Menschen quälen" sollte. Obgleich überdurchschnittlich begabt, war Freud im Prüfungsfach „Gerichtsmedizin" durchgefallen. Nach dem Examen verblieb er zunächst am physiologischen Institut der Wiener Universität, bis sein von ihm sehr geschätzter Lehrer Ernst v. Brücke ihn zu einer Änderung seiner Pläne bewegte; sicherlich hatte auch die Aussichtslosigkeit, ihn als Lehrstuhlinhaber zu benachfolgen, Freuds Wechsel an das Allgemeine Krankenhaus Wien zwecks weiterer Ausbildung beeinflusst. Am Ende seines Schaffens kennzeichnete er pessimistisch den Beruf des Psychoanalytikers – neben dem des Pädagogen und Politikers – als wenig erfolgreich (siehe Kapitel 9).

Der Dichter, Schriftsteller und Arzt Gottfried Benn (1886–1956), im elterlichen Pfarrhaus seelsorgerisch-sozialreformerisch geprägt, scheiterte nach einjähriger Assistenzzeit 1910/1911 in der Psychiatrie der Berliner Charité, obgleich er mehrere anerkannte Fachpublikationen verfasst hatte (u. a. über „Medizinische Psychologie"). Er fühlte sich unsicher, blockiert und überfordert, war voller Selbstzweifel und litt an psychosomatischen Beschwerden. Desillusioniert wandte er sich – ebenfalls auf Empfehlung seines Chefs – der Pathologie und Dermatologie zu.

Der Psychiater und Psychotherapeut Otto F. Kernberg, Schrittmacher bei der Erforschung schwerer Persönlichkeitsstörungen, kam von der allgemeinen Psychiatrie zur Psychoanalyse bzw. Psychotherapie. In dem von ihm 2006 mitherausgegebenen Sammelband mit Reflexionen zahlreicher Berufskollegen über ihren Beruf schreibt er u. a., dass ihm bereits frühzeitig klar war, Arzt zu werden. Beeindruckt von seinem berühmten Onkel Manfred Sakel in Boston, dem Entdecker der „Insulinkur" (siehe Kapitel 3), interessierte er sich von Anfang an für Neurologie und Psychiatrie. Während seines Studiums bzw. seiner psychiatrischen Facharztausbildung in Santiago de Chile, wandte er sich – inspiriert durch seinen Professor – der Psychoanalyse zu. Kernberg, 1928 in Wien geboren, war 1939 nach Chile emigriert, wo er Biologie und Medizin studierte. Nach einem einjährigen Forschungsaufenthalt am Johns Hopkins Hospital in Baltimore 1959 zog er zwei Jahre später nach Topeka/Kansas, wo er am C. F. Menninger Memorial Hospital tätig war, zuletzt als dessen Leiter. Ab 1973 arbeitete er in der Borderline-Abteilung der Psychiatrischen Klinik an der Columbia Universität und als Lehranalytiker am Psychoanalytischen Institut in New York, 1976 als Professor für klinische Psychiatrie am Cornell Medical College und Direktor des Instituts für Persönlichkeitsstörungen. Sein beruflicher Lebensweg war bestimmt von der engen Verbindung zwischen klinischer Psychiatrie und Psychotherapie sowie einer „Versöhnung" von Psychoanalyse und Verhaltenstherapie; seine Arbeit mit einer besonders schwierigen Klientel war und ist gekennzeichnet durch die ideologisch unvoreingenommene Verknüpfung wissenschaftlicher Erkenntnisse mit pragmatischem Handeln.

Langjährige eigene Beobachtungen erlauben die Feststellung, dass im Wesentlichen zwei Gruppen von Personen zu unterscheiden sind, die sich für den Beruf des Psychospezialisten entscheiden. Zum einen entwickeln sich oftmals schon frühzeitig Neugier und Interesse an Besonderheiten der menschlichen Psyche und an psychologischen Betrachtungsweisen. Schon als Schüler beschäftigen sie sich mit entsprechender Literatur und haben feste berufliche Vorstellungen, vielleicht geprägt durch das Elternhaus oder beeinflusst durch Vorbilder im Bekanntenkreis. Der Entschluss zum Studium der Medizin oder Psychologie – sozusagen legitimiert durch eine gute Abitursnote – zeichnet sich früh ab, bekräftigt durch Mitarbeit in Krankenhäusern oder anderen karitativen Einrichtungen, in der Telefonseelsorge oder Altenhilfe, in Jugendgruppen oder kirchlichen sozialen Organisationen. Wie ein roter Faden ziehen sich Aufmerksamkeit und Engagement durch die weitere berufliche Sozialisation in Form von Famulaturen, Praktika, Hospitationen, Nachtdiensten und Kongressbesuchen. Im Studium erscheinen die Betreffenden hoch motiviert, stellen gezielt Fragen und bitten um zusätzliche Informationen. Auf diese Weise bildet sich beizeiten ein stabiles Fundament für die künftige Tätigkeit aus Überzeugung, Wissbegier und Freude am Lernen heraus.

Die andere, eher kleinere Fraktion, rekrutiert sich aus den „Spätberufenen", d. h. solchen Personen, die bis zum Examen keine definitive Entscheidung für ihren weiteren beruflichen Werdegang getroffen haben und sich noch in einer Orientierungsphase befinden. Sie sind pflichtbewusst und wollen soziale Verantwortung tragen; manche waren mit psychischen Krankheiten im persönlichen Umfeld konfrontiert oder sogar selbst betroffen. Einzelne haben bereits eine Ausbildung hinter sich oder waren berufstätig, sind nicht zufrieden und wollen einen neuen Anlauf starten. Andere überbrücken die Wartezeit auf einen Studienplatz mit einer zwischenzeitlichen Qualifikation, beispielsweise zum Krankenpfleger oder im Rettungsdienst. Sie sind vielseitig interessiert und sehen sich um, sind jedoch unentschlossen und mögen sich daher noch nicht festlegen; in die psychiatrische bzw. psychosomatische Klinik setzen sie nur zögerlich einen Fuß, um deren Wärme (oder Kälte) zu prüfen. Vielleicht trauen sie sich andererseits die tatsächlichen oder vermeintlichen Belastungen nicht zu, die andere Disziplinen der Heilkunde mit sich bringen könnten. Den Bewerbungsunterlagen ist manchmal zu entnehmen, dass es bei den Ärzten bereits Weiterbildungsabschnitte in somatischen Medizinfächern gegeben hat; insgesamt erfolgt der Wechsel zur Psychomedizin wahrscheinlich häufiger als umgekehrt. Dass von den humanmedizinischen Fächern die psychiatrisch-psychologische Fachrichtung zu denjenigen gehört, die insgesamt den größten Anteil an Frauen aufweisen, dürfte sowohl mit deren besseren kommunikativen und psychosozialen Kompetenz als auch mit den geringeren Anforderungen an körperlicher Belastbarkeit in der Psychomedizin zusammenhängen.

Der Weg zum psychologischen Therapeuten verläuft insofern meist geradliniger, als während des Studiums von Anfang an die klinische Psychologie präferiert wird; eine der Facharztausbildung analoge Assistenzzeit als Phase des Trainings und der Reflexion gibt es hier nicht. Zusatzqualifikationen in Psychoanalyse oder systemischer Therapie setzen eine abgeschlossene Ausbildung als Erfahrungshorizont voraus (siehe Kapitel 9).

Innerhalb des therapeutischen Berufsfeldes gibt es interessante Unterschiede: Während sich in den klassischen psychiatrischen Niederlassungen – mit abnehmender Tendenz – mehr männliche als weibliche Therapeuten finden, verhält es sich in den psychologischpsychotherapeutischen Praxen umgekehrt. In den Kliniken und anderen, ähnlichen Behandlungsstätten ist das Verhältnis ausgewogen, allerdings nimmt – wie in den meisten akademischen Berufen – der Frauenanteil mit Einfluss und Rang der jeweiligen Position ab; leitende Stellen sind (noch) ganz überwiegend von Männern besetzt.

Die materielle Entschädigung ist für die Berufswahl nicht entscheidend; innerhalb der Einkommensskala für akademische Heilberufe rangieren Psychiater und Psychotherapeuten im unteren Bereich. Auch Prestige und Ansehen können schwerlich als Gründe für die berufliche Entscheidung angesehen werden. Außerhalb eines größeren Kongresses oder der medienwirksam bekannt gewordenen Psychopathologie einer prominenten Person sind die Psycho-Fächer in der Öffentlichkeit kaum präsent, obgleich ein hoher, sogar wachsender Bedarf an Psychotherapie besteht. Mangels Lobby bleiben die Therapeuten nicht nur im Hintergrund, sondern haben auch wenig gesundheitspolitische Resonanz – trotz guter Pressearbeit von Seiten der psychologischen Berufsverbände. Selbst innerhalb der standesbewussten Medizin treten Psychiater und Psychotherapeuten allenfalls als Randfigur in Erscheinung. Psychiatrische und psychosomatische Konsile entlasten zwar – auch aus juristischen Gründen – die organmedizinischen Kollegen, werden aber oft mit distanzierter Skepsis betrachtet. Nicht immer wird nach Suizidversuchen ein Psychiater auf die internistische oder chirurgische Intensivstation gebeten, andererseits die prompte Übernahme psychisch auffälliger, „lästiger" Patienten als selbstverständlich vorausgesetzt. Bisweilen wird der – mehr verschleiernd als entmythologisierend gern „Neurologe" genannte – Kollege als Übermittler ungünstiger Diagnosen in Anspruch genommen.

Gleichwohl fühlen sich – abgesehen von benachbarten Gesundheitsanbietern – auch nicht weiter qualifizierte Ärzte und Psychologen, Pädagogen und Philosophen dazu berufen, eine Art Schmalspurtherapie oder gar esoterische Heilpraktiken anzubieten, was der psychotherapeutischen Reputation das Image eines exotischen Sammelsuriums küchenpsychologischer Rezepte verleiht. Glücklicherweise besteht die Klientel der angelernten „Therapeuten" in der Regel aus zwar unzufriedenen, vielleicht auch unglücklichen, aber nicht schwerer kranken Personen, die nach diagnostischen Kriterien die Grenze zwischen subklinischer Befindlichkeitsstörung und fassbarer Erkrankung wohl (noch) nicht überschritten haben.

Von den während rund 100 Jahren mit dem Nobelpreis bedachten 196 Medizinern (zu 95 % Männer!) gab es bisher nur einen Psychiater: Im Jahr 1927 erhielt der Österreicher Julius Ritter von Wagner-Jauregg (1857–1940) die renommierte Auszeichnung für seine segensreiche Einführung der Fiebertherapie Syphiliskranker durch eine künstliche Infektion mit Malariaerregern. 1904 hatte der russische Iwan Petrowitsch Pawlow (1849–1936), einer der Begründer der Verhaltensforschung und somit auch geistiger Vater der Verhaltenstherapie – mehr Physiologe als Mediziner – den Preis für seine behavioristischen Forschungen bekommen.

Die Wahrscheinlichkeit des Verbleibs in einem therapeutischen Beruf ist nach einer gewissen Eingewöhnung recht hoch. Die Mehrzahl der niedergelassenen Kolleginnen und Kollegen arbeitet noch im Rentenalter weiter, da die körperlichen Belastungen nicht ins Gewicht fallen. Die Gründe hierfür dürfte weniger in erstarrtem Alltagstrott oder materiellen Bedürfnissen zu finden sein als vielmehr in einem lebenslang bleibenden Interesse an einer zweifellos vielseitigen, mental herausfordernden Tätigkeit, deren Attraktivität sich dann viele nicht mehr zu entziehen vermögen. Mit der beruflichen Sozialisation wachsen fachliche Kenntnisse und Erfahrungen; die Zunahme an Kompetenz und Fachwissen verbessert wiederum den Behandlungserfolg, wodurch das Gefühl einer sinnvollen, nützlichen und effektiven Tätigkeit bekräftigt wird. Jeder Gewinn eines Patienten an Sicherheit und Selbstvertrauen, Tatkraft und seelischer Stabilität, schließlich Freude am Leben und Schaffen, signalisiert dem Therapeuten, dass die „Richtung stimmt", sich die Mühen gelohnt haben. Ohne diese, nicht in Cent und Euro messbare Gratifikation für Engagement und geleistete Arbeit würde die Balance zwischen emotionaler Belastung und von Zuversicht getragener Motivation vermutlich bald destabilisiert werden und der Berufsalltag zu einer kaum erträglichen Bürde, um so mehr, je weniger ausgleichend private Ressourcen zur Selbstfürsorge genutzt werden (s. a. Kapitel 13).

Nicht verwunderlich ist, dass Misserfolge, erst recht solche mit tragischen Folgen bis hin zum Verlust eines Patienten durch Suizid, Selbstverständnis und Sicherheit des Behandlers schwer in Mitleidenschaft ziehen können. Auch wenn die Vernunft sagt, dass nicht jeder zu retten ist, bleiben derartige fatale Verläufe ein Leben lang unvergessen. Kernberg nennt in seiner biografischen Skizze den – vermeidbaren – Tod eines Patienten im Insulinkoma auf seiner Station in der psychiatrischen Klinik Santiago „die schmerzlichste Erfahrung" im Rahmen seiner beruflichen Tätigkeit, die tiefe Spuren hinterließ.

Was „lernen" Psychiater und Psychotherapeuten vom Patienten? Wer sich aufgemacht hat, die Tiefen des menschlichen Herzens zu ergründen, wird im Laufe der beruflichen Tätigkeit mehr und mehr zu Geduld und Gelassenheit gegenüber seinen Mitmenschen „erzogen". Er sieht hinter einer womöglich glatten Fassade nicht nur geheime Sehnsüchte und Wunschträume, sondern stößt auch auf düstere Gedanken und lernt charakterliche Schwächen kennen; manchmal erblickt er sich selbst wie in einem Spiegelbild. Die Zunahme an Toleranz und Nachsicht verhilft zu einem realistischen Blick auf die Unzulänglichkeiten der eigenen Leistungen und Lebensgestaltung, überhaupt auf die menschliche Existenz in all ihrer Fragilität und Eitelkeit.

Therapeuten können sich allerdings im Gegensatz zu ihren Schützlingen keine besonderen Marotten erlauben – sie müssen ihre Impulse, Verstimmungen oder Antipathien diszipliniert unter Kontrolle halten, auch wenn sie es mit ansprüchlichen und lästigen, manchmal kaum erträglichen, bisweilen sogar gefährlichen Menschen zu tun haben. Wenn sich im Einzelfall anfängliche Vorbehalte – etwa während der ersten Probesitzungen – zu unüberwindlichen Aversionen verdichten, sollte eine Weiterbehandlung nicht in Betracht gezogen werden. Außerhalb notfallmäßiger Kriseninterventionen ist dies erlaubt und sogar geboten; ungeachtet sympathischer oder irritierender Anmutungen gibt es keinen Behandlungszwang, d. h. von Seiten des Patienten weder einen Anspruch auf eine gewünschte Therapie noch einen bestimmten Therapeuten.

Wer fortwährend mit seiner Klientel hadert, hat seinen Beruf verfehlt. Selbstredend sind Querulanten, Angeber und Simulanten nervig: Aggressive, fordernde, hysterische, unehrliche, täuschende oder unkooperative Patienten kosten Kraft und Zeit. Setzen sich Widerwillen und Widerstand mit aversiven Fantasien gegenüber derartigen Personen fest, ist keine effiziente Therapie zu erwarten. Selbstreflexion, Supervision, Balint-Arbeit, Stressmanagement und Teamgespräche sollen helfen, unbewusste Widerstände, unklare Hindernisse, destruktive „Fallen" in der therapeutischen Beziehung wahrzunehmen und aufzuarbeiten. Im Einzelfall kann dies deren Beendigung zur Folge haben, wenn sich kein Ansatz für entschärfende Korrekturen ausmachen lässt. Resultieren aus unfruchtbaren, aufreibenden Therapien anhaltende Überlastungssymptome in Richtung eines „Burnout", werden zusätzlich Maßnahmen einer Gegensteuerung erforderlich. Wer fortlaufend auf Kosten seiner eigenen Gesundheit arbeitet, gehört wahrscheinlich selbst in eine Therapie; notfalls muss er seinen Beruf aufgeben (siehe Kapitel 13).

Auch wenn Duldsamkeit nicht Duldung bedeutet, Verstehen und Verständnis nicht dasselbe sind, und Toleranz nicht heißt, keinen eigenen Standpunkt zu haben, versperren Voreingenommenheit mit doktrinärer Besserwisserei und dogmatischem Belehren nicht nur den Zugang zum Patienten, sondern engen auch den therapeutischen Handlungsspielraum ein. Eine Therapie gedeiht nur auf dem Boden gegenseitiger Achtung vor der Meinung des Gegenübers, auch wenn diese befremdlich anmutet oder der eigenen Weltanschauung zuwiderläuft. Insofern bedeutet der Lernprozess, den der wache und weltoffene Therapeut gemeinsam mit seinem Klienten durchläuft, immer auch Erfahrung, Entfaltung und Wachstum mit einer Erweiterung des eigenen Horizontes.

Die gemeinsame Wegstrecke endet spätestens an der Grenze zur Manipulation und Benutzung des Patienten, aus welchen Gründen auch immer. Wenn Therapeuten – zur unersetzlichen Koryphäe hochstilisiert – aufgrund von Allmachtsfantasien und narzisstischer Selbstüberschätzung in der Therapie nicht loslassen können, den Patienten gar emotional ausbeuten und in eine Abhängigkeit bis zur Hörigkeit steuern, verstoßen sie sowohl gegen allgemein-sittliche wie berufsethische und standesrechtliche Prinzipien. Eine ausufernde „Übertherapie" kann sich beim Patienten in Form von pathologischer Regression bzw. fehlendem Zuwachs an Autonomie, chronischer Depressivität, zwanghaften Grübeleien und übersteigertem Misstrauen bis hin zu wahnhaften Gedanken sowie psychosomatischen Beschwerden äußern. Eine solcherart aus dem Ruder gelaufene Entwicklung erfordert eine zügige Beendigung bzw. Unterbrechung der Therapie unter Sicherstellung einer anderweitigen, professionellen Weiterbetreuung des Patienten, der nun besonders verletzlich und schutzbedürftig ist.

Im Gegensatz zum sexuellen Missbrauch, von dem im 11. Kapitel die Rede sein wird, fehlen dem abhängigen Patienten hier Einblick und Einsicht in die psychologischen Hintergründe des Therapieversagens, um das manipulativ-destruktive „Spiel" des Therapeuten durchschauen zu können. Noch weniger ist er imstande, daraus eine Schädigung abzuleiten und zu beweisen. In dieselbe Kategorie gehören etwa die Instrumentalisierung eines Schutzbefohlenen aus ideologisch-politpsychologischen Gründen, dessen Ausnutzung zu Dienstleistungen oder die kommerzielle Verwertung seiner Krankheitsgeschichte. Stets enttäuschend für Patienten ist es, wenn in der Sprechstunde oder während Krankenhausvisiten Versprechungen gemacht werden, die später nicht eingehalten werden können. Da oft schon vage Hinweise oder Vertröstungen als feste Zusicherungen aufgefasst werden (umso mehr, je höher der „Dienstgrad" oder die Reputation des Behandlers sind), ist jeder Satz sorgfältig abzuwägen. Um Missverständnisse erst gar nicht aufkommen zu lassen, sind von vornherein Offenheit und Ehrlichkeit notwendig bzw. zeitige Korrekturen, wenn Zusagen hinfällig werden (z. B. warum noch weitere Untersuchungen notwendig sind, weswegen die Therapie fortgeführt werden muss, wieso die Entlassungsvoraussetzungen bisher nicht erreicht wurden).

Kann der psychologische Ratgeber und Helfer – wie seine Mitmenschen auch er ein Kind seiner Zeit – bei seelischen Krisen überhaupt nachhaltig Beistand leisten, wenn er selbst in den Strudel von Profilierungsbedürfnis und Konkurrenz, Leistungsdruck und Versagensängsten gerät? Wie soll er seinem selbstentfremdeten, gehetzten Schützling bei der Sinnsuche helfen und Geborgenheit bieten, wenn er selbst ein Getriebener ist? Wie kann er glaubhaft für Authentizität und Gelassenheit eintreten, wenn er geschäftig auf dem Jahrmarkt der Eitelkeiten unterwegs ist, oder sich – nicht weniger imagefördernd – in ostentativer Bescheidenheit präsentiert? Trifft er seine diagnostischen und therapeutischen Entscheidungen unabhängig von direkten oder indirekten Vorteilen und Vergünstigungen? Und schließlich: Welche ethische Orientierung soll er geben, wenn er selbst auf keine fürsorglich-humanitär angelegte Werteordnung zurückgreifen kann? Wofür steht er mit seiner Person und seinen Prinzipien ein?

Der sozialpsychologisch engagierte Frankfurter Psychoanalytiker und Philosoph Erich Fromm (1980–1980), in den USA einer der Wegbereiter der humanistischen Psychologie, beschrieb in den 1970er-Jahren den trostlosen Irrweg einer destruktiven, „nekrophilen Gesellschaft" des gierigen Besitzenwollens (des „Habens") zur Befriedigung kurzlebiger Genüsse und materieller Ansprüche. Ihr setzte er die Vision einer lebensbejahenden, „biophilen" Gemeinschaft (des „Seins") entgegen, gekennzeichnet vom Geist der Selbstbestimmung, Friedfertigkeit und Solidarität (s. a. Kapitel 9).

Es ist leicht nachvollziehbar, dass ein pessimistischer Therapeut nicht überzeugend Zuversicht vermitteln, ein selbstverliebter nur schwerlich Anteilnahme zeigen, ein mit Partnerschaftskonflikten belasteter allenfalls auf unpersönlich-intellektueller Ebene Eheberatung bieten kann; Narzissmus, Frustration und Zynismus blockieren jegliche therapeutische Zuwendung. Im Roman „Lichtjahre entfernt" (2009) lässt der Psychologe und Schriftsteller Rainer Merkel seinen Protagonisten, den chaotischen, unaufrichtigen und daher nicht besonders sympathischen Familientherapeuten Thomas Kaszinski an seinen eigenen Lebens- und Beziehungskonflikten kläglich scheitern.

Mehr als jeder andere auf dem Gebiet der Heilkunde kann der psychotherapeutisch Tätige nur glaubhaft und effizient arbeiten, wenn er sich zum einen aus tiefer Überzeugung einer Magna Charta geistig-seelischer und sozialer Gesundheit verpflichtet fühlt, eingebettet in ein Wertesystem gemäß der UN-Menschenrechtsdeklaration von 1948: „Alle Menschen sind frei und gleich an Würde und Rechten geboren. Sie sind mit Vernunft und Gewissen begabt und sollen einander im Geiste der Brüderlichkeit begegnen." Die Abhängigkeitssituation des hilfesuchenden Kranken gebietet aus Respekt vor dessen Würde und Einzigartigkeit ebenso fachliche Seriosität wie weltanschauliche Neutralität. Fundamentalistisch-religiös geprägte Überzeugungen oder politdogmatische Einstellungen lassen sich schwerlich mit einem Ethikkodex vereinbaren, der Maxime wie Verantwortung, Gewissenhaftigkeit, Toleranz, Unabhängigkeit und Souveränität aufführt. In der Genfer Deklaration („Genfer Gelöbnis"), vom Weltärztebund erstmals 1948 beschlossen und seitdem mehrfach bekräftigt, heißt es – in Anlehnung an den sog. Eid des Hippokrates aus dem 4. Jh. v. Chr. – u. a.: „... Ich werde mich in meinen ärztlichen Pflichten meinem Patienten gegenüber nicht beeinflussen lassen durch Alter, Krankheit oder Behinderung, Konfession, ethnische Herkunft, Geschlecht, Staatsangehörigkeit, politische Zugehörigkeit, Rasse, sexuelle Orientierung oder soziale Stellung".

Auf den Psychiatrischen Weltkongressen in Honolulu 1977 und Wien 1983 wurde die „Deklaration von Hawaii" verabschiedet bzw. bekräftigt – eine Art „Sittenkodex" für psychiatrisch-psychotherapeutisches Arbeiten. Darin heißt es u. a.:

„1. Aufgabe der Psychiatrie ist die Pflege der seelischen Gesundheit, die Förderung der persönlichen Entwicklung des Menschen mit dem Ziel der Selbstverantwortung und Selbstbestimmung in Freiheit ...

2. Die therapeutische Beziehung zwischen Patienten und seinem Psychiater beruht auf einer beidseitig verpflichtenden Vereinbarung, die Zutrauen und Vertraulichkeit, Offenheit und Zusammenarbeit sowie gemeinsame Verantwortlichkeit erfordert ...

3. Gegen den erklärten Willen oder ohne Zustimmung des Patienten sind keine ärztlichen Maßnahmen durchzuführen; es sei denn, der Patient verfügt nicht – infolge seiner psychischen Erkrankung oder Behinderung – über die erforderliche Freiheit der Willensentscheidung, vermag nicht zu erkennen, was in seinem wohlverstandenen eigenen Interesse erforderlich ist, oder aber befindet sich in einem Zustand erheblicher Selbst- oder Gemeingefährlichkeit ... Zwangsmaßnahmen sind stets nur im wohlverstandenen Interesse des Patienten und immer nur so lange wie unbedingt erforderlich anzuwenden ...

4. Der Psychiater darf sein berufliches Wissen und Können niemals zur Misshandlung von Einzelpersonen oder Gruppen benutzen ...

Der Psychiater darf sich nicht an einer Zwangsbehandlung beteiligen, die nicht aufgrund des Krankheitszustandes erforderlich ist. Wenn vom Patienten oder von dritter Seite Maßnahmen verlangt werden, die gegen wissenschaftliche oder ethische Prinzipien verstoßen, muss der Psychiater seine Mitwirkung verweigern ...".

Diese, eigentlich selbstverständlichen Ermahnungen gelten nach wie vor als berufsethische Richtschnur. Angesichts immer wieder zu verzeichnender Verstöße von Psychiatern und Psychologen gegen das Recht auf Selbstbestimmung und Menschenwürde sind sie unverändert aktuell.

Seitdem es Menschen als soziale Wesen gibt, wird aus pragmatisch-vernünftigen Überlegungen wie emotionalen Bedürfnissen ein verträgliches Zusammenleben durch Abmachungen und Vorschriften zu allseitigem Nutzen geregelt. Mit den hierzu notwendigen Voraussetzungen wie materielle Sicherheit, Lebensqualität, Gerechtigkeit und Selbstbestimmung haben sich Therapeuten als besonders mit psychosozialen Konflikten konfrontierte Personen tagtäglich auseinanderzusetzen. Ein besonders prägnantes Beispiel für die enge Verknüpfung von Weltanschauung, Menschenbild und therapeutischem Engagement liefert die aktuelle Debatte um die Sterbehilfe bei lebensmüden Patienten. Aus dem Umgang mit psychisch Kranken ist bekannt, dass die Suizidwünsche am Leben verzweifelnder Menschen in den allermeisten Fällen (nicht ausdrücklich geäußerte) Bitten um Zuwendung bedeuten, Wünsche nach Erleichterung ihrer Situation oder Linderung ihrer Schmerzen. Eine wirklich freie Willensentscheidung für den Tod lässt sich damit nicht begründen; statt Assistenz zum Sterben benötigen die Betroffenen Hilfe und Beistand. Im Einklang mit den Erfahrungen der Palliativ- und Hospizpflege wurden daher bislang sämtliche Anträge zur Freigabe der aktiven Sterbehilfe von der Ärzteschaft abgelehnt, zuletzt auf dem 114. Deutschen Ärztetag 2011 in Kiel.

Auch Psychiater und Psychotherapeuten sind nicht immer gleichbleibend „gut drauf" und – stets aufgeräumt – voll aufmerksam und konzentriert für ihre Patienten verfügbar. Der sozialpsychiatrisch besonders engagierte Züricher Klinikpsychiater Klaus Ernst (1923–2010) beschrieb pointiert solche emotionalen Schwankungen, die nach außen als Missmut und Launenhaftigkeit in Erscheinung treten können: „Abstoßend wirkt der psychisch Kranke, wo er als mühsam, langweilig oder beängstigend erlebt wird. Mühsam, weil die therapeutische Anstrengung manchmal über weite Strecken vergeblich erscheint, weil die Zuwendung ohne Antwort bleibt oder weil die Krankheit immer wieder von neuem auftritt. Langweilig, weil die Klagen des Kranken monoton klingen oder weil uns keine gemeinsamen Interessen mit ihm zu verbinden scheinen. Beängstigend, weil der Kranke uns gereizt begegnet, weil seine bedrohliche Haltung unverständlich bleibt oder weil wir hintergründig fürchten, einst so zu werden, wie er ..." (2001).

Aus psychohygienischen Gründen müssen Therapeutinnen und Therapeuten daher für sich sorgen, wenn sie über Gebühr in Anspruch genommen werden. So nutzen Verwandte und Bekannte bisweilen jegliche Gelegenheit, persönliche Probleme, ja ganze Leidensgeschichten – in scheinbar einfache Fragen gekleidet – vorzutragen in der Annahme, der um Rat Gefragte sei geradezu dankbar für jede Ausweitung seines sozialen Engagements. Sie verkennen dabei vielleicht die grundsätzlichen Unterschiede etwa zwischen einer Magenverstimmung und einer Schlafstörung, zwischen körperlichem und seelischem Schmerz. Gefördert wird diese Vorstellung meist durch die auf ein aufmerksames und geduldiges Zuhören ausgerichtete, langjährig trainierte „therapeutische" Attitüde des Gegenübers.

Natürlich ist die psychologische Hilfestellung bei Notfällen oder in Zwangslagen selbstverständlich, auch ein Rat unter guten Freunden. Dennoch sollte über kurz oder lang jeder Vereinnahmung entgegengetreten werden, um nicht die Funktion eines „Müllschluckers" für alltägliche Zwistigkeiten und Sorgen zu übernehmen. Eine derartige Rollenausweitung widerspricht zudem der Standesordnung und dem beruflichen Selbstverständnis; die Entsorgung solcher Kümmernisse bleibt daher besser einer „neutralen", professionellen Anlaufstelle überlassen, falls sie sich nicht von selbst erledigt.

Wer sich in der klinischen Psychiatrie und Psychologie ausbilden lässt, erkennt vielleicht nicht auf den ersten Blick, welche Vielfalt an Modellen bisher für den krankhaften Zustand entwickelt wurde, den er aktuell in der Sprechstunde oder auf der Station vor sich sieht. Bei der Erforschung der Hintergründe für die Erkrankung, die er zu diagnostizieren und zu behandeln hat, wird ihm deutlich werden, dass Krankheitsgeschehen auf psychiatrischem Gebiet immer Ausdruck eines multikausalen Geschehens ist, das durch biologische, psychologische und soziale Faktoren bestimmt wird („biopsychosoziales Krankheitskonzept"). Er begreift psychische Krankheit als komplexes Geschehen und wird sich daher auch mit den verschiedenen Therapiemodellen kritisch auseinandersetzen müssen. Eine Verkürzung therapeutischen Denkens und Handelns auf eindimensionale Konzepte wäre dabei ebenso unprofessionell wie ein Jonglieren mit modischen

5   Ideologie statt Therapie

Wie die Wissenschaftsgeschichte zeigt, wurde zu allen Zeiten (und wird weiterhin) jegliche Forschung kulturpolitisch und weltanschaulich beeinflusst. Am weitesten vom Ideal wertneutraler, vorurteilsloser Gelehrsamkeit sind dabei die Geistes- und Gesellschaftswissenschaften entfernt. Weder psychiatrisch-psychologische Krankheitshypothesen noch Behandlungskonzepte beruhen auf einem Fundament, das dem objektiv-naturwissenschaftlichen der Organmedizin annähernd vergleichbar wäre. Umso mehr empfänglich gegenüber fach- und sachfremden Einflussnahmen emanzipierte sich die psychologische Medizin als empirische Wissenschaft von allen Fächern der Heilkunde erst als letztes von Magie, Mystizismus und Spekulation. Diese systemimmanente Schwachstelle macht die theoretischen Grundlagen psycho- und soziotherapeutischer Lehrmeinungen anfällig gegenüber ideologischen Interessen; ein besonders erschütterndes Beispiel stellt die administrative und praktische Mithilfe von psychiatrischer Seite bei der Umsetzung des Nazi-Euthanasieprogramms dar (siehe Kapitel 6). Der von den nationalsozialistischen Machthabern 1933 aus der Kieler Nervenklinik relegierte Psychiater Kurt Kolle (1898–1975) schrieb 1959, dass Psychiater in politisch bewegten Zeiten besonders gefährdet seien, zu straucheln; sie würden zwangsläufig in den Strudel der Strömungen hineingezogen, die jeweils maßgebend für das Vorherrschen bestimmter Formen des Zusammenlebens seien. Es verwundert daher nicht, dass fachpsychologisch-psychiatrische Kompetenz zur Durchsetzung gesellschafts- und gesundheitspolitischer Ziele wie auch wirtschaftlicher Interessen offen und verdeckt instrumentalisiert wurde und wird. Exemplarisch hierfür ist die antipsychiatrische Welle, die in Westeuropa und den USA in den 1970er- und 1980er-Jahren ihren Höhepunkt erreichte.

Gesellschaftlicher Umbruch bzw. 1968er-Studentenbewegung samt permissiver Drogenkultur erfassten damals auch die psychiatrischen Institutionen und therapeutischen Einrichtungen. Psychiatriekritische Thesen wurden – angereichert mit Elementen des radikalen Feminismus und der Antipädagogik – zu Parolen einer Kampagne, die ein gänzlich andersartiges Krankheitsverständnis postulierte. Es ist kein Zufall, dass diese Bewegung von der „neuen Linken" unterstützt wurde, die psychoanalytisch aufgeladene Existenzphilosophie mit marxistischer Klassenkampfideologie zu verbinden suchte. Äußere Auslöser waren zum einen die dreisten Vertuschungs- und Verleugnungsmanöver der (re-)etablierten ehemaligen Nazi-Ärzte, überhaupt die erfolgreiche Verdrängungsarbeit während der bundesrepublikanischen Restauration nach dem 2. Weltkrieg (s. a. Kapitel 6). Zum anderen waren die eklatanten, personellen und räumlichen Missstände in den psychiatrischen Anstalten und Krankenhäusern mittlerweile unübersehbar, die Behandlungsmethoden in sozialpsychiatrischer und psychotherapeutischer Sicht erheblich defizitär.

Den theoretischen Unterbau der antipsychiatrischen Revolte lieferten u. a. neomarxistisch geprägte Auffassungen des französischen Philosophen Michel Foucault (1926–1984) von der Psychiatrie als Instrument zur Unterwerfung, Manipulation und Ausgrenzung angeblich „verrückter" Personen. Wortführer der psychiatrischen Kulturrevolution in Europa wurden die britischen Psychiater Ronald D. Laing (1927–1989) und David Cooper (1931–1986) sowie der Italiener Franco Basaglia (1924–1980), in den USA Thomas S. Szasz. Die 1960 von Laing herausgegebene Schrift „The Divided Self", „Asylums" des kanadisch-amerikanischen Soziologen Erving Goffman (1922–1982), und die 1962 erfolgte Erstveröffentlichung „The Myth of Mental Illness" des Psychiaters Szasz lieferten den literarischen Resonanzboden für eine sich gesellschaftspolitisch verstehende Front, die sich des „Elends mit der Psyche" – so der Titel der sozialkritischen Zeitschrift „Kursbuch" Nr. 28 (1972) – annahm. 1962 erschien zudem der später verfilmte Roman „One Flew over the Cuckoo's Nest" (Deutsch: „Einer flog über das Kuckucksnest") als von der Öffentlichkeit mit großer Betroffenheit aufgenommener Beitrag des US-amerikanischen Schriftstellers Ken Kesey (1935–2001) zur Darstellung der Inhumanität psychiatrischer Anstalten; der Autor hatte eine zeitlang als Hilfspfleger im kalifornischen Menlo Park-Hospital einschlägige Erfahrungen gesammelt (s. a. Kapitel 12).

Herkömmliches psychiatrisches Arbeiten wurde nun als Mittel repressiver sozialer Kontrolle mit dem Ziel der Machterhaltung für die Bourgeoisie angeprangert. Aus der Sicht von Cooper, Basaglia und Laing waren die vermeintlich Geistesgestörten Produkte und gleichzeitig Opfer einer kranken Gesellschaft und eines ausbeutenden Staates; Psychiatrie und Psychotherapie wurden als verlängerter Arm des Kapitalismus betrachtet, in dem der Kranke sozusagen den „Proletarier" abgab. Der Soziologe Herbert Marcuse (1898–1979) formte daraus ein Konzept revolutionärer Veränderungen, die von unten, d. h. den unterprivilegierten Randgruppen der Bevölkerung ausgehen sollten. Die Benennung einer psychischen Erkrankung als Ergebnis eines diagnostischen Prozesses galt – sofern sie nicht wie von Szasz von vornherein abgelehnt wurde – dem US-amerikanischen Soziologen

Thomas J. Scheff und seinen Anhängern als diskriminierende Abqualifizierung („Labeling"). In Wirklichkeit sei „Geisteskrankheit" nämlich Ausdruck einer gesellschaftlich verursachten Nonkonformität, eine „Soziose", die von konventionellen Psychiatern und Psychologen wider besseres Wissen als Krankheit deklariert werde. Diagnostik sei somit nichts anderes als eine Tarnung der politischen Funktion der Psychiatrie, die den Kranken zum Objekt staatlicher Maßnahmen herabwürdige – bis hin zu seiner „sozialen Ermordung".

Psychotherapeutisches Arbeiten wurde von Goffman als Täuschung und Manipulation gekennzeichnet; dem Patienten werde seine unglückliche Vergangenheit als selbstverschuldetes Scheitern suggeriert, und er werde gezwungen, in Therapiesitzungen sein Versagen zu bekennen und zu verinnerlichen.

Cooper führte 1967 die Bezeichnung „Anti-Psychiater" als ideologische Waffe ein und bezeichnete „Antipsychiatrie" als wichtigen Faktor im Kampf gegen die kapitalistische Gesellschaft und ihre krankmachenden Einflüsse, die nur auf revolutionärem Wege zu überwinden seien. In Anlehnung an Scheff und Foucault nannte er in seiner Schrift „Psychiatry and Antipsychiatry" die psychiatrischen Kliniken hinterhältige Unterdrückungsinstitutionen des Staatsapparates.

Cooper arbeitete in einer kleinen psychiatrischen Behandlungseinheit („Villa 21") bei London mit psychotischen und persönlichkeitsgestörten Jugendlichen und jungen Erwachsenen. Therapeutisches Kernstück war die Gruppenarbeit in Form von Begegnungen, Gesprächen und Beschäftigung. Cooper wurde mehr und mehr zum radikalen Vertreter einer „totalen Freiheit" ohne Abgrenzungen zwischen Patienten und Therapeuten; er setzte auch halluzinogene Drogen ein. Zusammen mit Laing und dem Arzt Aaron Esterson (1923–1999) gründete er die „Philadelphia Association" mit dem Ziel, soziodynamisch ausgerichtete Zentren für Geisteskranke einzurichten. Die erste Institution dieser Art, „Kingsley Hall", eine Art anarchistischer Kommune, bestand von 1965 bis 1970. Für Patienten und Personal gab es keinerlei Regeln und Vorschriften; man traf sich zwanglos und unverbindlich. Laing glaubte anhand seiner psychoanalytischen Kasuistiken festgestellt zu haben, dass Psychosen Ausdruck einer gesunden Abwehrreaktion gegen die Umwelt seien mit der Funktion, das Ich zu schützen oder überhaupt erst zu entwickeln. Er interpretierte psychotisches Erleben als positive Form der Bewusstseinserweiterung zur Erfassung neuer Dimensionen menschlicher Erfahrung.

Szasz – obgleich selbst Leiter der psychiatrischen Klinik in Syracuse – verneinte gar die Existenz seelischer Störungen überhaupt; es handele sich vielmehr um „Lebensprobleme" – Folgen eines ständigen

Kampfes gegen Ausbeutung und Fremdbestimmtheit. Der Ausdruck „Geisteskrankheit" sei eine Metapher, ein „Mythos"; jede Analogie zur physischen Krankheit sei daher irreführend. Die Hospitalisierung eines Geistesgestörten sei eine als Therapie getarnte Bestrafung durch die Gesellschaft. Selbstgefährdung und Suizidalität sah Szasz nicht als Anlass, jemanden einer Behandlung zuzuführen; jedermann müsse in einer freien Gesellschaft das Recht haben, sich selbst zu schädigen oder gar zu töten.

Basaglia forderte die Auflösung der – sich teils in desaströsem Zustand befindlichen – italienischen psychiatrischen Hospitäler, in denen die Insassen lediglich verwahrt wurden. Ihm schwebten gesamtgesellschaftliche Umwälzungen im marxistischen Sinne vor, um die Voraussetzungen für eine neue Psychiatrie ohne Krankenhaus zu schaffen. Wie Szasz betrachtete er die psychiatrischen Institutionen als Orte der Ausgrenzung, Überwachung und Unterdrückung, geschaffen zur Verteidigung der Privilegien herrschender Klassen. Der „Kranke" werde dort bestenfalls oberflächlich „repariert", d. h. wieder als Arbeitskraft dem System verfügbar gemacht, anderenfalls für immer aus der Gesellschaft entfernt. Mit der 1973 von Basaglias Mitarbeiter Agostino Pirella in Arezzo ins Leben gerufenen „Psichiatria Democratia", einer Avantgarde der „Depsychiatrisierung" auf breiter basisdemokratisch-antikapitalistischer Grundlage, sollten die neuen Ideen gesellschaftspolitisch Schritt für Schritt realisiert werden.

Auf Basaglias und seiner Anhänger Betreiben hin wurde 1978 vom italienischen Parlament das Zwangseinweisungsgesetz aufgehoben, die Abschaffung der psychiatrischen Anstalten angeordnet und die Bezeichnung „geisteskrank" aus dem Strafgesetzbuch gestrichen. Der Neubau psychiatrischer Krankenhäuser und die Nutzung psychiatrischer Fachabteilungen an Allgemeinkrankenhäusern wurden verboten; psychisch Kranke durften nur noch mit ihrer ausdrücklichen Zustimmung behandelt werden. Dieses sog. Gesetz 180 („Legge centotanta") musste allerdings 1982 bzw. 1984 wegen der dadurch aufkommenden Verelendung vor allem chronisch Kranker revidiert werden. Basaglia selbst änderte später seine radikale Einstellung, nachdem ein aus der Reformklinik Görz beurlaubter Patient seine Frau erschlagen hatte; er bekannte sich nun zu Restriktionen und Einschränkungen der Bewegungsfreiheit von Patienten.

Auch in der Bundesrepublik war die Rede vom „Krankheitsmythos der Psychopathologie"; psychiatrische Diagnosen wurden als diskriminierende „Etiketten" verworfen, da sie lediglich dem repressiven Ordnungsbedürfnis der Gesellschaft dienten. In Massenkundgebungen wurde für eine Abschaffung der psychiatrischen Krankenhäuser demonstriert.

In Heidelberg formierte sich in der Psychiatrischen Universitätsklinik unter dem Kommando des Ambulanzarztes Wolfgang Huber und dessen Frau aus dem Kreis der Patienten Anfang 1970 das „Sozialistische Patientenkollektiv" (SPK), dem sich auch Studenten anschlossen. Huber forderte radikalsozialistische, revolutionäre Umwälzungen zur Heilung von der „Krankheit Kapitalismus". Die traditionelle Psychiatrie wurde als Gehirnwäsche bezeichnet, die aus unzufriedenen Kranken angepasste Marionetten mache. Nachdem Huber wegen berufsrechtlichen und disziplinarischen Verstößen von der Klinikleitung entlassen worden war, setzte er die „therapeutische" Arbeit in einer Heidelberger Privatwohnung mit etwa 40 Patienten fort. Das Kollektiv sah sich quasi als politisch ausgerichtete therapeutische Gemeinschaft, in der täglich Patienten und Behandlungsteams im Gruppengespräch marxistische Thesen diskutierten. Neben 10 bis 15 „Gruppenagitationen" gab es wöchentlich 80 bis 90 „Einzelagitationen" – so wurden die therapeutischen Sitzungen genannt – durchgeführt, in denen die individuelle Problematik des Patienten als realitätsadäquate Widerspiegelung krankmachender gesellschaftlicher Verhältnisse herausgearbeitet wurde. Die Schulpsychiater wurden als „Schamanen der Verschleißregulation und Menschenvernichtung im Kapitalismus" bezeichnet, sogar mit Euthanasieärzten verglichen, die Patienten wie politisch Missliebige zu liquidieren hätten. Besonders abwegig war dieser Vorwurf gegenüber Hubers Chef Walter Ritter v. Baeyer sowie dessen Mitarbeitern Karl Peter Kisker und Heinz Häfner, die sich nicht nur in besonderer Weise mit den Nazi-Verbrechen auseinandergesetzt hatten, sondern auch zu den Reformpsychiatern der ersten Stunde gehörten (siehe hierzu Kapitel 7).

Externe Berater suchten die fatale Entwicklung aus kultursoziologischer und psychodynamischer Sicht zu erklären, um eine Verständigung mit der Hochschule zu ermöglichen, konnten allerdings die Spirale der Konfrontation nicht stoppen. Die SPK-„Stadtguerillagruppe" hortete neben Flugblättern auch Einbruchswerkzeug, Waffen und Sprengstoff. Nach einer Schießerei mit der Polizei wurden Huber und seine Frau sowie weitere Mitglieder des SPKs verhaftet, vor Gericht gestellt und 1972 u. a. wegen Beteiligung an einer kriminellen Vereinigung zu Haftstrafen verurteilt. Etliche Mitglieder des SPK wie Klaus Jünschke, Lutz Taufer, Hanna Krabbe, Siegfried Hausner und Margrit Schiller schlossen sich der RAF an. Nach 1973 suchte eine „Patientenfront" in Mannheim und Berlin die Thesen des SPK weiter zu propagieren.

Beachtenswert war fraglos das damalige Engagement, mit dem die dringend notwendigen Reformen der teils desolaten Anstaltspsychiatrie eingefordert wurden. Zu Recht wandten sich die Antipsychiatrievertreter gegen das reduktionistische Krankheitsmodell der biologischen Psychiatrie, verleugneten allerdings, dass sich mit der Implantation tiefenpsychologischer, gruppendynamischer und sozialpsychiatrischer Aspekte bereits ein Wandel in Richtung einer mehrdimensionalen Sichtweise angebahnt hatte. Ein echtes Interesse an einer Auseinandersetzung mit den wissenschaftlichen Grundpositionen der Psychiatrie und Psychotherapie – beispielsweise bezüglich Genetik, Pathogenese, Psychopathologie, Epidemiologie und Verlauf psychischer Erkrankungen – war auf Seiten der antipsychiatrischen Wortführer nicht erkennbar. Überhaupt wurden die Vielfalt der Erkrankungen und das Leid der Betroffenen nicht wahrgenommen, sondern abstrahiert; Ängste und Depressionen wurden banalisiert, Wahngedanken oder Halluzinationen als besondere spirituelle Erfahrung verharmlost, Behinderungen ausgeblendet. Individuelle psychotherapeutische Interventionen wurden als oberflächliche Anpassungsversuche abgetan, die sich bereits abzeichnenden, tiefgreifenden Veränderungen im Bereich der institutionellen Psychiatrie infolge der pharmakotherapeutischen Fortschritte als Begleiterscheinungen erzwungener Hirnkosmetik verteufelt.

Die antipsychiatrische Bewegung war mit ihrer radikalen Forderung nach Abschaffung der psychiatrischen Krankenhäuser und ihrer Verkennung psychischer Störungen zwangsläufig zum Scheitern verurteilt, weil ihre Hypothesen durch keinerlei Empirie verifiziert werden konnten. Sie entpuppte sich letzten Endes als rückwärts gerichtete Volte in den Mystizismus der „Psychiker" des 18. und 19. Jahrhunderts, die Geisteskrankheiten ebenfalls – im weitesten Sinn – als soziales und pädagogisches, sogar religiöses Problem begriffen (siehe Kapitel 2).

Relikt ist bis heute die 1980 in Berlin gegründete „Irrenoffensive e. V.", in der „Psychiatrie-Erfahrene" – ehemalige Patienten und deren Berater im Verbund mit fachunkundigem, aber engagiertem akademischem Personal und Pressebeistand – beharrlich auf die vermeintlichen Schikanen psychisch Kranker in den Institutionen aufmerksam machen. 1998 wurde auf ihr Betreiben in Berlin das „Foucault-Tribunal" abgehalten, auf dem u. a. festgestellt wurde, dass die Psychiatrie sich der Verbrechen gegen die Menschlichkeit schuldig mache, indem sie vorsätzlich Würde, Freiheit und Leben zerstöre.

Ebenfalls unverdrossen gegen das psychiatrische Establishment zu Felde zieht die 1972 in München als Schwesternorganisation des

Scientologyablegers „Citizens Commission on Human Rights" (CCHR), ins Leben gerufene „Kommission für Verstöße der Psychiatrie gegen Menschenrechte e.V." (KVMP). Auf deren Berliner „Russell-Tribunal zur Frage der Menschenrechte in der Psychiatrie" im Sommer 2001 war Szasz, Gründungsmitglied der CCHR, einer der prominenten Ankläger gegen die Schulpsychiatrie, die den Interessen der kapitalistischen Gesellschaft diene. Die siebenköpfige Jury kam seinerzeit zu dem Urteil, dass Psychiatrie und Psychotherapie verantwortlich seien für Zwang und Betrug als Ausdruck ihres totalitären Anspruchs; sie könnten nicht vorgeben, in der Kunst des Heilens tätig zu sein. Bemerkenswert ist, dass die erheblichen sozialpsychiatrischen Fortschritte seit Beginn der Psychiatriereform während der 1970er-Jahre teils negiert, teils heftig kritisiert werden (siehe Kapitel 7).

Rückblickend erscheint frappierend, wie soziohistorische Betrachtungen bar jeder fundierten psychiatrischen Alltagserfahrung überhaupt eine derartige gesellschaftspolitische Resonanz finden konnten. Ebenso erstaunlich ist, wie wenig selbstbewusst von Seiten der etablierten Psychiatrie und Psychologie auf diese Herausforderung standes- und berufspolitisch reagiert wurde. Im Gegenteil gab es nicht nur opportunistische Anpassung, sondern hier und da auch klammheimliches Sympathisieren mit der Politisierung der Psychofächer.

Im Gegensatz hierzu war die antipsychiatrische Bewegung in den kommunistisch-sozialistischen Diktaturen der Sowjetunion und der DDR höchst unwillkommen. Allerdings haben sich hier psychiatrisch und psychologisch Tätige selbst in den Dienst staatlichen Machtmissbrauchs nehmen lassen. Noch in der nachstalinistischen Ära des Sowjetkommunismus bediente sich die politische Führung systemtreuer Psychiater, um auf ebenso formal legalisierte wie menschenverachtende Weise Regimegegner zu isolieren, „umzuerziehen" oder zum Schweigen zu bringen. Unter Verwendung eines konstruierten, international nicht akzeptierten Schizophreniebegriffs wurden Hunderte Dissidenten von psychiatrischen Spezialisten für geistesgestört erklärt und auf unbestimmte Zeit in forensischen Spezialeinrichtungen untergebracht, laut Schätzungen über ein Drittel aller politisch Verfolgten. Eine zentrale Rolle spielte dabei das 1921 in Moskau gegründete, nach dem Korsakow-Nachfolger Wladimir Serbski benannte „Allunionsinstitut für allgemeine und forensische Psychiatrie". Unter Andrej Sneschnewskij (1904–1987), Mitglied der Akademie der Wissenschaften, Ehrenmitglied des Psychiatrischen Weltverbandes (WPA) sowie zahlreicher nationaler Fachgesellschaften, wurde die Einrichtung zur bekanntesten forensisch-psychiatrischen Schaltzentrale der UdSSR. Als überzeugter Pawlow-Anhänger bezeichnete Sneschnewskij Psychoanalyse, Psychosomatik, Psychometrie und Kybernetik als „Auswüchse kapitalistischer Ideologie". Nachdem in der poststalinistischen Ära die Pawlowsche Lehre verworfen wurde, wandte Sneschnewskij sich vermehrt der Biologie psychischer Krankheiten zu. Er propagierte als Form einer latenten (symptomfreien!) Psychose die „blande Schizophrenie", zu der er auch bestimmte Neuroseformen rechnete.

Der Westen wurde erst ab Mitte der 1960er-Jahre durch Berichte und Interviews Oppositioneller auf die systematische Instrumentalisierung der forensischen Sowjetpsychiatrie aufmerksam, vor allem durch die Dokumentation Bukowskis. Laut 1977 von Sidney Bloch und Peter Reddaway veröffentlichten Recherchen wurde die Anzahl solcher psychiatrisierter Fälle auf ca. 500 geschätzt. Stellvertretend für viele andere, die von Amnesty International dokumentiert wurden, sollen im Folgenden die Schicksale von Pjotr Grigorenko, Wladimir Bukowski, Semyon Glusman und Leonid Pljuschtsch skizziert werden.

General Grigorenko, Parteimitglied von Jugend auf und im Zweiten Weltkrieg hochdekoriert, hatte die kommunistische Führung wegen deren Personenkult und Privilegien kritisiert. 1964 wurde er verhaftet und im Serbski-Institut psychiatrisch begutachtet. Die dortige Kommission stellte die Diagnose einer paranoiden Persönlichkeitsentwicklung mit Wahnvorstellungen. Grigorenko kam in eine Strafklinik, wurde zum einfachen Soldaten degradiert und aus der kommunistischen Partei ausgeschlossen. Nach Entlassung als „gebessert" wurde er 1969 erneut vom Geheimdienst festgenommen und im Serbski-Institut nachuntersucht, wo die früheren Diagnosen einer Paranoia und einer Psychopathie bekräftigt wurden. Eine spätere Überprüfung des Gutachtens durch britische Psychiater konnte keine schlüssige Begründung für die angebliche Geisteskrankheit vorfinden. Unter zunehmendem westlichem Druck wurde Grigorenko 1974 aus dem jahrelangen Gewahrsam entlassen und in den Westen abgeschoben, wo er geistig gesund 1987 im Alter von 79 Jahren verstarb.

Der oppositionelle Publizist Wladimir K. Bukowski, bereits als Student vom KGB verfolgt und in den 1960er-Jahren zwei Mal als unzurechnungsfähig deklariert, übermittelte 1971 westlichen Psychiatern bzw. der WPA ein Dossier mit Falldarstellungen als geistesgestört deklarierter Oppositioneller. Nachdem der Generalsekretär der WPA (Denis Leigh) Sneschnewskij mit den kompromittierenden Papieren bekannt gemacht hatte und gleichzeitig die Nichteinmischung der Fachgesellschaft signalisierte, wurde Bukowski wegen „antisowjetischer Agitation und Propaganda" zu zwölfjähriger Haft bzw. zu Arbeitslager und Verbannung verurteilt. Zusammen mit dem ebenfalls eingesperrten Psychiater und Schriftsteller Semyon Glusman aus Kiew, der wegen eines positiven Gutachtens über Grigorenkos Geisteszustand mit siebenjähriger Lagerhaft und dreijähriger Verbannung belegt worden war, verfasste Bukowski 1974 im Straflager Perm einen Leitfaden der Psychiatrie für Dissidenten. Er wurde 1976 in Zürich gegen den chilenischen Kommunisten Luis Corvalán ausgetauscht. Glusmann wurde erst 1982 in seine ukrainische Heimat entlassen, weil er sich standhaft geweigert hatte, die von ihm weiterverbreiteten „Lügen des Westens" über die Psychiatrisierung gesunder Personen in der Sowjetunion zu widerrufen.

Im Westen besonders bekannt wurde das Schicksal des Mathematikers Leonid Pljuschtsch, der in einem Brief an das Zentralkomitee der sowjetischen kommunistischen Partei Reformvorschläge unterbreitet hatte. Später schrieb er Artikel in einer Untergrundzeitschrift, forderte eine schrittweise Demokratisierung und wurde Gründungsmitglied der Moskauer Initiativgruppe für die Verteidigung der Menschenrechte. Er wurde wiederholt verhört, schließlich 1972 in Kiew verhaftet und der antisowjetischen Agitation beschuldigt. Im selben Jahr wurde er im Gefängnis von zwei psychiatrischen Kommissionen untersucht, die eine „schleichende Schizophrenie" feststellten. 1973 wurde er zur Unterbringung in einem Spezialkrankenhaus für Geisteskranke verurteilt. Pljuschtsch wurde allmählich – auch durch Neuroleptika-Gaben – mental und physisch zermürbt. Nach Protesten aus der ganzen Welt wurde er 1976 in den Westen freigelassen.

Nach Erkenntnissen von Amnesty International (1975) wurde in der Sowjetunion die psychiatrische Begutachtung vom Staatssicherheitsdienst und von den Polizeiorganen gesteuert. Beispielsweise entschieden die Untersuchungsführer, welche Fragen der Sachverständige zu stellen hatte und welche prozessuale Strategie verfolgt werden sollte. Kam eine erste Psychiaterkommission nicht zu dem von den Sicherheitsorganen gewünschten Schluss, wurde ein Obergutachten vom Serbski-Institut eingeholt. In dieser Moskauer Einrichtung waren Direktor Georgij V. Morosow (1920–2006), Mitglied der Akademie der Wissenschaften, Vorsitzender des sowjetischen Neurologen- und Psychiaterverbandes, sowie dessen Stellvertreter Danil Lunz (1911–1977), Leiter der psychodiagnostischen Abteilung, für die Gefälligkeitsbegutachtungen zuständig. Sie vertraten die von Sneschnewskij verfochtene Fiktion einer „latenten", symptomarmen Schizophrenie ohne Beeinträchtigungen der Arbeitstauglichkeit oder der intellektuellen Fähigkeiten. Als typische Anzeichen wurden hingegen Veränderungen der Gefühlswelt, des Willens und der Denkabläufe betrachtet, die sich beispielsweise in „Reformideen" oder Kritik an den gesellschaftlichen Verhältnissen äußerten – „Reformwahn" genannt. Morosow lieferte dem tschechoslowakischen Regime 1975 den Vorwand, den noch verbliebenen, obersten Repräsentanten des Prager Frühlings, Staatspräsident Ludvig Svoboda, aus dem Amt zu drängen, indem er ihn anlässlich einer Untersuchung für geistesgestört erklärte. Von externen bzw. europäischen Psychiatern konnten die im Serbski-Institut üblicherweise gestellten Diagnosen „schleichende Schizophrenie" und „pathologische Persönlichkeitsentwicklung" nicht nachvollzogen werden.

Personen, die wegen politischer Vergehen angeklagt und für geistesgestört erklärt worden waren, wurden in eine der neun sowjetischen psychiatrischen Sonderanstalten eingewiesen. Diese wurden von Psychiatern geleitet, die in der Regel Offiziere des KGB waren. Die Dauer der Zwangsunterbringung war unbestimmt; Aussicht auf Freilassung bestand nur, wenn die Dissidenten sich zu ihren „Wahnideen" bekannten und ihre „pathologischen" Ansichten widerriefen. Besuche von Anwälten waren nicht erlaubt; es war auch nicht gestattet, an das Gericht zu schreiben. Die Post wurde zensiert; jede Lektüre überprüft. Zur Demoralisierung wurden zwangsweise neuroleptische oder sedierende Medikamente eingesetzt, deren Nebenwirkungen zu Müdigkeit, Verlangsamung, Unruhe und Zittern führten. Zum Disziplinierungssystem gehörte u. a. die Anwendung sog. „nasser Packungen", in die „renitente" Patienten fest eingewickelt wurden. Als „Krankenwärter" arbeiteten Strafgefangene aus Besserungsanstalten, von denen die Untergebrachten gedemütigt und misshandelt wurden.

Westliche Psychiater blieben lange Zeit gegenüber entsprechenden Informationen von Regimekritikern desinteressiert bis skeptisch. Als erste Fachgesellschaft rügte die Kanadische Psychiatervereinigung (CPA) 1971 die sowjetischen Praktiken; im selben Jahr veröffentlichte das „Internationale Komitee zum Schutz der Menschenrechte" in Frankreich eine Dokumentation über die gerichtspsychiatrischen Falschbegutachtungen. Gleichzeitig übte die „World Federation of Mental Health" (WFMH) scharfe Kritik am Missbrauch psychiatrischer Diagnosen und an den Internierungsmethoden in der UdSSR. Entgegen allen aufkeimenden Hoffnungen wurde allerdings der 5. Psychiatrische Weltkongress der WPA in Mexiko City 1972 für die Verfolgten zu einer großen Enttäuschung. Zwar wurde das Thema zeitraubend diskutiert, von der Bildung einer Kommission zur Untersuchung der offensichtlichen Psychiatrisierung Oppositioneller in den UdSSR wurde jedoch – nach massiver Abwehrpropaganda der

Sowjetunion und ihrer Verbündeten, allen voran der DDR – Abstand genommen, da es nach Ansicht des WPA-Präsidiums weder die rechtliche Kompetenz noch die reale Möglichkeit einer Aufklärung gab. In ähnlich beschämender Weise hielt sich der 9. Internationale Psychotherapeutenkongress in Oslo bedeckt und blieb untätig.

Erst 1975 schrieb der Präsident des „Royal College of Psychiatrists", Martin Roth (1919–2006), einen Protestbrief an Sneschnewskij, der sich jedoch jegliche Einmischung verbat. 1977 verurteilte die „Deutsche Gesellschaft für Psychiatrie und Nervenheilkunde" (DGPN) auf Drängen des Vorstandsmitglieds Walter Ritter v. Baeyer offiziell die Missstände, nachdem das Thema seit Ende 1972 (!) auf der Tagesordnung gestanden hatte; insbesondere v. Baeyer, Psychiatrie-Ordinarius in Heidelberg, kritisierte an den forensischen Gutachten die Gleichsetzung von „Reformideen" mit „Geistesstörung". Es dauerte jedoch noch bis 1977, ehe die WPA unter der Präsidentschaft von Pierre Pichot auf dem 6. Weltkongress in Honolulu gegen heftigen Widerstand der ebenso gekränkten wie uneinsichtigen sowjetischen Delegierten und ihrer Satellitenvertreter (außer den Polen) einen allgemein gehaltenen Ehrenkodex („Deklaration von Hawaii") bzw. eine Resolution gegen den politischen Missbrauch der Psychiatrie verabschiedete.

Nichtsdestoweniger wurde 1981 der damals 43-jährige Anatolij Koryagin, Leiter des psychiatrischen Bezirkskrankenhauses Charkow und Mitglied der oppositionellen „Helsinki-Gruppe", unter Mithilfe von DDR-Agenten denunziert und wegen „antisowjetischer Propaganda" zu mehrjähriger Lagerhaft und Verbannung verurteilt. Während der Haft protestierte er wiederholt gegen die katastrophalen Lebensbedingungen und die vielfältigen persönlichen Schikanen. 1987 durften er und seine Familie überraschend in die Schweiz ausreisen. Während seiner Haft war Koryagin zum Ehrenmitglied der WPA ernannt worden, gab jedoch seine Mitgliedschaft nach Wiederaufnahme der Sowjetunion in die WPA 1989 zurück.

Um ihrem drohenden Ausschluss auf dem 7. Psychiatrischen Weltkongress in Wien 1983 zuvorzukommen, trat die sowjetische Fachgesellschaft aus der WPA aus. Sie wurde erst auf dem 8. Kongress 1989 in Athen nach intensiven Bemühungen ihres damaligen, sowjetfreundlichen griechischen Präsidenten Costas Stefanis wieder in den Weltverband aufgenommenen, nachdem im Gefolge der Perestroika die politische Vereinnahmung der Psychiatrie beendet und die Spezialkrankenhäuser dem Gesundheitsministerium unterstellt worden waren. 1990 übernahm die Psychiaterin und spätere Gesundheitsministerin Tatyana B. Dmietrieva (1951–2010) die Leitung des Serbski-Instituts, das völlig umgestaltet wurde. Sie räumte auf dem auf dem 9. Weltkongress in Madrid 1996 die früheren Diskriminierungspraktiken der sowjetischen forensischen Psychiatrie ein: Abweichendes Verhalten sei gemäß der kommunistischen Ideologie als Ausdruck einer psychischen Störung erklärt worden. Die beteiligten Fachpersonen waren willfährige Diener des Staatsapparates, denen etliche Vergünstigungen gewährt wurden wie Auslandsreisen, Kauf von Luxusgütern und ein etwa dreimal so hohes Gehalt wie das eines sowjetischen Durchschnittspsychiaters.

Wieweit die konventionelle sowjetische Versorgungspsychiatrie und -psychotherapie in die Machenschaften des Unterdrückungsapparates verwickelt war, ist nicht bekannt. Sie war zuvor weitgehend an der westeuropäischen Krankheitslehre orientiert; die Psychoanalyse war fest etabliert. 1936 wurde letztere offiziell verboten, da sie im Widerspruch zur Staatsdoktrin des Stalinismus stand, die – in Anlehnung an Pawlows Lerntheorien – den neuen Menschen durch staatliche Erziehung, Indoktrination und Zwang zu einem fügsamen Mitglied der sozialistischen Gesellschaft formen wollte.

Während führende sowjetische Psychiater und Psychologen fahrlässig oder vorsätzlich zur Ausschaltung Oppositioneller mit ihrem diagnostischen Urteil „geisteskrank" oder „unzurechnungsfähig" beitrugen, operierten sie in der DDR eher als Kundschafter, Spitzel und Denunzianten mit dem Ziel, Regimekritiker zu identifizieren, zu schikanieren und zu verfolgen. Im aufwändig durchstrukturierten Überwachungssystem mit einem engmaschigen Netz von Informanten und Zuträgern hatte die psychiatrisch-psychologische Kompetenz einen festen Platz. Die Mitarbeit geschah stets freiwillig – aus sozialistischer Überzeugung und/oder Opportunismus.

Wie in der UdSSR gab es auch hier handfeste Vorteile: Einen begehrten Studienplatz für Medizin, Förderung der Karriere auch bei nur mittelmäßigen Leistungen, Reisen ins kapitalistische Ausland. Die materiellen Entlohnungen reichten von kleineren Aufmerksamkeiten über regelmäßige finanzielle Zuwendungen bis hin zu PKWs und Einfamilienhäusern; außerdem wurde die Mitarbeit mit Medaillen, Orden und Belobigungsurkunden gewürdigt.

Ähnlich sowjetischen Verhältnissen gab es in der DDR eine planmäßige Ausnutzung psychiatrischen und psychologischen Wissens zur Kontrolle, Verfolgung und Inhaftierung „politisch unzuverlässiger", erst recht renitenter oder fluchtverdächtiger Bürger. Entgegen den Rodewischer Thesen von 1963 und den Brandenburger Empfehlungen von 1974, die ausdrücklich neben psychiatrischen auch gesellschaftliche Reformen anmahnten, verschärfte sich ab den 1970er-Jahren der Druck auf Regimekritiker und Oppositionelle. Zu ihrer Ausschaltung wurden auch Psychiater und Psychologen zielstrebig als inoffizielle (IM) bzw. geheime Mitarbeiter (GM) des Ministeriums für Staatssicherheit (MfS) herangezogen. Darüber hinaus stellten sie sich in den Dienst „operativer Zersetzungsmaßnahmen" mit dem Ziel einer seelischen Zermürbung „staatsfeindlicher Elemente". Entsprechende Methoden wurden von einem Stab psychologischer und juristischer Mitarbeiter in der „Juristischen Hochschule der Staatssicherheit" Potsdam erarbeitet und in Form „operativer Psychologie" umgesetzt, die ein festgelegtes, mehrschrittiges Programm zur Überwachung, Bespitzelung, Diskreditierung, Verleumdung und Provokation einschließlich Verleitung zu Straftaten beinhaltete. Der Psychologe und Bürgerrechtler Jürgen Fuchs (1950–1999), nach neunmonatiger Stasi-Haft 1977 in den Westen abgeschoben, veröffentlichte unmittelbar danach seine diesbezüglichen Erlebnisse als recht informative „Gedächtnisprotokolle".

Vom Staatssicherheitsdienst waren in erster Linie Ärzte in leitenden Funktionen als inoffizielle Mitarbeiter gefragt, um Verhalten und Gesinnung von Kollegen und Kolleginnen zu erkunden; das wichtigste Ziel war die Verhinderung einer möglicherweise beabsichtigten (oder gar bereits vorbereiteten) Republikflucht. Ärzte waren einerseits mit den Arbeitsbedingungen wegen unzureichender Behandlungsbedingungen oft unzufrieden, andererseits Abwerbungsversuchen aus der Bundesrepublik ausgesetzt, so dass sie von den Sicherheitsorganen argwöhnisch beobachtet wurden. Hinzu kam eine unterschwellige, anti-intellektuelle Feindseligkeit gegenüber einer akademischen Berufsgruppe mit häufig bürgerlich-christlichem Hintergrund. Etwa Mitte der 1970er-Jahre wurde der Beschluss einer flächendeckenden Überwachung der Bevölkerung gefasst; der Geheimdienst drang alsbald zielstrebig in alle Bereiche der Gesundheitsfürsorge und Krankenbehandlung ein; am erfolgreichsten war die Infiltration der Psychiatrie.

Laut 1998 erstmals veröffentlichten Recherchen der Leipziger Psychiaterin Sonja Süß, die 170 IM-Akten der Stasi auswertete, wurden 66 Psychiater als Inoffizielle bzw. Geheime Mitarbeiter (IM bzw. GM, einige als hochkarätige sog. IMV bzw. IMB) geführt. Davon waren über zwei Drittel in leitender Position tätig (15 als ärztliche Direktoren, 22 als Chef- und 9 als Oberärzte). Sie hatten die Aufgabe, Informationen über Personal und Patienten zum Zweck der Überwachung und notfalls „Ausschaltung" zu sammeln und weiterzuleiten. Hunderte Opfer gerieten dadurch in das allmächtige, kontrollierende und abstrafende politpsychiatrische Räderwerk des Staatsapparates. Eine Auswertung von knapp 500 IM-Akten im Auftrag der Bundesärztekammer durch die Historikerin Francesca Weil vom Hannah-Arendt-Institut (vorgestellt 2007) lässt den Schluss zu, dass rund drei bis fünf Prozent der Ärzteschaft für die Stasi arbeiteten, d. h. deutlich mehr als der Bevölkerungsdurchschnitt – zur Zeit der Wende waren außer den 90 000 offiziellen Stasi-Mitgliedern schätzungsweise 175 000 der 13,5 Millionen erwachsenen DDR-Einwohner als Informanten tätig, d. h. ca. 1,3 %. Innerhalb der ärztlichen Berufsgruppe rangierten Psychiater und Sportmediziner auf den obersten Rängen.

Weitaus am häufigsten waren massive Verletzungen der Schweigepflicht, gefolgt von „operativen Zersetzungen", d. h. zerstörerischen sozialen Schikanen. Als Motiv gaben knapp dreiviertel der Psychiater und Psychologen politische Überzeugungen an, der Rest wurde angeblich durch Erpressung, Druck und Drohungen mehr oder weniger zur Kooperation gezwungen. Loyale Mitarbeit förderte die weitere Karriere, die meistens wiederum effizientere Kundschaftermöglichkeiten eröffnete. Hauptsächliche Ziele waren die „Aufdeckung, Verhinderung und Liquidierung feindlicher Angriffe und Aktivitäten", d. h. die Unterbindung der Republikflucht, des Weiteren die Bekämpfung von „staatsfeindlicher Propaganda und Hetze", „Staatsverleumdung", „Rowdytum" und ähnlichen, als „asoziales Verhalten" kriminalisierte Lebensweisen der Bürger. In paranoischer Grundgestimmtheit wurde der rastlos tätige Klassenfeind überall vermutet; laut Urteil der Psychologin Ursula Plog (1995) entstand eine „paranoide Kommunikation mit pathologischen Diskursen". Schon ein Ausreiseantrag veranlasste das Ministerium für Staatssicherheit, aktiv zu werden; grundsätzlich war bei jeder staatskritischen Meinungsäußerung von einer „politisch negativen Einstellung" auszugehen, die es zu neutralisieren galt. Es gab insgesamt etwa 250 000 (!) politische Häftlinge; körperliche und psychische Misshandlungen waren an der Tagesordnung.

In dem Weißbuch von Süß werden zahlreiche Denunzianten genannt, als Beispiel für eine besonders intensive Berichterstattung die Psychiater in leitender Position Heinz-Jürgen Radermacher (IM „Silbervogel"), Karl-Heinz Wieder (GM „Lauterbach") und Klaus Hoffmann (GM „Georg" bzw. „Wilhelm"). Radermacher arbeitete in den Nervenkliniken Lübben und Teupitz, Weber war Chefarzt am Bezirkskrankenhaus Arnsdorf, Hoffmann Chef am Wilhelm-Griesinger-Krankenhaus in Berlin. Darüber hinaus ließen sich viele Ärzte in Führungspositionen für weitergehende, „spezifische Maßnahmen" einspannen, deren Auflistung den Rahmen dieses Textes sprengen würde. Als besonders „erfolgreiche" IM bzw. GM werden von Süß genannt: Hans Eichhorn alias „Grabowski", bis 1989 ärztlicher Direktor des Bezirksfachkrankenhauses Ueckermünde, der sich bereits während seines Medizinstudiums zu konspirativer Zusammenarbeit mit dem MfS verpflichtete. Von seinem Führungsoffizier als „unbedingt zuverlässig und initiativ" belobigt, bespitzelte Eichhorn überwiegend ärztliche Kollegen und Krankenhausmitarbeiter, gab jedoch auch Informationen über Patienten weiter. Als Stasi-Mitarbeiter geführt wurden die Klinikpsychiater Gerhard Mühlau (IM „Jörg Ott") und Wilfried Lobert (IM „Bert") aus Jena bzw. Stadtroda. Über den oppositionellen Pfarrer Heinz Eggert, nach der Wende zeitweise sächsischer Innenminister, wurde 1984 während eines mehrwöchigen Aufenthaltes in der psychiatrischen Klinik Großschweidnitz die Stasi vom Psychiater Reinhard Wolf (IM „Manfred") auf dem Laufenden gehalten. Im Übrigen gehörten Zwangseinweisungen missliebiger, evtl. störender „Unruhestifter" während Großveranstaltungen zum Unterdrückungsrepertoire, obgleich das Einweisungsgesetz der DDR von 1968 die Unterbringung psychisch Gesunder in einer psychiatrischen Anstalt klar und deutlich ausschloss.

Die Leiter der forensischen Kliniken Waldheim und Berlin-Buch waren Psychiater und Offiziere des MfS. Einen besonders schlechten Ruf hatte die „Strafklinik"Waldheim, die ab 1970 vom Chefarzt Wilhelm Poppe (IM „Seidel") aus der Psychiatrie Hochweitzschen in Form wöchentlicher Visitationen mitbetreut wurde. In den Akten fanden sich Hinweise auf mehrfache Verletzungen der ärztlichen Schweigepflicht, u. a. gegenüber Patienten, die in den Westen flüchten wollten. Poppe wurde direkt nach der Wende abgesetzt, nachdem Misshandlungen, Einbunkerungen, sogar Hirnoperationen und Sterilisationen von Patienten bekannt geworden waren. Ab 1966 war Manfred Ochernal Gutachter bzw. Leiter der Beobachtungsstation der Waldheimer Einrichtung, ehe er 1973 Professor für forensische Psychiatrie an der Humboldt-Universität Berlin und Angehöriger des Ministeriums für Innere Angelegenheiten wurde. In dieser Funktion lieferte er der Stasi jährlich etwa 30 bis 40 „Begutachtungen" über politische Häftlinge des MfS-Haftkrankenhauses Berlin-Hohenschönhausen, deren „Untersuchungen" jeweils in Anwesenheit eines überwachenden Stasi-Offiziers erfolgten. Ochernal war Ausbilder und Betreuer von Horst Böttger, der in diesem Gefängnis von 1978 bis 1988 als engagierter Polit-Psychiater arbeitete, ehe er bis zur Wende als Gutachter bzw. „Offizier im besonderen Einsatz" im Rang eines

Oberstleutnants an der Humboldt-Universität Berlin tätig war. Vom MfS wurde er besonders für seine Mitarbeit zur Lösung operativer Fragen belobigt. In seiner zweiten (juristischen) Dissertation an der Potsdamer Stasi-Hochschule hatte Böttger sich mit Ursachen und Bedingungen der Entwicklung feindlich-negativer Einstellungen von DDR-Bürgern und deren Bekämpfung befasst. Seine Täteranalysen bestanden aus Konglomeraten von sozialpsychologischen Erörterungen, psychopathologischen Beschreibungen und moralischen Abqualifizierungen. Er betrachtete „feindlich-negative Einstellungen gegenüber der Staatsmacht" als Ausdruck von Überheblichkeit, Besserwisserei, Geltungsbedürfnis und Habgier. Republikflüchtige wurden als minderwertige Charaktere diffamiert, insbesondere Berufskollegen. Böttger befürwortete staatliche Repressionen und auch medizinische Disziplinierungen gegen politisch Andersdenkende.

Nachdem der psychiatrische Ordinarius Karl Seidel 1978 stellvertretender Leiter der Abteilung Gesundheitspolitik im Zentralkomitee der SED geworden war, wurde die inoffizielle Zusammenarbeit unter dem Decknamen „Fritz Steiner" durch eine nunmehr offizielle Kooperation mit dem MfS abgelöst. Seidels Nachfolger auf dem Lehrstuhl an der Charité bis zur Emeritierung im Jahr 1987 wurde Heinz F. Schulze alias „Schumann", linientreuer, kooperativer und zuverlässiger IM des MfS; er war seinerzeit einer der prominentesten Ost-Psychiater. Seidel geriet indes Ende der 1980er-Jahre wegen parteischädigenden Verhaltens durch Amtsmissbrauch und Schiebereien selbst mit dem DDR-Regime in Konflikt und kam sogar in Haft.

Zu den führenden DDR-Polit-Psychiatern gehörte auch Jochen Neumann, von der Stasi als IM „Hans" bzw. „Erhard" geführt. Er war bis 1982 ärztlicher Leiter des Wilhelm-Griesinger-Krankenhauses Berlin, dann – nach einem Intermezzo als Generaldirektor des deutschen Hygienemuseums Dresden – von 1989 bis 1990 Leiter der Bezirksnervenklinik Ueckermünde. 1983 avancierte er zum Vizepräsidenten des Psychiatrischen Weltverbandes WPA. In der Folgezeit wandelte er sich augenscheinlich – aus welchen Gründen auch immer – vom linientreuen Genossen zum Kritiker der Lebensverhältnisse in der der DDR im Besonderen und des Sozialismus im Allgemeinen.

Inoffizielle Mitarbeiter gab es auch unter den Psychologen, die ihnen offenbarte Geheimnisse weitergaben bzw. über Diagnose, Persönlichkeit, Probleme und soziale Situation ihrer Patienten Bericht erstatteten. Darüber hinaus war ihre wissenschaftliche und praktische Mitwirkung bei „operativen Zersetzungsmaßnahmen" gefragt, z. B. durch Wiedergabe von „Erfahrungen und Erlebnissen im zielgerichteten Einsatz von IM zur Erkennung und vorbeugenden Verhinderung von… Anträgen auf ständige Ausreise nach dem nichtsozialistischen Ausland … und zur Begehung von Straftaten des ungesetzlichen Grenzübertritts durch Angehörige der medizinischen Intelligenz und des mittleren medizinischen Personals" – so der Titel einer Diplom-Arbeit aus der Hochschule Potsdam von 1989. Decknamen bespitzelnder Psychologen waren etwa „Charlotte Lorenz" (Klinik am Hirschgraben Berlin), „Karl Förster" (Beratungsstelle Jena), „Fred Wolke" (Bezirksnervenklinik Bernburg). MfS-Mitarbeiter war auch der renommierte Kognitionsforscher und Informationstheoretiker Friedhart Klix (IM „Präsident") von der Humboldt-Universität.

Am Rande sei erwähnt, dass die ostdeutsche Staatssicherheit in eigens geschaffenen Einrichtungen ihren oft gestressten Angehörigen nachhaltig psychologisch-psychiatrische Unterstützung gewährte, zunächst in einer Fachambulanz des Berliner Zentralen Medizinischen Dienstes des MfS unter Leitung der fachärztlichen Genossinnen (Oberstleutnants) Helga Weser und Marianne Seifert, unterstützt von weiteren Fachärzten und Psychologen; auch der bereits erwähnte Böttger war zeitweilig im Zentralen Dienst tätig. In der streng abgeschirmten Abt. 10 der Zentralstelle waren zudem Helmut Paul und Werner G. Lips, Mediziner bzw. Psychologe, für spezielle Aufgaben im Bereich operativer oder krisenhafter Einsätze zuständig. 1980 wurde in Nachbarschaft des Klinikums Buch innerhalb – einer nach westlichen Standards ausgestatteten, modernen MfS-Klinik – eine neuropsychiatrische Abteilung mit 44 (von insgesamt 260) Betten und einer Poliklinik in Betrieb genommen, deren Leitung Seifert samt aus der Zentrale überstelltem Vertreter Manfred Gussmann übertragen wurde. Die Klientel bestand hauptsächlich aus Personen mit vegetativen (psychosomatischen) Störungen, Alkoholmissbrauch und Suizidgefährdung.

Die Behandlung war in erster Linie darauf ausgerichtet, die Betroffenen einerseits mittels Überzeugungsarbeit und lenkender Suggestion wieder auf tschekistischen Kurs im Sinne der Staatsdoktrin zu bringen – berufsethisch einer Quadratur des Kreises gleichkommend, wenn bei nachdenklicheren Genossen/innen Selbstzweifel und Skrupel das seelische Gleichgewicht destabilisierten. Sofern dies nicht gelang, wurden die Betroffenen wegen eines erhöhten Risikos mangelhafter, womöglich kontraproduktiver weiterer Mitarbeit aus dem Verkehr gezogen.

Wie Ärzte und Psychologen stellten sich auch Schwestern und Pfleger in der DDR als inoffizielle Mitarbeiter (IM) dem Staatssicherheitsdienst zur Verfügung, allerdings in weitaus geringerem Umfang. Süß stieß anlässlich ihrer Recherchen nur auf einzelne Krankenpflegerinnen und – etwa doppelt so viele – Krankenpfleger in der Psychiatrie, die vertrauliche Mitteilungen von Patienten an die Stasi weitergegeben hatten.

Nach der Wiedervereinigung blieben die eklatanten Verstöße gegen Menschen-, Berufs- und Strafrecht weitgehend ungesühnt – trotz Berichten der Opfer, Pressemitteilungen und Interventionen von Seiten der „Deutschen Vereinigung gegen den politischen Missbrauch der Psychiatrie e. V.". Letztere wurde selbst von der Stasi durch die Berliner Gynäkologin Gisela Otto (IM „Jutta") zum schweren Nachteil der sowjetischen Dissidenten „abgeschöpft"; ihrer Spitzeltätigkeit hatte u. a. der oben erwähnte Psychiater Koryagin seine Inhaftierung zu verdanken. Nur sehr selten wurden – wenn überhaupt – die schweren Vertrauensbrüche und Zersetzungsaktionen mit Geldstrafen geahndet; berufsrechtliche Sanktionen wie ein Entzug der Approbation blieben aus. Im Gegensatz zu ihren lebenslang traumatisierten Opfern konnten die belasteten Ärzte und Psychologen nach der Wende ihrer Beruf weiter ausüben – in freier Praxis, als Gutachter oder in nichtstaatlichen Krankenhäusern. Nach üblichem Muster wurden als „Entschuldigung" Pflichtgefühl, subjektives Rechtsbewusstsein und Verteidigung der Staatsideologie vorgebracht, soweit die Vorgänge überhaupt publik bzw. die Vergehen eingeräumt wurden.

6 Protagonisten der Euthanasie

Degenerationslehre, Sozialdarwinismus, Erbbiologie und Rassenhygiene des 19. und frühen 20. Jahrhunderts lieferten dem nationalsozialistischen Regime nicht nur den Freibrief für den Holocaust, sondern auch die willkommenen Grundlagen zur „Ausmerze", d. h. der Beseitigung Kranker und Behinderter. An der Vorbereitung, Planung und Durchführung der organisierten Massentötungen waren Universitätspsychiater wie auch Nervenärztinnen und -ärzte in den psychiatrischen Anstalten und Behörden maßgeblich beteiligt. Sie verstanden sich in grotesker Verirrung als evolutionsbiologische „Therapeuten" eines kränkelnden „Volkskörpers" – Sanierung durch Ausrottung.

Das Konzept der „Entartung" eines Volkes durch Vererbung sich über Generationen akkumulierender, negativer Merkmale und Eigenschaften geht im Wesentlichen zurück auf den französischen Psychiater Bénédict A. Morel (1809–1873) und den englischen Philosophen Herber Spencer (1820–1903). Sie beriefen sich auf die Naturforscher Charles Darwin (1809–1882) und Francis Galton (1822–1911), denen zufolge das natürliche Selektionsprinzip der Evolution („Kampf ums Dasein") in den Schonräumen humanitärer Zivilisation unterlaufen werde. Bereits vor den verheerenden sozialen und materiellen Folgen des 1. Weltkriegs und der Weltwirtschaftskrise wurden daher Ideen einer Lösung ökonomisch-gesellschaftlicher Probleme mittels biologischer Auslesemethoden diskutiert. In seinem 1895 erschienenen Werk „Die Tüchtigkeit unserer Rasse und der Schutz der Schwachen" warnte der Mediziner und Nationalökonom Albert Ploetz (1860–1940), Begründer der „Deutschen Gesellschaft für Rassenhygiene", vor einer Volksgemeinschaft, deren Weiterentwicklung und Durchsetzungsfähigkeit durch die Schwachen gehemmt werde. Fortpflanzung müsse daher staatlicher Aufsicht unterstellt werden; missgebildete oder schwächliche Neugeborene sollten nach einer Begutachtung durch ein Ärztekollegium mit Morphium getötet werden. Bereits im staatssozialistischen antiken Sparta seien ebenso wie im alten Rom nicht lebensfähige Neugeborene ausgesetzt worden. In München wurde an der „Deutschen Forschungsanstalt für Psychiatrie" 1917 eine genealogisch-demographische Abteilung für Eugenik und Erbhygiene eingerichtet, 1923 der erste deutsche Lehrstuhl für Rassenhygiene am Münchner Hygiene-Institut. Die Eugeniker Fritz Lenz (1877–1976) und Eugen Fischer (1874–1967) suchten die Gefährdung einer Rasse durch die unkontrollierte Mischung „minderwertigen Blutes" wissenschaftlich zu belegen. Fischer war namhafter Anthropologe und wurde 1927 mit der Leitung des neu gegründeten „Kaiser-Wilhelm-Instituts (KWI) für Anthropologie, menschliche Erblehre und Genetik" in Berlin-Dahlem betraut.

Dieser gesellschaftspolitische und sozialmedizinische Trend kulminierte schließlich in der Forderung nach einer „Freigabe der Vernichtung lebensunwerten Lebens", dargelegt in einer Gemeinschaftsarbeit des Leipziger Rechtsprofessors Karl Binding (1841–1920) und des Freiburger Psychiatrieordinarius Alfred Hoche (1865–1943), die 1920 erschien. Beide genossen hohes Ansehen, so dass ihre nur 62 Seiten umfassende Schrift auf erhebliche Resonanz stieß. Sie schrieben u. a., dass der „staatliche Organismus" das Recht habe, im Interesse der Wohltat des Ganzen einzelne, „wertlos gewordene oder schädliche Teile" abzustoßen. Die Abhandlung endete mit dem Vorschlag, Schwerkranke durch den Tod zu „erlösen", wenn sie der Gemeinschaft zur Last fielen. Im Einzelnen waren zunächst Menschen gemeint, die selbst wünschten, getötet zu werden – von den Autoren wurde dies als „Pflicht gesetzlichen Mitleids" bezeichnet. Eine weitere Zielgruppe sollten diejenigen bilden, die mit einem geistigen Defekt geboren worden oder im Laufe des Lebens geistig verfallen waren. Schließlich benannten die Autoren eine Gruppe von Menschen, die durch eine Körperkrankheit für immer bewusstlos geworden waren oder schwer behindert wiedererwachten. Auch hier wurde für eine Tötung auch gegen den Willen der Betroffenen plädiert, die nach Entscheidung eines Gremiums aus einem Arzt, Juristen und Vorsitzenden so schmerzlos wie möglich vollzogen werden sollte.

Hoche, ein anerkannter und angesehener Hochschullehrer, war Ordinarius für Psychiatrie und Neurologie in Freiburg. Wie ihm war auch anderen Befürwortern der Euthanasie damals wohl nicht bewusst, welche Zündschnur sie mit ihren Vorschlägen an das moralische Gefüge der Gesellschaft gelegt hatten.

Auf einer Dezernentenkonferenz der preußischen Anstalten in Kiel stand 1929 bereits das Thema „Unfruchtbarmachung Geisteskranker" auf der Tagesordnung. Hier nahm unter anderen der Gütersloher Anstaltsdirektor Hermann Simon einen besonders rigorosen Standpunkt ein und plädierte vorbehaltlos für eine „neue psychische Hygiene". Er kritisierte das wohlfahrtsstaatliche Versorgungsdenken, das er „Parasitismus socialis" nannte, und forderte ein rassenhygienisches Gesamtkonzept zur Lösung der wirtschaftlichen und gesellschaftlichen Krise. Später sprach er sich für eine „Erlösung" der „minderwertigen Elemente", „Ballastexistenzen" und „Menschenhülsen" durch gezielte Tötung aus. Simons Stimme hatte Gewicht, nachdem er weit über die Grenzen Deutschlands hinaus durch die Etablierung einer systematischen Arbeitstherapie in Warstein bzw. Gütersloh bekannt geworden war (siehe Kapitel 3).

Mit der Machtübernahme durch die NSDAP im Januar 1933 wurden umgehend die administrativen und logistischen Weichen in Richtung „Ausmerze" gestellt. Nachdem die Leitungen der kommunalen Gesundheits- und Fürsorgeverwaltungen parteipolitisch gleichgeschaltet und leitende Stellen mit überzeugten Nazis besetzt worden waren, wurde am 14. Juli 1933 das „Gesetz zur Verhütung erbkranken Nachwuchses" erlassen und zu Beginn des folgenden Jahres in Kraft gesetzt. Es sah die Zwangssterilisation bei verschiedenen, aufgelisteten Krankheiten und Gebrechen vor. Jeder approbierte Arzt war nun verpflichtet, tatsächliche oder vermeintliche Erbleiden wie Schwachsinn, Epilepsie, Schizophrenie und manisch-depressive Erkrankung, Alkoholismus und körperliche Missbildungen zu melden. Die ebenfalls flächendeckend eingerichteten sog. Erbgesundheitsgerichte wurden besetzt mit linientreuen Gesundheitsdezernenten, Gerichtsärzten und Ärzten aus den Heil- und Pflegeanstalten. Psychiatrisches Denken und Handeln wurden systematisch im Sinne nationalsozialistischer Gesundheitspolitik ausgerichtet. In Publikationen, beispielsweise im 1935 erschienenen, weit verbreiteten „Lehrbuch der Nerven- und Geisteskrankheiten" des Hamburger Psychiatrieordinarius Wilhelm Weygandt (1870–1939), wurde auf die große Bedeutung der „Auslese" hingewiesen. Ab 1934 wurden den Anstaltspsychiatern an der „Deutschen Forschungsanstalt für Psychiatrie" München unter Leitung von Ernst Rüdin (1874–1952) Lehrgänge in Rassenhygiene und Erbbiologie als strategische Vorbereitung auf die Sterilisation und späteren Tötungsmaßnahmen angeboten.

Rüdin war Psychiatrieordinarius in Basel, bevor er 1928 die Leitung der „Genealogisch-demographischen Abteilung", 1931 die gesamte Geschäftsführung der Forschungsanstalt für Psychiatrie in München übernahm. 1935 wurde er u. a. Reichsleiter der neugegründeten „Gesellschaft Deutscher Neurologen und Psychiater", dem Zwangszusammenschluss des Berufsverbandes und der Fachgesellschaft. Von Anfang an gehörte Rüdin zu den eifrigsten Verfechtern der deutschen Rassenpolitik, in der er die Chance sah, seine rassenhygienischen Überzeugungen in die Tat umzusetzen. Bereits 1910 hatte er im „Archiv für Rassenbiologie" die „Lebensverlängerungskuren" bei psychischen Krankheiten kritisiert: Die „Selbstmordsüchtigen" würden mit Gewalt daran gehindert, sich umzubringen, die „Nahrungsverweigerer" künstlich ernährt, „geisteskranke Verbrecher" zu behandlungsbedürftigen Kranken gemacht. Seine Schlussfolgerungen bestanden in einem Aufruf zu rassenhygienischen Maßnahmen, um „der drohenden Entartung einen Damm zu setzen". 1934 gab er den Kommentar zum „Gesetz zur Verhütung erbkranken Nachwuchses" mit heraus, in dem er vorbehaltlos die Unfruchtbarmachung psychisch Kranker befürwortete. Darüber hinaus empfahl Rüdin dem „Reichsforschungsrat" zu überprüfen, welche als „minderwertig" beurteilten Kleinkinder zur Euthanasie vorgeschlagen werden könnten. Die zum 1. September 1939 zwar offiziell beendete, in Wirklichkeit jedoch bis Kriegsende weiter praktizierte Zwangssterilisation erforderte mindestens 360 000 – auch tödliche – Opfer, die mittels Röntgenbestrahlung oder chirurgischer Eingriffe unfruchtbar wurden.

Etwa zeitgleich wurde die „Ausmerzung der unnützen Fresser" und „Ballastexistenzen" ins Auge gefasst, d. h. die Vernichtung geistig behinderter und psychisch kranker, „unbrauchbarer" oder sozial auffälliger Menschen. Immer wieder wurde auf die Metapher vom „Jäten" zurückgegriffen, als handele es sich um die Beseitigung von Unkraut.

Zunächst wurde die deutsche Bevölkerung über Presse und Film propagandistisch geschickt auf die Euthanasie eingestimmt. In den Zeitungen und medizinischen Fachjournalen erschienen Aufstellungen der angeblich ungeheuren Kosten, die durch die Versorgung der Geisteskranken und Behinderten entstünden. Ab 1935 ließ das Rassenpolitische Amt der NSDAP etliche Lehrfilme über schwerstbehinderte Kinder – tituliert als „Wesen", „Kreaturen", „Existenzen" oder „menschliche Karikaturen" – zur Demonstration angeblicher Erbkrankheiten anfertigen. In Kooperation mit dem Reichspropagandaministerium wurden professionelle Spielfilme wie „Opfer der Vergangenheit" oder „Das Erbe" produziert. Besonders emotionalisierend wirkte der Film „Ich klage an", in dem das voranschreitende Leiden einer an Multipler Sklerose Erkrankten dargestellt wird, die ihren Mann, von Beruf Medizinprofessor, um den „Gnadentod" bittet.

In dieser Vorphase der „Aktion Gnadentod" genannten, fabrikmäßigen Massentötungen waren der Nazi-Führung zahlreiche Bittbriefe um Sterbehilfe willkommen, vor allem wohl das Gesuch eines Leipziger Elternpaars an die Kanzlei Hitlers im Winter 1938/39. Die Eltern hatten sich zuvor erfolglos an Werner Catel, den Leiter der Universitätskinderklinik Leipzig mit dem Begehren gewandt, ihr mit schweren Behinderungen geborenes Baby zu töten. Hitler wies seinen Begleitarzt Karl Brandt an, mit den Leipziger Ärzten Kontakt aufzunehmen und – falls die Diagnose zuträfe – die Tötung zu befürworten. Wenige Tage später wurde das „Kind K." in der Leipziger Kinderklinik eingeschläfert.

Am 18. August 1939 erging an die Landesregierungen der „streng vertrauliche Runderlaß" des Innenministers mit der Weisung, dem „Reichsausschuss zur wissenschaftlichen Erfassung von erb- und anlagebedingten schweren Leiden" zur „Klärung wissenschaftlicher Fragen" folgende angeborenen Erkrankungen zu melden: Schwere geistige Behinderung, Mongolismus mit Taubheit/Blindheit, verkleinerter oder vergrößerter Kopf (Wasserkopf) und andere Missbildungen sowie Lähmungen. Zur Meldepflicht bestimmt wurden Hebammen, Ärzte in geburtshilflichen Abteilungen sowie Hausärzte. Zu registrieren waren anfangs Kinder bis zum 3. Lebensjahr; später wurde die Altersgrenze bis auf das 18. Jahr angehoben. Die Meldebögen wurden vom zuständigen Gesundheitsamt an den „Reichsausschuss" in Berlin weitergeleitet, wo zunächst eine Vorsortierung in der Führerkanzlei durch deren Chef Philipp Bouhler erfolgte, einem ehemaligen Offizier. Im Fall einer weiteren „Beobachtung" war eine Einweisung in eine „Fachabteilung" vorgesehen, von denen als erste die in einem Stuttgarter Kinderheim in Betrieb genommen wurde. Hinzu kam im Juli 1940 die weitaus bekanntere Anstalt Görden bei Brandenburg, gefolgt von etwa 35 weiteren, ähnlichen Sammelstellen. Den Eltern wurde vorgespiegelt, dass es dort die Möglichkeit einer speziellen Behandlung auch bei bisher als hoffnungslos geltenden Fällen gäbe. Wegen der von vornherein beabsichtigten Tötung wurden sie scheinheilig auf die wahrscheinlich komplizierte, womöglich lebensgefährliche Therapiemethode hingewiesen; über Art und genauen Zeitpunkt der Ermordung wurden sie stets im Unklaren gelassen. Ab 1941 wurde sogar die Entziehung von Sorgerecht und Kindergeld gesetzlich geregelt, falls die Eltern sich gegen eine Verlegung zur Wehr setzten.

Die Krankengeschichte, ein Foto und ein Bericht wurden aus der „Fachabteilung" über die Berliner Zentrale den Kinderärzten Catel, Hans Heinze und Ernst Wentzler zur Beurteilung vorgelegt. Aufgrund deren Voten wurde eine „Behandlungsermächtigung" erteilt, d. h. die Abteilungsärzte wurden mit der Tötung des betreffenden Kindes beauftragt. Die zum Tode bestimmten Jungen und Mädchen wurden mit Überdosierungen von Schlaf- und Beruhigungsmitteln wie z. B. dem Barbiturat „Luminal" oder Morphium innerhalb kurzer Zeit umgebracht, oder – seit einer Verfügung des bayerischen Staatsministeriums – ab November 1942 in den bayerischen Anstalten auch durch Aushungern und Unterkühlung. Mindestens 5 000–6 000 Kinder wurden auf diese Weise bis zum Kriegsende gezielt ermordet, weitere Tausende kamen mittelbar zu Tode.

Hans Heinze (1895–1983), Leiter der Heil- und Pflegeanstalt Branden-burg-Görden, wurde zu einem der Hauptakteure. Er hatte 1938 die Anstalt Görden mit der ersten „Forschungsabteilung" übernommen, wo bis 1945 unter seiner Leitung 1 264 Kinder ihr Leben lassen mussten. Nach Kriegsende wurde er von der russischen Besatzungsmacht verhaftet und zu sieben Jahren Zwangsarbeit verurteilt. 1952 ging er nach Westdeutschland und wurde Assistenzarzt an der Landesheil-anstalt Marienthal in Münster, ein Jahr später bis zu seiner regulären Pensionierung Leiter der jugendpsychiatrischen Klinik Wunstorf. Ein Ermittlungsverfahren gegen ihn wurde in den 1960er-Jahren aus gesundheitlichen Gründen eingestellt. Heinze wurde 88 Jahre alt; auf Antrag eines Historikers aus dem Hannah-Arendt-Institut wurde er 1998 von den russischen Behörden rehabilitiert.

Spätestens ab dem Frühsommer 1939 wurde die Erwachseneneutha-nasie in Angriff genommen. Beratend hinzugezogen wurden politisch zuverlässige psychiatrische Experten wie die Universitätspsychiater Max de Crinis aus Berlin und Carl Schneider aus Heidelberg sowie die Anstaltsdirektoren Hermann Pfannmüller aus Eglfing-Haar, Wilhelm Bender aus Berlin-Buch und Hermann P. Nitsche aus Pirna, außerdem neben Rechtsärzteführer Leonardo Conti die bereits genannten Kin-derärzte Heinze und Wentzler sowie der Augenarzt Hellmuth Unger.

Mit ihnen fand Ende Juli 1939 eine Besprechung in der Reichskanz-lei statt, in der sie über die geplanten Aktionen informiert und – unter Zusicherung von Straffreiheit – um Kooperation gebeten wurden. Die ins Auge gefasste Beseitigung von 65 000–70 000 Anstaltsinsassen wurde nicht nur rassenhygienisch-gesundheitspolitisch, sondern auch damit begründet, angesichts des bevorstehenden Krieges Lazarettträu-me bereitzustellen. Mit Anordnung Hitlers vom 1. September 1939 wurden Bouhler und Karl Brandt, Medizinprofessor und Reichskom-missar für das Gesundheits- und Sanitätswesen, damit beauftragt, die formalen Voraussetzungen für den „Gnadentod" unheilbar Kranker zu schaffen (sog. Euthanasieerlass – wahrscheinlich vordatiert und erst im Oktober unterzeichnet). Als logistische Organisationen wur-den die „Stiftung für Anstaltspflege" zur Erfassung der betreffenden Kranken und die „Krankentransport-Gesellschaft" (GeKrat) für deren Transport in die Tötungsfabriken eingerichtet. Nach einer pharmako-logischen Expertise wurde als zweckmäßigste Methode die Vergasung mit Kohlenmonoxid (CO) beschlossen; erste erfolgreiche Erprobungen an Menschen fanden im Oktober 1939 im Posener Fort VII bzw. im Januar 1940 im Brandenburger Zuchthaus statt.

Nach dem deutschen Überfall auf Polen hatten SS und Gestapo in den besetzten Gebieten bereits Tausende von psychiatrischen Patienten, darunter zahllose Kinder aus den polnischen Anstalten und Pflegeheimen durch Erschießen exekutiert und mit Giftgas ermordet, angefangen im westpreußischen Swiecie (Schwetz) an der Weichsel und in Kocborowo (Konradstein) bei Danzig. Bei der Darstellung der industriellen Nazi-„Thanasie" wird oft vergessen, dass aus den über 20 polnischen Einrichtungen wahrscheinlich mehr als 15 000 Menschen liquidiert wurden. In Chelmno (Kulmhof an der Nehr im Warthegau) wurden ab Dezember 1941 nicht arbeitsfähige Juden, aber auch Sinti und Roma, in Gaswagen ermordet. Ab September 1940 wurden außerdem jüdische, psychisch Kranke und Heimbewohner in der fiktiven „Irrenanstalt Cholm, Post Lublin" – in Wirklichkeit der Tötungsanstalt Brandenburg – vergast.

Zurück zur bürokratischen Vorbereitung und organisatorischen Umsetzung: Im Oktober 1939 wurden vom Innenministerium die ersten Bögen an die deutschen und österreichischen psychiatrischen Anstalten verschickt, um diejenigen Patienten zu melden, die an Schizophrenie, manisch-depressiver Erkrankung, Anfallsleiden, schwerer körperlicher Missbildung, erblicher Blindheit und Taubheit, geistiger Behinderung, Alkoholismus, seniler Erkrankung, sexueller Devianz oder Huntingtonscher Krankheit litten. Darüber hinaus waren auch solche Personen zu benennen, die sich seit mindestens fünf Jahren in Anstaltspflege befanden, als kriminelle Geisteskranke verwahrt wurden oder nicht die deutsche Staatsangehörigkeit besaßen. Kopien der Meldebögen wurden an jeweils drei von insgesamt etwa 40 ärztlichen Gutachtern geschickt, die mit einem „Minus"- oder „Plus"-Signum über Leben oder Tod der Kranken entschieden. Anschließend wurden die Stellungnahmen weitergeleitet an die Obergutachter Heyde, Linden oder Nitsche, die das Todesurteil unwiderruflich besiegelten.

In der Berliner „Euthanasiezentrale" liefen die Fäden zusammen, zunächst im Columbushaus am Potsdamer Platz, ab April 1940 in der Tiergartenstraße 4. Diese Adresse gab dem als „Aktion T 4" berüchtigt gewordenen Mordprogramm ihren späteren Namen. Die anhand der Todeslisten in den jeweiligen Einrichtungen ausgesonderten Patienten wurden ab Anfang 1940 mit umfunktionierten Postbussen der GeKrat in eine der Tötungsanstalten verbracht, die zwischenzeitlich ausgewählt und entsprechend umgerüstet worden waren: Schloss Grafeneck, Brandenburg, Hartheim b. Linz, Sonnenstein/Pirna, Bernburg a. d. Saale und Hadamar b. Limburg, die dadurch eine traurige Berühmtheit erlangten. Zur Verschleierung der Aktion, später auch aus logistischen Gründen – die Mordanstalten waren bald überfüllt – verblieben die Patienten in einer „Zwischenanstalt". Als Gutachter fungierten – außer Heyde und Nitsche – die Psychiatrieordinarien Kurt Pohlisch (Bonn), Friedrich Panse (Düsseldorf), Carl Schneider (Heidelberg), Friedrich Mauz (Königsberg), Berthold Kihn (Jena) und Werner Villinger (Breslau) sowie die deutschen und österreichischen Anstaltsleiter bzw. -ärzte Hermann Pfannmüller, Ernst Wagenknecht, Ernst Hefter, Hans Heinze, Walter Kaldewey, Carl-Heinz Rodenberg, Arthur Schreck, Theodor Steinmeyer, Friedrich Mennecke, Georg Renno, Otto Hebold, Otto Reisch, Rudolf Lonauer, Konrad Zucker, Günter Munkwitz, Wilhelm Schumacher, Oskar Begusch, Ernst Sorger, Walter Schmidt, Valentin Faltlhauser, Hanns Heene, Franz Fehringer, Hans Bertha, Erwin Jekelius, Artur Mittag, Robert Müller, Gerhard Wischer, Curt Schmalenbach, Victor Ratka, Curd Runckel, Alfred Schulz, Hans-Alois Schmitz, Erich Straub, Gustav Schneider, Ernst Baumhard, Horst Schumann, Irmfried Eberl, Kurt Borm, Heinrich Bunke, Aquilin Ullrich, Friedrich Berner, Bodo Gorgaß, Klaus Endruweit und Ewald Worthmann.

In den Vernichtungszentren wurden die meist ahnungslosen Personen nach ihrer Ankunft zunächst von einer kleinen Ärztekommission oberflächlich inspiziert, bevor sie gruppenweise in einer als Duschraum getarnten Kammer vergast wurden; die Leichen wurden sofort verbrannt. Das beteiligte Pflegepersonal erhielt eine Sonderzulage.

Im Laufe des Jahres 1940 kam zusätzlich das von Nitsche erdachte „Luminal-Schema" in Gebrauch, das zunächst an Patienten der Anstalt Leipzig-Dösen ausprobiert worden war. Mit täglichen Luminal-Überdosen wurden die bereits durch mangelhafte Ernährung geschwächten Patienten bald dahingerafft. Häufig wurden die todbringenden Medikamente ins Essen gemischt oder in einem Getränk aufgelöst. Im November 1942 wurde für die bayrischen Großanstalten eine fett- und eiweißfreie Sonderkost mit dem Ziel des allmählichen Aushungerns beschlossen – Hungerkost, auch „E-Kost" (Euthanasie-Kost) genannt. Nitsche hatte bereits in den 1930er-Jahren in der Anstalt „Sonnenstein" eine fettfreie Sonderkost für die „Unheilbaren" eingeführt. Es gab nur Gemüse, Kraut, Rüben und Kartoffeln, so dass die Patienten innerhalb weniger Wochen an Entkräftung verstarben, beschleunigt durch die medikamentöse Vergiftung. Die Hungertötung wurde auch von anderen Anstalten in Sachsen, Thüringen und in der Ostmark übernommen.

Selektionserfahrene Ärzte bereisten im Frühjahr 1941 verschiedene Konzentrationslager, um dort körperlich kranke, nicht arbeitsfähige

Polen und Juden, „Wehrunwürdige", „Rassenschänder", „Berufsver-brecher" und „Asoziale" zur „Sonderbehandlung 14f13" auszumu-stern, d. h. in einer der Tötungsanstalten Bernburg, Sonnenstein oder Hartheim vergasen zu lassen (sog. Invalideneuthanasie).

Die als „Gnadentod" ausgegebenen Ermordungen in den Vergasungs-räumen verliefen schmerzhaft und qualvoll: Zusammengepfercht rangen die Menschen erstickend minutenlang nach Luft, schrien, erbrachen und ließen unter sich. Nach 15 bis 20 Minuten wurden die verkrampften Leichen von den „Desinfektoren" oder „Heizern" ins Krematorium geschafft, einige verblieben zwecks Sektion. Die Asche wurde verstreut oder in Urnen mit einem standardisierten Kondolenzbegleitschreiben den Angehörigen gegen Kostenerstattung zugesandt. Um die wirkliche Todesursache zu vertuschen, wurden diese Briefe mit gefälschten Diagnosen und heuchlerischen Beileids-bekundigungen versehen; meistens war die Rede von einem uner-warteten Sterbefall infolge eines Herzversagens oder einer schweren Infektion. Im internen Sprachgebrauch war stets verschleiernd die Rede von „Vorgängen", „Behandlungen", „Sonderaktionen" oder „Desinfizierungen".

Medizinischer Leiter der Erwachseneneuthanasie war der bereits mehrfach erwähnte Psychiater Werner Heyde (1902–1964), bis 1941 Vorsteher der „Reichsarbeitsgemeinschaft Heil- und Pflegeanstalten" (RAG). Heyde war seit seiner Habilitation 1932 Oberarzt an der Würzburger Psychiatrie. Bereits früh Parteimitglied, wurde er 1935 Kreisamtsleiter im rassenpolitischen Amt und war an der Planung der Erbgesundheitsgerichte beteiligt. Nach offizieller Beendigung der „T 4-Aktion übernahm Heyde, 1939 bis 1945 Psychiatrie-Ordinarius in Würzburg, die Leitung des dortigen SS-Lazaretts. Nach dem Krieg arbeitete er längere Zeit mit Wissen ärztlicher Kollegen unbehelligt in Flensburg unter dem Namen Dr. Sawade als Sportarzt und nervenärzt-licher Gutachter, wurde 1959 durch eigenen Leichtsinn enttarnt und kam in Untersuchungshaft. Hier erhängte er sich fünf Jahre später aus „Selbstachtung und Protest".

Heyde wurde 1941 durch seinen Stellvertreter Hermann P. Nitsche abgelöst. Nitsche (1876–1947) war Assistenzarzt an der Städtischen Irrenanstalt Frankfurt, der Psychiatrischen Klinik München und der Heil- und Pflegeanstalt Haar-Eglfing. Weitere Karriere: 1908 Oberarzt in der Städtischen Heil- und Pflegeanstalt Dresden, 1913 stellvertretender Leiter der Anstalt Sonnenstein, 1918 bis 1928 als Psychiatrieprofessor Leiter der Anstalt Leipzig-Dösen, danach bis zur

Schließung der Anstalt „Sonnenstein" im Jahr 1939 deren Leiter, ehe er in die Berliner T 4-Zentrale wechselte.

Nicht zuletzt aufgrund von Unruhe in der Bevölkerung und kirchlicher Proteste wurden im Deutschen Reich die als „Eu-Aktion" bezeichneten, organisierten Erwachsenenmorde im August 1941 auf Hitlers Weisung „offiziell" eingestellt. Bis dahin waren über 70 000 Patienten in den sechs NS-Tötungsfabriken unter ärztlicher Regie „desinfiziert" worden. Als Psychiater waren daran in leitender Funktion Adolf Wahlmann (1876–1956) in Hadamar und Hans Bodo Gorgaß (1909–1993) unmittelbar beteiligt. Dessen ungeachtet wurden vor allem in den Großkrankenhäusern außerhalb der Universitätspsychiatrie bzw. in den Zwischenanstalten die Tötungen mittels Medikamenten und/oder Aushungern bis Kriegsende unbeirrt weitergeführt – von Nitsche anlässlich einer Besprechung mit Anstaltsärzten in Berlin am 17.08.1943 ausdrücklich genehmigt. Ärzte und Pflegepersonal töteten im Rahmen dieser dezentralen („wilden") Euthanasie ihre Schützlinge nach eigenem Gutdünken meist durch Injektionen oder von „Sterbemedizin": Luminal, Veronal oder Morphium-Skopolamin.

Von 1942 an wurden massenhaft Patienten aus Norddeutschland in die Ostmark, nach Hadamar und Süddeutschland transportiert, ab dem Sommer 1943 solche aus dem Rheinland und Westfalen, dann aus Berlin und Hamburg, um Ersatz für kriegszerstörte Einrichtungen zu schaffen („Aktion Brandt") Bereits ab Oktober 1939 waren – neben Tausenden kaschubischen Polen – Patienten aus den psychiatrischen Krankenhäusern Stralsund, Schwerin, Ueckermünde, Lauenburg, Treptow und Kückenmühle/Stettin teils im Wald von Piasnitz/Pommern erschossen, teils nach Meseritz-Obrawalde verbracht worden. Unter dem psychiatrischen Regime von Theophil Mootz und Hilde Wernicke kamen allein in der pommerschen Heil- und Pflegeanstalt Obrawalde im Kreis Meseritz/Brandenburg mindestens 7 000 (–10 000?) junge und erwachsene Kranken zu Tode. Ebenfalls wurden die psychisch kranken Ostarbeiter ab Mai 1943 in einigen deutschen Heil- und Pflegeanstalten zusammengezogen und entweder dort ermordet oder in Tötungsanstalten weiterverlegt („Sammellager-Aktion"). Selbst nach Besetzung der deutschen Städte durch die alliierten Streitkräfte wurde in einigen Anstalten noch wochenlang weitergemordet! Insgesamt fielen zwischen 1939 und 1945 im damaligen deutschen Reich samt Österreich und okkupierten Gebieten mehr als 250 000 tatsächlich oder vermeintlich unheilbar Kranke der organisierten Massenliquidation zum Opfer. Sie wurden vergast, vergiftet, erschossen, erschlagen oder ausgehungert. Der Assistent

Gerhard Mall von der Marburger Universitätsnervenklinik bat im Oktober 1940 sogar darum, seinen psychosekranken Bruder Georg aus der Anstalt Weissenau der Euthanasie zuzuführen. Auf seinen schriftlichen Antrag hin erhielt er zunächst einen abschlägigen Bescheid, insistierte jedoch weiterhin, bis Georg Mall am 5. Dezember 1940 in Grafeneck vergast wurde. Gerhard Mall wurde 1949 Professor und leitete von 1952 bis 1971 als Medizinalrat die Pfälzische psychiatrische Klinik Klingenmünster. Nach seiner Pensionierung war er an seinem Wohnort privatärztlich tätig.

Die Erfahrungen aus der Aktion „Gnadentod" gingen ein in den Holocaust, die „Endlösung der Judenfrage", die nach ähnlichem Muster ablief: Diskriminierung, Erfassung und Pogrome bereits ab 1933 – organisierte Massenerschießungen in den besetzten Ostgebieten ab dem Sommer 1941 durch spezielle Einsatzgruppen – fabrikmäßige Ausrottung ab dem Herbst 1941 im KZ Auschwitz mittels immer routinierter ablaufender Vergasungen.

Von Anfang an als treibende Kraft beratend und lenkend in alle Euthanasie-Planungen einbezogen war das hochrangige SS-Parteimitglied Max de Crinis (1889–1945), Prototyp des Schreibtischtäters. De Crinis war 1938 gegen das Votum der Fakultät auf NS-politischen Druck hin Nachfolger Bonhoeffers auf dem Berliner Psychiatrielehrstuhl geworden, nachdem er zuvor in Köln die Nachfolge des verjagten Aschaffenburg angetreten hatte. Nach Einmarsch der Roten Armee in Berlin beging er mit einer Frau Suizid.

Neben ihm war Carl Schneider (1891–1946) einer der aktivsten Euthanasiebefürworter. Er hatte seine psychiatrische Ausbildung in Leipzig, Breslau und Arnsdorf erhalten; 1930 wurde er Leiter der von Bodelschwinghschen Anstalten in Bethel und – obgleich nicht habilitiert – 1933 Ordinarius der Heidelberger Psychiatrischen Klinik. Als tatkräftiger Kliniker wandte er sich gegen den damaligen therapeutischen Nihilismus, indem er neben den neu entwickelten Schocktherapien die Arbeitstherapie nachhaltig unterstützte und deren Erfolg an Psychosekranken der Heidelberger Klinik demonstrierte. Umso menschenverachtender betrieb Schneider die Ausrottung der unheilbar Kranken, vorrangig der geistig behinderten Kinder und chronischen Psychotiker, zumal dann, wenn seine Therapieversuche erfolglos geblieben waren. Er verband mit den Euthanasieselektionen ein großes persönliches Interesse an der Hirnforschung, wobei ihm die Psychiater Julius Deussen (1906–1974) aus der Deutschen Forschungsanstalt München und Johannes Suckow (1896–1994) aus der Dösener Anstalt, nach dem Krieg Direktor der Neurologisch-psychiatrischen Klinik Dresden und „Verdienter Arzt des Volkes" assistierten. Mitarbeiter waren auch Carl-Friedrich Wendt (1912–1989), späterer Ordinarius und Hans-Joachim Rauch (1909–1997), später psychiatrischer Gutachter, aus der Heidelberger Psychiatrie.

Nach ausführlichen körperlichen, psychopathologischen, psychometrischen und apparativen Untersuchungen wurden z. B. bei diagnostiziertem „Schwachsinn" die betroffenen Kinder zur Fachabteilung „Eichberg"/Eltville verlegt und mit der Anweisung durch Injektionen getötet, die Gehirne anschließend unbeschädigt anzuliefern. Ärztlicher Leiter der Eichberger Kinderabteilung war Walter Schmidt. (1910–1950), persönlich an zahlreichen Kindstötungen beteiligt. Nach einer kurzen Haftstrafe praktizierte er ab 1953 in Wiesbaden weiter als Arzt. Von den Tötungen profitierten auch andere Wissenschaftler wie beispielsweise Julius Hallervorden (1882–1965) am Kaiser-Wilhelm-Institut für Hirnforschung in Berlin-Buch, dem schätzungsweise 600 Gehirne zur Auswertung überlassen wurden, die meisten aus der Landesanstalt Bernburg/Saale, wo der neuropathologisch angelernte Heinrich Bunke (1914–2001) ihm als Tötungsarzt zur Seite stand.

Bunke arbeitete nach dem Krieg – trotz attestierter Verhandlungsunfähigkeit – als Frauenarzt in Celle, ausgenommen eine eineinhalbjährige Haftzeit wegen Beihilfe an über 10 000 Ermordungen. Hallervorden war ab 1949 bis zu seiner Pensionierung leitender Hirnforscher des Max-Planck-Insituts Gießen bzw. Frankfurt, geehrt mit dem Großen Bundesverdienstkreuz.

Der Anstaltsdirektor von Eglfing-Haar bei München, Hermann Pfannmüller (1886–1961), war für die Ermordung von über 3 100 Patienten haupt- oder mitverantwortlich, wobei eine Kombination von Aushungern und Vergiften bevorzugt wurde. Als einer der aktivsten T 4-Gutachter von 1939 bis 1944 beurteilte er zeitweilig täglich einhundert Patienten, allein in der zweiten Novemberhälfte 1940 über 2 100. Pfannmüller war fanatischer Nationalsozialist und überzeugter Verfechter der Rassenideologie. Er sah in der „Ausmerze" auch eine Möglichkeit, die Anstaltskosten zu verringern. In der Heil- und Pflegeanstalt Irsee/Kaufbeuren war der frühere Reformpsychiater Valentin Faltlhauser (1876–1961), ebenfalls T 4-Gutachter und mit Pfannmüller Erfinder der Hungerkost, verantwortlich für etwa 1 500 Krankenmorde. Er rechtfertigte sich später u. a. vor Gericht damit, aus Barmherzigkeit gehandelt zu haben. Faltlhauser wurde 1949 vom Landgericht Augsburg wegen Beihilfe zum Mord zu drei Jahren Gefängnis verurteilt, kam jedoch nie in Haft und wurde schließlich 1954 begnadigt. Sein Vertreter Lothar Gärtner erhängte sich vor seiner Festnahme durch US-amerikanische Soldaten im Krankenhaus. Pfannmüllers Verbrechen wurden 1951 vom Landgericht München mit einer fünfjährigen Haftstrafe geahndet. In der Sächsischen Zwischenanstalt Großschweidnitz hatte Alfred Schulz (1890–1947) von Anfang an die Aufsicht über die Vergiftungsaktionen, in Zschadraß Max Alwin Liebers (1879–1956). Schulz verstarb während des Dresdner Ärzteprozesses 1947, Liebers bleib straffrei. Artur Mittag (1906–1946), Leiter der Kinderfachabteilung Großschweidnitz, erhängte sich 1948 im Gefängnis. Am Wiener „Steinhof" ließ Hans Bertha (1901–1964), nach dem Krieg bis zu einem tödlichen Autounfall Professor und Ordinarius der Grazer Nervenklinik sowie Dekan, die Patienten massenhaft verhungern.

Nur einige wenige Einrichtungen wie z. B. die v. Bodelschwinghschen Anstalten Bethel widersetzten sich erfolgreich den Deportationen; die dortigen Ärzte verweigerten trotz angedrohter Sanktionen die Meldungen. Manche Patienten entgingen dem Tod, weil sie zeitig nach Hause entlassen worden waren.

Obwohl aus jeder Anstalt Patienten abtransportiert wurden und die zuständigen Psychiater und Psychiaterinnen mittelbar daran beteiligt, zumindest informiert waren, gab es aus dem psychiatrischen Berufsstand nur vereinzelt Protest. Am ehesten wurde – wenn überhaupt – von einzelnen Ärzten insofern „Sabotage" betrieben, als Patienten nach Absprache von den Angehörigen nach Hause geholt wurden. Bisweilen wurden Diagnosen abgeändert oder auf den Meldebögen falsche Angaben gemacht.

Offen gegen das Euthanasie-Programm sprach sich von den prominenteren Psychiatern lediglich Gottfried Ewald (1888–1963) aus, seit 1933 Psychiatrie-Ordinarius in Göttingen. Anlässlich einer Konferenz in der Berliner T 4-Zentrale am 15. August 1940 verweigerte er seine Mitarbeit und wurde zum Verlassen der Tagung aufgefordert. Anschließend fertigte Ewald hierzu ein Protokoll an, das er an den Dekan seiner Universität und die T 4-Zentralverwaltung mit der Bitte sandte, es an Reichsmarschall Hermann Göring weiterzuleiten. Ewald bezweifelte die unterstellte, grundsätzliche Unheilbarkeit der Kranken und verwies auf erstaunliche Besserungen bei Schizophrenien. Des Weiteren warnte er vor einer Untergrabung des Vertrauens zwischen Bevölkerung, Ärzten und Patienten. Später begründete Ewald seine Ablehnung auch schriftlich gegenüber Heyde mit Bezugnahme auf das Lebensrecht eines jeden einzelnen, das diagnostisch äußerst problematische Selektionsverfahren und die verheerenden psychologischen Auswirkungen auf die Angehörigen und die Bevölkerung (s. o.). Karsten Jaspersen (1896–1968), seit 1929 Leitender

Arzt der „Psychiatrischen und Nervenabteilung Sarepta" in Bethel, frühes und gläubiges Mitglied der NSDAP, teilte 1940 der Berliner Gestapozentrale und dem Reichsgesundheitsführer Leonardo Conti mit, dass die Krankentötungen für ihn als nationalsozialistischen Arzt gegen jede ärztliche Berufsauffassung verstießen. Das Ausfüllen der Meldebögen verweigerte er mit der Begründung, dass dies nach geltendem Strafrecht als Beihilfe zum Mord anzusehen sei. Vergeblich versuchte er, den mit ihm befreundeten Reichsleiter Martin Bormann und den Münchner Psychiatrie-Ordinarius Oswald Bumke zu Schritten gegen die Euthanasie zu bewegen. Johannes R. Enge (1877–1966), Leiter der Heilanstalt Lübeck-Strecknitz bei Lübeck, kritisierte im November 1941 unter dem Titel „Die Zukunft der Psychiatrie" in der „Psychiatrisch-Neurologischen Wochenschrift" den erbbiologisch-wissenschaftlich unhaltbaren Ansatz und sprach sich gegen den Vernichtungsgedanken aus, worauf Nitsche sich beim Herausgeber des Fachblatts beschwerte.

Ein Empfinden für das Ungeheuerliche der Verbrechen an den behinderten Kindern und wehrlosen Geisteskranken gab es bei den Akteuren und deren Mittätern wohl ebenso wenig wie bei den Massenmördern in den Konzentrations- und Vernichtungslagern. Einer der Hauptschuldigen, Brandt, an oberster Stelle zuständig für das perfektionierte Ausrottungsprogramm, bestritt beim Nürnberger Ärzteprozess 1947 Kenntnisse von „Verbrechen" in den Tötungsanstalten mit dem Hinweis, die Kranken wären zuvor „ordnungsgemäß" begutachtet worden.

Obwohl spätestens bei diesem Prozess die wesentlichen Einzelheiten bekannt wurden und in den Medien kommentiert worden waren, wurden sie nach Kriegsende von der psychiatrischen Fachwelt entweder nicht wahrgenommen oder verleugnet. Die Dokumentationen von Alexander Mitscherlich und Fred Mielke (1947), Viktor v. Weizsäkker (1947), Alice Platen-Hallermund (1948) und Gerhard Schmidt (1965) fanden anfangs so gut wie keine Verbreitung. Mitscherlich (1908–1982), seinerzeit Privatdozent für Neurologie an der Universität Heidelberg, und der Medizinstudent Mielke (1923–1959) waren von der deutschen Ärzteschaft damit beauftragt worden, die vom 9. Dezember 1946 bis zum 19. Juli 1947 laufenden Verfahren vor dem Ersten Amerikanischen Militärtribunal in Nürnberg zu beobachten und zu dokumentieren. Die bis zur Urteilsverkündung angefertigten Protokolle verarbeiteten sie zunächst in dem vorläufigen Bericht „Das Diktat der Menschenverachtung" (1947) bzw. der ausführlicheren und kommentierten Schrift „Wissenschaft ohne Menschlichkeit" – später umbenannt in „Medizin ohne Menschlichkeit".

Die 1. Auflage mit 10 000 Exemplaren war lediglich für die Westdeutschen Ärztekammern bestimmt und wurde nur an die Ärzteschaft verteilt. Eine vorläufige Kurzfassung hatte Mitscherlich der „Deutschen Medizinischen Wochenschrift" vergeblich zur Veröffentlichung angeboten. Schließlich nahm sich der Verlag Lambert Schneider in Heidelberg der Publikation an, die erst 1949 erschien. Zu den Prozessbeobachtern gehörte auch die Ärztin Alice Platen-Hallermund (1910–2008), die 1948 ihr Fazit im Buch „Die Tötung Geisteskranker" veröffentlichte.

Mitscherlich wurden Netzbeschmutzung und Diffamierung des eigenen Berufsstandes vorgeworfen. Er klagte tief betroffen, dass es hoffnungslos sei, mit der Publikation noch einen Beitrag zur Wendung des Geschicks ins Bessere leisten zu können. Ansonsten war die Resonanz erstaunlich dürftig; es gab jahrelang weder Rezensionen noch Zuschriften. Als erster Psychiater sprach Gerhard Schmidt am 20. November 1945 im Bayerischen Rundfunk über die Patiententötungen in der Anstalt Eglfing-Haar bei München. Seine Schrift über die Selektion und den Mord an Geisteskranken durch die Nazis wurde seinerzeit nicht von der medizinischen Fakultät Hamburg zur Habilitation angenommen.

Schmidt (1904–1991) war selbst von 1937 bis 1945 an der Deutschen Forschungsanstalt für Psychiatrie in München tätig. Nach Kriegsende wurde er mit der kommissarischen Leitung der Heil- und Pflegeanstalt Eglfing-Haar betraut, wo sein 1965 erstmals veröffentlichtes Werk „Selektion in der Heilanstalt 1939–1945" entstand. Schmidt wurde 1947 Chefarzt der Psychiatrischen Klinik des Städtischen Klinikums Lübeck und übernahm 1965 – nach Umwandlung der Lübecker Krankenhäuser zum Universitätsklinikum – den neugeschaffenen Lehrstuhl für Psychiatrie und Neurologie. In Tradition der Heidelberger Schule beschäftigte er sich wissenschaftlich hauptsächlich mit der Psychopathologie des Wahns und der Selbsttötung.

Ohne die ideologische Vorarbeit und Einstimmung durch Erbbiologen und Rassenhygieniker, ohne den Elan der Planer und Organisatoren, ohne die bereitwillige Mithilfe der Gutachter und das stillschweigende Einverständnis vieler Mitwisser hätte das monströse Euthanasieprojekt der Nazis nicht realisiert werden können. Nicht alle waren indes begeisterte Nationalsozialisten. Was trieb sie an?

Das gemeinsame Band war die fixe Idee von einer radikalen rassehygienischen „Ausmerze", die alle abendländisch enkulturierten, humanistischen Prägungen aushebelte. Viele an der Euthanasie besonders aktiv beteiligte Psychiater wie z. B. Heyde, Nitsche und Schneider waren neueren Behandlungsmethoden gegenüber durchaus aufgeschlossen und galten als „Reformpsychiater". Sie betrachteten die Massenselektion als notwendige Befreiung von den „Ballastexistenzen" in den Heil- und Pflegeanstalten. Sie begründeten ihre Einstellung zum einen mit der erheblichen personellen und materiellen Belastung der Volksgemeinschaft, zum anderen mit einer Art geistig-seelischer Nichtexistenz der Opfer, die nicht als menschliche Wesen betrachtet wurden.

Einige sahen im „Gnadentod" die Erlösung von Leid und Elend; andere verknüpften die Mordaktionen mit speziellen erbbiologischen bzw. hirnanatomischen Forschungsinteressen. Manche fanden im willfährigen Mitmachen ein Vehikel für Anerkennung und Karriere – Charaktere mit einer Mischung aus Geltungsbedürfnis, Opportunismus, ideologischer Verblendung, Servilität und Feigheit. Im Übrigen wurden den T 4-Gutachtern jedes Votum bezahlt. Fachlich weniger befähigte und klinisch unerfahrene Psychiater nutzten wahrscheinlich aus Eitelkeit, Ehrgeiz und Machtstreben die Gelegenheit, sich zum „Herrn über Leben und Tod" aufzuwerten.

Mitscherlich suchte das unfassbare Handeln der Euthanasie-Ärzte durch eine Verquickung von Persönlichkeit und „Apparat" zu erklären, wobei letzterer das Gerüst einer Pseudowissenschaft mit einer speziellen Definition von „Menschenmaterial" gebildet habe. Die Akteure selbst jedoch, durchaus „respektierte Forscher, Inhaber hoher akademischer Ämter", seien nicht gesichert gewesen vor dem „Abstieg in die unbescheidene, machtgierige, dumme und lügnerische Welt der Unmenschlichkeit". Niemand hätte sie dazu gezwungen, an wehrlosen Opfern eines Terrorregimes zu experimentieren. Sie hätten sich an ein „Gespenst ihrer Ehre" geklammert, die sie zugleich verloren hätten. Es sei aber auch klar, dass ohne die Bereitwilligkeit, Duldung, Gefühllosigkeit einer feigen oder indolenten „breiten Zwischenschicht" die verbrecherische Planung und Exekutive nie hätten zusammenspielen können.

Platen-Hallermund billigte einigen der Euthanasieärzte einen „naiven Idealismus" zu; sie hätten aktiv das Leid der Krankheit bekämpfen wollen – im äußersten Fall durch den Tod. Die Ausmerzung eines Teiles des Volkes sei als notwendig zum Wohle der übrigen Gemeinschaft und zur Erlösung des einzelnen Leidenden betrachtet worden. Ferner habe aus Tätersicht keine echte Entscheidungsfreiheit bestanden, da Hitler sozusagen als Herr über Leben und Tod auch für die Euthanasie die volle Verantwortung übernommen habe und man ihm zu Gehorsam und Pflichterfüllung verpflichtet gewesen sei.

Der in die USA emigrierte Psychiater und Neurologe Leo Alexander (1905–1985), Berater beim Nürnberger Ärzteprozess und Mitverfasser des „Nürnberger Kodex", sah als hauptsächliche Triebfedern Opportunismus und Charakterlosigkeit. Die von dem US-amerikanischen Psychiater Robert Jay Lifton 1986 veröffentlichten Studien lassen die Täter überwiegend als gespaltene Persönlichkeiten erscheinen mit einer Dissoziation in eine „gewöhnliche Arzt-Person" und eine „Vollstreckerperson der rassenhygienischen Gewaltkur". In dieser „Doppelung" sah Lifton den psychologischen Mechanismus für den faustischen Pakt des Nazi-Arztes: Soziale und materielle Belohnungen gegen eine Mitarbeit im Dienst der mörderischen Diktatur. Die (un-bewusste) Persönlichkeitsabspaltung habe erst die „Drecksarbeit" der Selektion und Tötung ermöglicht. Neben einer Persönlichkeitsstörung vom Borderline-Typus waren Lifton zufolge auch narzisstische Anteile auszumachen, die insgesamt das Bedürfnis nach einer „Selbstverewigung im eigenen Bild" befriedigten. Die Nazi-Ärzte fühlten sich als „grandiose Herren über Leben und Tod", als gestaltende Figuren einer neuen Zeit, als kühne Wissenschaftler mit epochaler Wirkung. Wahrscheinlich ermöglichte erst eine Einstellung zum andersartigen, kranken Mitmenschen, die ihm jegliche menschliche Eigenschaften absprach, dessen Auslöschung, sodass er nur noch als minderwertige, nicht erhaltenswerte Kreatur wahrgenommen wurde – „lebensun-wertes Leben".

Nach Ende des 2. Weltkrieges richteten sich einige der Täter selbst: Neben einem knappen Dutzend leitender Ärzte bzw. T 4-Gutachter beging auch Carl Schneider, der zunächst in der Erlangener Psychiatrie Zuflucht gefunden hatte, nach seiner Verhaftung 1946 Suizid. Der größte Teil der Täterinnen und Täter aus Medizin, Politik und Justiz kam überaus glimpflich davon:
Trotz der bald bekannt gewordenen Verbrechen wurden die Akteure der Greueltaten immer schleppender verfolgt, nachdem die Alliierten deren Aufklärung und Ahndung an die deutschen Behörden abgegeben hatten. Auf psychiatrischem Gebiet verliefen bis auf wenige Ausnahmen in der Folgezeit viele Ermittlungsverfahren im Sande. Brandt, Nitsche und der Leiter der sächsischen Transportanstalt Waldheim, Gerhard Wischer sowie Hilde Wernicke, Leiterin der Kinderfachab-teilung Meseritz-Obrawalde, wurden anlässlich der Dresdner und Frankfurter Ärzteprozesse 1947 neben etlichen KZ-Ärzten zum Tode verurteilt und hingerichtet. „Persilscheine", getürkte eidesstattliche

Erklärungen, Falschaussagen und Gefälligkeitsgutachten verhalfen zu milden Strafen oder Freisprüchen. Manche der Täter entzogen sich – gedeckt und geschützt durch Mitwisser und Helfer – der gerichtlichen Aufklärung bzw. Verurteilung durch Flucht oder mittels attestierter Krankheit wie Georg Renno (1907–1997), stellvertretender ärztlicher Leiter in Hartheim/Linz und 14f13-Gutachter; ihm wurde 1973 von der Uni-Klinik Mainz wegen einer schweren Herzerkrankung Verhandlungsunfähigkeit bescheinigt. Er verstarb im Alter von 90 Jahren in Neustadt a. d. Weinstraße. Mit dem wachsenden zeitlichen Abstand von den Verbrechen fielen die Strafen unter Anerkennung eines „Verbotsirrtums", „fehlenden Unrechtsbewusstseins" oder „Befehlsnotstands" zunehmend milder aus bis hin zu skandalösen Freisprüchen. Die bundesrepublikanische Rechtsprechung der Nachkriegszeit gestand vielen Tätern zu, dass sie die Heimtücke und niedrigen Beweggründe der Naziführer nicht hätten erkennen können, oder mitgemacht hätten, um – so die typische Exkulpierung – „Schlimmeres zu verhüten". Manche gaben sich gar als unentdeckte Widerstandskämpfer aus.

Im Rahmen der zweiten und dritten Prozessserie ab den 1950er-Jahren wurden nur noch sog. „Exzesstäter" bestraft; von 1962 bis 1972 wurden alle angeklagten Euthanasieärzte freigesprochen. Andere wurden rehabilitiert und konnten – meist im Gesundheitsbereich, in der Wissenschaft, als Gutachter oder in eigener Praxis – ihre ärztliche Tätigkeit fortsetzen. Heinrich Gross (1915–2005), Tötungsarzt an der Wiener Kinderfachabteilung „Spiegelgrund", machte beispielsweise nach dem Krieg in Österreich als Gutachter und hochdekorierter Neuropathologe Karriere. Auch in der DDR konnten sich Nazi-Ärzte wieder etablieren, begünstigt durch den Amnestiebeschluss des Ministerrats 1955 („Aktion Schmetterling").

Die letzte Prozesswelle während der 1980er-Jahre fuhr sich weitgehend in einem Morast von Einsprüchen, Widerständen und Attesten fest. Die Selektionen und Massenmorde in den Anstalten der östlichen Reichsgebiete blieben gänzlich ungesühnt; die beteiligten Ärztinnen und Ärzte praktizierten nach dem Krieg im Westen oder waren in staatlichen Diensten. Alle behaupteten, niemals „von unnatürlichen Todesfällen" gehört zu haben. Ein besonders verabscheuungswürdiges, aber nicht untypisches Beispiel stellt – neben dem bereits erwähnten Heinze – der Fall des Horst Schumann (1906–1983) dar, Leiter der Tötungsanstalten Grafeneck und Sonnenstein. Ab 1942 selektierte er im Rahmen der „Aktion 14f13" in verschiedenen KZ Häftlinge zum Gastod und führte in Buchenwald Versuchsreihen zur Röntgensterilisation und -kastration durch. Nach kurzer amerikanischer

Gefangenschaft arbeite er ab 1946 als Sportarzt in Gladbeck, drei Jahre später eröffnete er eine Praxis. Als er bei Beantragung eines Jagdscheins Verdacht erregte, kam er seiner drohenden Festnahme durch die Flucht ins Ausland zuvor. Schumann arbeitete als Schiffsarzt, dann im öffentlichen Gesundheitsdienst von Ägypten und Sudan, wechselte über Nigeria nach Ghana, wo er 1959 die Leitung eines Krankenhauses übernahm. 1962 von einem englischen Reporter entdeckt, wurde er erst 1966 nach Deutschland ausgeliefert und in Butzbach inhaftiert. Bald nach Eröffnung des Prozesses im Jahr 1970 wurde er wegen Kreislaufstörungen für verhandlungsunfähig erklärt und zwei Jahre später endgültig aus der Haft entlassen. Er starb elf Jahre später 1983 in Frankfurt.

Innerhalb der deutschen Ärzteschaft wurde dieses Kapitel nach Kriegsende – trotz umfangreicher Dokumente und Berichte – beharrlich totgeschwiegen; allenfalls wurde bei kritischen Fragen rechtfertigend auf angeblich hinhaltenden Widerstand o. Ä. verwiesen; viele gaben sich selbst als Opfer oder geheime Widerständler aus. In keinem Lehrbuch wurde auf die Rolle der Psychiatrie während der Nazi-Zeit eingegangen; selbst in dem mehr als 800 Seiten umfassenden, überaus detaillierten Band über „Das psychiatrische Krankenhauswesen" von Friedrich Panse (1964) wurden die systematischen Selektionen, geschweige denn Massentötungen mit keiner Silbe erwähnt. Panse war selbst T 4-Gutachter und Dozent für Rassenhygiene in Bonn, nach dem Krieg wurde er u. a. Direktor der Anstalt Grafenberg/Düsseldorf. Ebenfalls finden sich in den beiden ersten Auflagen des mehrbändigen deutschen Standardwerks „Psychiatrie der Gegenwart" von 1961 und 1975 keinerlei konkrete Hinweise auf die Euthanasie-Verbrechen; erst in der 3. Auflage 1989 (!) wurde das Schicksal der Psychiatrie-Patienten im Nationalsozialismus abgehandelt.

Nicht nur die Psychiater-Generation der Kriegszeit verdrängte ihre Geschichte weitgehend, sondern auch die folgende. Alexander und Margarete Mitscherlich sprachen 1967 von der „Unfähigkeit zu trauern", d. h. einer Verleugnung und Verdrängung eigener Schuld bis hin zu der Fiktion, selbst „Opfer" gewesen zu sein. Erst ab den 1960er-Jahren setzte eine allmähliche, wenn auch zähflüssige Reflexion dieses Themas in der psychiatrischen Szene ein. Die umfassendsten Recherchen erfolgten allerdings nicht durch den psychiatrischen Berufsstand, sondern durch Journalisten und Historiker. Im Vorstand der „Deutschen Gesellschaft für Psychiatrie und Neurologie" (DGPN) und auf zahlreichen Lehrstühlen saßen ehemalige T 4-Gutachter; 30 Jahre dauerte es, bis – nach längerem Hin und Her – der

7 Soll und Haben: Bestandsaufnahme

Ein Rückblick auf die Situation der Nachkriegszeit erleichtert das Verständnis für eine Bestandsaufnahme der gegenwärtigen psychiatrisch-psychotherapeutischen Versorgung Deutschlands. Obgleich (oder weil?) nationalsozialistischer Terror, Euthanasie und Kriegsverluste Reputation und Leistungsfähigkeit der deutschen Psychiatrie schwer beschädigt hatten, wurden – wie vorlaufend referiert – jahrzehntelang Ausmaß und Intensität der Beteiligung prominenter Ärzte und Psychiater an dem gigantischen Tötungsprojekt nicht zur Kenntnis genommen. Die bereits genannten Schriften von v. Platen-Hallermund (1948), Mitscherlich und Mielke (1949) und Schmidt (1964) stießen auf kein nennenswertes Interesse oder wurden totgeschwiegen, ihre Autoren sogar angefeindet. Bis zum Ende der 1970er-Jahre fanden Bücher über die Psychiatrie im Nationalsozialismus keinen Verlag oder wurden nicht beachtet, obgleich durch die sog. Ärzteprozesse 1946–1947 in Nürnberg, Dresden und Frankfurt sowie mehr als 40 folgende Gerichtsverfahren bis Mitte der 1960er-Jahre die wesentlichen Fakten der Vernichtungsaktionen geklärt werden konnten. Die anfänglich von den Besatzungsmächten gestartete, juristische Aufarbeitung im Rahmen der sog. Kriegsverbrecherprozesse, bei denen auch Ärzte und Krankenschwestern vor Gericht standen und verurteilt wurden, verliefen allerdings von Jahr zu Jahr schleppender, halbherziger und nachsichtiger. Etliche Täterinnen und Täter konnten untertauchen oder wurden bald begnadigt, viele wurden freigesprochen. Wiederaufbau und Wirtschaftswunder als Flankenschutz der bundesrepublikanischen Nachkriegsrestauration förderten Vertuschung, Verleugnung und Verdrängung des monströsen Vernichtungsfeldzugs gegen die Juden und psychisch Kranken. Sowohl in West- wie Ostdeutschland kamen neben Beamten, Juristen und Politikern auch ehemalige, hochrangige Nazi-Ärzte wieder in Amt und Würden, begünstigt durch den kriegsbedingten Mangel an Fachleuten, gefördert durch Fürsprache, Komplizentum und und Seilschaften. Die Stimmen der wenigen, übrig gebliebenen Opfer der Schreckensherrschaft wurden – wenn überhaupt zu vernehmen – eher als lästig und störend wahrgenommen, sogar kritisiert (siehe Kapitel 6).

Die Liste der während des Nazi-Regimes ermordeten, verfolgten, deportierten und emigrierten Psychiater und Psychologen gleicht einem „Who-is-who"-Register der deutschsprachigen Nerven- und Seelenheilkunde jener Zeit. Dem Holocaust zum Opfer fielen – soweit bekannt – die jüdischen Psychologen und Psychoanalytiker Alfred Bass (Linz/Wien – 74-jährig deportiert), Abraham A. Deutsch (Wien – 76-jährig deportiert), Margarete Hilferding (Berlin/Wien – 71-jährig deportiert), Alfred Meisl (Wien – 74-jährig deportiert), Ludwig Pick (Berlin – 75-jährig deportiert), Otto Selz (Mannheim/Amsterdam – 62-jährig deportiert), Nikola Sugar (Wien/Belgrad – 48-jährig deportiert), August Watermann (Hamburg/Amsterdam – 54-jährig deportiert), Karl Landauer (Wien – 58-jährig deportiert) und Salomea Kempner (Berlin – 60-jährig deportiert); die Widerstandskämpfer John F. Rittmeister (Berlin) und Kurt Huber (München) wurden im Alter von 52 bzw. 49 Jahren hingerichtet. Sabina Spielrein, eine der ersten Psychoanalytikerinnen, wurde 57-jährig mit ihren beiden Töchtern von den deutschen Truppen in ihrem Heimatort Rostow am Don ermordet.

Hunderte Nervenärzte, Psychoanalytiker und Psychologen verließen nach zunehmenden Diskriminierungen, Schikanen und Verfolgungen ihr Heimatland; die meisten gingen in die USA und nach England. Dem nationalsozialistischen Terror entzogen sich durch Emigration u. a. Gustav Aschaffenburg und seine Mitarbeiter Max Günther, Walther Jahrreiss und Heinrich Krapf (Köln), Walter Börnstein, Siegfried H. Fuchs (später: Foulkes), Frieda Fromm-Reichmann und Erich Fromm, Erwin Levi, Heinrich Meng, Hans Strauss, Kurt Goldstein, Max Wertheimer und Raphael Weichbrodt (Frankfurt), Max Isserlin, Franz Kallmann, Karl Neubürger, Karl Stern und Felix Plaut (München), Paul Hoefler, Erich Lindemann, Wilhelm Mayer-Gross, Alfred Strauss und Gabriel Steiner (Heidelberg), Bernhard Bath, Victor Kafka, Walter R. Kirschbaum, Wilhelm (William) und Clara Stern sowie Fritz Witters (Hamburg), Adhémar Gelb, Alfred Gallinek und Alfred Hauptmann (Halle), Max Kastan und Otto Klieneberger (Königsberg), Fritz und Otto Kant (Tübingen), Hans Lewi und Felix Stern (Göttingen), Rudolf Neustadt und Hans Schlossmann (Düsseldorf), Otto Löwenstein und Samuel Last (Bonn), Felix Georgi und Kurt R. Rosenthal (Breslau), Max Rinkel (Kiel), Alfred Storch (Gießen), Jost Michelsen (Leipzig) sowie Max Rosenfeld (Rostock).

Den größten Aderlass erlitt die damalige Psychiater- und Therapeutenhochburg Berlin: Die Charité verlassen mussten Leopold Casper, Max Eitingon, Fritz A. Freyhan, Käthe Friedländer, Paul Jossmann, Lothar B. Kalinowsky, Franz Kramer, Arthur Kronfeld, Felix List, Freddy Quadfasel, Arthur Simons, Erwin Straus, Hans A. Thorner, Erich Wittkower und Erich Sternberg (der ab 1936 in den stalinistischen Terror geriet). Karl Birnbaum wurde die Leitung der Heilanstalt Buch abgenommen. Des Weiteren gingen die Psychologen und Analytiker Hilda Abraham, Therese Benedek, Eva Landauer, Barbara Lantos, Siegfried Bernfeld, Hans J. Eysenck, Ernst Simmel. Ruth C. Cohn, Frances Deri, Otto Fenichel, Karl W. Haas, Clara Happel, Magnus Hirschfeld, Edith Jacobson, Wolfgang Köhler, Karl Lewin, Heinrich Löwenfeld, Fanja Lowtzky, Laura und Fritz Perls und Hannah Ries. Franz G. Alexander, Karen Horney, Melanie Klein, Sándór Rado und Hans Sachs waren bereits während der 1920/30er-Jahre ausgewandert.

Aus Wien flüchteten die Psychiater Hans Hoff, Fritz Redlich und Manfred Sakel, Erwin Stransky sowie die Psychoanalytiker und Psychologen – außer Freud, dessen Tochter Anna und Freuds erste Analyse-Patientin und spätere Assistentin Helene Deutsch – Alfred Adler, Bruno Bettelheim, Miriam M. Brandt, Egon Brunswik, Charlotte und Karl Bühler, Suzanne Cassirer-Bernfeld, Paul Federn, Curt Furtmüller, Wladimir Eliasberg, Max Graf, Heinz Hartmann, Else Heipern, Eduard Hitschmann, Heinz Kohut, Hermann Nunberg, Otto Rank, Wilhelm Reich, Theodor Reik, Paul F. Schilder, Réne A. Spitz, Erwin Stengel , Editha und Richard Sterba. Prag verließen die Analytikerinnen Yela Löwenfeld und Hanna Heilborn-Fenichel, Budapest der Psychoanalytiker Michael Balint. Erich Neumann aus Berlin/Heidelberg blieb 1934 in Palästina.

Aus dem Amt gedrängt bzw. zwangspensioniert wurden Georg Stertz und Kurt Kolle aus der Kieler Nervenklinik, Walter Ritter v. Baeyer aus der Heidelberger, Rudolf Degkwitz aus der Münchener Klinik sowie der Gestaltpsychologe Felix Krüger aus der Leipziger Universität.

Stellvertretend für die vielen Schicksale seien folgende Lebensläufe kurz beschrieben:

Frieda Fromm-Reichmann (1889–1957), geboren in Karlsruhe, praktizierte nach dem Medizinstudium u. a. in Frankfurt und Dresden; in Berlin ließ sie sich zur Analytikerin ausbilden. Mit ihrem Mann Erich Fromm gründete sie das Frankfurter Psychoanalytische Institut; außerdem war sie – wie die oben erwähnten Franz G. Alexander, Otto Fenichel, Karen Horney und René A. Spitz – Mitglied der Berliner psychoanalytischen Vereinigung. Im Jahr 1933 emigrierte sie über Palästina in die USA, wo sie bis zu ihrem Tod als Psychotherapeutin an der Psychiatrischen Klinik „Chestnut Lodge" in Rockville, Maryland arbeitete. 1943 gründete sie mit dem Neoanalytiker Harry S. Sullivan und Erich Fromm das Institut für Psychiatrie, Psychoanalyse und Psychologie; außerdem lehrte sie in Washington und New York. Fromm-Reichmann widmete sich engagiert der analytischen Therapie von Psychosen; ihren Ansatz publizierte sie in „Principles of Intensive Psychotherapy" (1951). Ihre bekannteste Patientin war die spätere Schriftstellerin Joanna Greenberg, die unter dem Pseudonym Hannah Green das autobiografische Buch „Ich hab dir nie einen Rosengarten versprochen" über ihre Krankheit und den therapeutischen Heilungsprozess schrieb (s. a. Kapitel 12).

Erwin Straus (1891–1975) stammte aus einer Frankfurter jüdischen Familie, studierte Medizin, war Soldat und arbeitete als Assistenzarzt an der Berliner Charité. Nach der Habilitation wurde er Professor für Psychiatrie und ließ sich als Nervenarzt nieder. Er emigrierte 1938 in die USA, wo er zunächst in North Carolina eine Stelle als Psychologiedozent fand. Ab 1946 war er Professor am „Veterans Administration Hospital" in Lexington. Nach Kriegsende nahm Straus, umfassend ausgebildeter Vertreter einer anthropologisch-klinischen Empirie, wieder Kontakt nach (West-)Deutschland auf; 1955 wurde er Ehrendoktor der Würzburger Philosophischen Fakultät. In seinem epochalen Hauptwerk „Vom Sinn der Sinne", erstmals 1933 erschienen und 1956 nochmals aufgelegt, setzte er sich aus phänomenologischer Blickrichtung mit der „objektiv-empirischen" Psychologie auseinander.

Arthur Kronfeld (1886–1941) wuchs als Jude in Wien auf, studierte Medizin und wurde ebenfalls Psychiater. Seine Kriegserlebnisse veranlassten ihn zu einer Studie über Panikreaktionen. Neben seiner Tätigkeit als niedergelassener Nervenarzt in Berlin habilitierte er sich für Psychiatrie. 1935 ging er mit seiner Frau nach Zürich; von dort aus ein Jahr später nach Moskau, wohin er einen Ruf an das Neuropsychiatrische Forschungsinstitut „Gamuschkin" erhalten hatte. Als im Jahre 1941 die deutsche Armee näher rückte, beging Kronfeld zusammen mit seiner Frau Suizid.

Hans J. Eysenck (1916–1997) emigrierte 1934 aus Berlin über Frankreich nach London. Er war während des 2. Weltkrieges als Psychologe in einem Notfallkrankenhaus eingesetzt, ab 1945 im psychiatrischen „Maudsley Hospital". 1955 wurde er Professor am Psychologischen Institut der Londoner Universität. Eysenck war hauptsächlich Persönlichkeitstheoretiker und klinischer Psychologe, wobei er die Psychoanalyse als ineffektiv ablehnte. Er gehört zu den Begründern der Verhaltenstherapie – 1960 veröffentlichte er „Behaviour Therapy and the Neuroses" (s. a. Kapitel 9).

Nach diesem Aderlass an Kompetenz, Erfahrung und Forschergeist während des nationalsozialistischen Regimes fand die deutsche Psychiatrie erst etwa 20 Jahre nach dem 2. Weltkrieg wieder Anschluss an das internationale Niveau, wobei anfangs große Skepsis von Seiten der internationalen Fachgemeinde zu verzeichnen war. Tonangebend in der klinischen und wissenschaftlichen Psychiatrie waren die Vertreter der angelsächsischen Länder, wo die meisten Emigranten eine neue Wirkungsstätte gefunden hatten. Die in den USA, Skandinavien und England entwickelten, neueren psychologischen und sozialpsychiatrischen Behandlungsmethoden wurden infolge der Nazi-Isolation nach Kriegsende erst mit großer Verspätung übernommen.

Das nach dem 1. Weltkrieg entstandene, sozialhygienische und sozialpsychiatrische Netzwerk öffentlicher Einrichtungen wie der 1908 vom Erlanger Anstaltsleiter Gustav Kolb (1870–1938) vorgeschlagene „externe ärztliche Dienst" und andere ähnliche Einrichtungen waren mit dem „Gesetz zur Wiederherstellung des Berufsbeamtentums" von 1933 praktisch zerstört worden, da alle nichtarischen oder vorgeblich politisch unzuverlässigen Ärzte ausfielen. Die Zerschlagung der kommunalen Gesundheitsämter war mit dem „Gesetz über die Vereinheitlichung des Gesundheitswesens" im Jahr 1934 eingeleitet worden.

Die verbliebenen Nervenärzte, Psychiater und Psychotherapeuten waren somit rundum mit einer Rekultivierung der verödeten psychiatrischen Landschaft beschäftigt und mussten zudem dringend notwendige Reformen hinsichtlich der stationären und ambulanten Versorgung in Angriff nehmen. In leitender Position tätig waren als nicht in die Euthanasie verwickelte, politisch weitgehend unbelastete Wissenschaftler u. a. Walter Ritter v. Baeyer, Karl Leonhard, Georg Stertz, Kurt Kolle, Rudolf Degkwitz, Hans J. Weitbrecht und Helmut Rennert.

Walter Ritter v. Baeyer (1904–1987) hatte 1933 – nach Übernahme des psychiatrischen Lehrstuhls durch den Nationalsozialisten C. Schneider (siehe Kapitel 3) – wegen jüdischer Verwandter die Heidelberger Klinik verlassen müssen. Bis 1935 arbeitete er an der deutschen Forschungsanstalt für Psychiatrie in München, anschließend war er Sanitätsoffizier. Nach Kriegsende leitete er die Nürnberger Nervenklinik bzw. die psychiatrische Universitätsklinik Heidelberg. Als humanistisch-anthropologisch geprägter Reformpsychiater der ersten Stunde war er bereits in den 1960er-Jahren sozialpsychiatrisch aktiv; er ließ die Klinikstationen gemischt-geschlechtlich belegen und führte die therapeutische Gemeinschaft ein. Als Vizepräsident der Psychiatrischen Weltvereinigung (World Psychiatric Association – WPA) von 1966 bis 1971 und Vorstandsmitglied der DGPN war er einer der wenigen prominenten Psychiater, die gegen den Missbrauch der Psychiatrie in der Sowjetunion ihre Stimme erhoben (siehe Kapitel 5). Sein Buch „Psychiatrie der Verfolgten", zusammen mit seinen Mitarbeitern H. Häfner und Karl P. Kisker verfasst, gehört zu den

Standardwerken über die Pathologie der Psychotraumatisierung. Über v. Baeyers Auseinandersetzungen mit antipsychiatrischen Strömungen in seiner Klinik wurde bereits berichtet.

Karl Leonhard (1904–1988), Oberarzt und Professor an der Frankfurter Klinik, wurde 1955 Ordinarius für Psychiatrie und Neurologie an der Medizinischen Akademie Erfurt, zwei Jahre später Leiter der Nervenklinik an der Berliner Charité. Leonhard war wissenschaftlich und klinisch rastlos tätig, was seinen Niederschlag in zahlreichen Veröffentlichungen wie z. B. über Träume, psychotherapeutische Methoden, Persönlichkeitsstörungen, Ausdruckslehre und Sexualität fand. Er klassifizierte in der Tradition von Wernicke und Kleist – gestützt auf zahllose eigenen Untersuchungen – den Krankheitstypus der „systematischen Schizophrenien", und veröffentlichte 1968 eine differenzierte Phänomenologie der „zykloiden Psychosen".

Der bereits erwähnte Georg Stertz (1978–1959) wurde 1926 auf den Kieler Psychiatrischen Lehrstuhl berufen und 1937 zwangspensioniert, da er mit einer Halbjüdin (Tochter von Alois Alzheimer) verheiratet war. 1946 wurde er zunächst kommissarischer Leiter, 1952 Ordinarius für Psychiatrie an der Münchner Klinik. Ihm folgte Karl Kolle (1898–1975), ehemals in Kiel sein Assistent. Kolle war 1933 aus der Kieler Klinik gedrängt worden und hatte sich in Frankfurt niedergelassen.

Rudolf Degkwitz (1920–1990) hatte während seines Medizinstudiums in München Verbindung zum Widerstandskämpferkreis „Weiße Rose" und war deswegen von 1943 bis Kriegsende in Haft. Er habilitierte sich 1959 und wurde 1960 Direktor der Psychiatrischen Klinik Freiburg, 1969 Ordinarius und Dekan der Medizinischen Fakultät. Er befasste sich u. a. mit der Krankheitslehre und gehört zu den frühen Reformpsychiatern.

Hans J. Weitbrecht (1909–1975) war Oberarzt an der psychiatrischen Privatklinik „Christophsbad" Göppingen, danach Sanitätsarzt. 1956 wurde er Ordinarius für Psychiatrie und Neurologie an der Universitätsklinik Bonn. In wissenschaftlicher Hinsicht beschäftigte er sich u. a. mit den affektiven Psychosen, insbesondere den Depressionen, und der Religionspsychopathologie. Er prägte den Begriff „endoreaktive Dysthymie" und lieferte Beiträge zur Psychopathologie der Bekehrung. In seiner „Kritik der Psychosomatik" setzte er sich mit psychoanalytischen Hypothesen auseinander.

Weitbrecht war aufgeschlossen gegenüber neuen diagnostischen und therapeutischen Methoden. Er gehörte zu den ersten, die in einer deutschen psychiatrischen Universitätsklinik eine Abteilung für Psychotherapie und psychosomatische Medizin sowie eine für medizinische Psychologie einrichteten; ebenfalls unterstützte er die Schaffung einer psychotherapeutischen Beratungsstelle für Studenten. Die Anfang der 1960er-Jahre erbaute Bonner Psychiatrische Klinik gehörte seinerzeit zu den modernsten Europas. Sie verfügte über eine differenzierte Beschäftigungs- und Kunsttherapie, eine Bäderabteilung mit Physiotherapie und Hallenbad, ein Film- und Fotostudio, Laboratorien und eine Röntgenabteilung.

Davon abgesehen wurde die deutschsprachige, klinische und wissenschaftliche Psychiatrie des 20. Jahrhunderts gestaltet und bis in die Gegenwart wesentlich mitbeeinflusst u. a. durch Manfred Bleuler (1903–1994), Sohn von E. Bleuler und dessen Nachfolger am Zürcher „Burghölzli", Pionier der endokrinologischen Psychiatrie und Schizophrenieforschung, Karl Bonhoeffer (1868–1948) in Berlin, Erforscher der symptomatischen Psychosen, Oswald Bumke (1877–1950) in München, Anhänger einer verstehend-psychologischen Psychiatrie, Rudolf Lemke (1906–1957) in Jena, Leitfigur der ostdeutschen Psychiatrie, sowie dessen Schüler und Nachfolger Helmut Rennert (1920–1994), ab 1958 in Halle, Vertreter der „Einheitspsychose". Führender Reformpsychiater in der DDR war Ehrig Lange (1921–2009), der als Chefarzt die Anstalt Pfafferode/Mühlhausen modernisierte, ehe er von 1963 bis 1987 der Psychiatrischen Akademieklinik Dresden vorstand. Anton v. Braunmühl (1901–1957) optimierte in Kaufbeuren und Eglfing-Haar die Elektrokrampf- und Insulinkoma-Behandlung. Hans Walter Gruhle (1880–1958) in Bonn stand für eine verstehende Psychologie und Psychopathologie. Rüdin hatte eine Berufung auf den dortigen Lehrstuhl wegen Gruhles fehlender nationalsozialistischer Begeisterung zugunsten des Nazis Kurt Pohlisch hintertrieben.

Prägend waren des Weiteren: Nikolaus Petrilowitsch (1924–1970) in Mainz, Begründer der Strukturpsychopathologie, Mieczyslaw Minkowski (1884–1972) in Zürich, anthropologischer Nervenarzt, Hans Heinrich Wieck (1918–1980), Neuropsychiater in Erlangen, Jürg Zutt (1893–1980) in Würzburg und Frankfurt, Vertreter einer anthropologischen Psychiatrie, Erwin Ringel (1921–1994) in Wien, Suizidforscher, Hubertus Tellenbach (1914–1994) in Heidelberg, psychopathologisch forschender Psychiater und Philosoph, Karl P. Kisker (1926–1998) in Heidelberg und Hannover, Reform- und Sozialpsychiater, Caspar Kulenkampff (1922–2002) in Frankfurt und Düsseldorf tätiger Wegbereiter der Sozialpsychiatrie, Thure v. Uexküll (1908–2004), Psychosomatiker in Gießen und Ulm sowie Klaus Ernst (1923–2010), Psychiatriereformer am „Burghölzli"; sie werden hier stellvertretend genannt für viele andere, zeitgenössische und spätere klinische Forscher und Praktiker.

Nach der in den USA längst etablierten Psychoanalyse hatte sich dort eine mächtige, behavioristisch-verhaltenstherapeutische Strömung entwickelt, die nach Kriegsende auch in Deutschland allmählich Fuß fasste. Der diesbezügliche praktische Nachholbedarf wurde via klinischer Psychologie bzw. mit der Schaffung des qualifizierten „Psychologischen Psychotherapeuten" von Seiten der deutschen Nachkriegspsychologie gedeckt. Diese entwickelte sich zu einem eigenständigen, jedoch vielfältig aufgegliederten Fachgebiet, das gegenwärtig – außer dem Schwerpunkt „klinische Psychologie" – als Tätigkeitsfelder Arbeits- und Betriebspsychologie, Schulpsychologie, Markt- und Kommunikationspsychologie, Verkehrspsychologie, forensische Psychologie, Medienpsychologie, Umwelt- und Freizeitpsychologie, politische Psychologie, Religionspsychologie, Sportpsychologie und Tierpsychologie umfasst (auf die Wegbereiter der Psycho- und Verhaltenstherapie wird in Kapitel 9 näher eingegangen).

Als neues Fachgebiet mit eigenen Lehrstühlen positionierte sich nach dem 2. Weltkrieg die Kinder- und Jugendpsychiatrie; 1950 wurde die „Gesellschaft für Jugendpsychiatrie, Heilpädagogik und Jugendpsychologie" gegründet. Auch hier waren die Hinterlassenschaften der nationalsozialistischen Kindereuthanasie unübersehbar. 1952 wurde der oben genannte Helmut Rennert Leiter der kinderpsychiatrischen Abteilung in Jena, ab 1956 Lehrbeauftragter. 1954 wurde in Marburg ein Extraordinariat für Kinderpsychiatrie eingerichtet und mit Hermann Stutte (1909–1982) besetzt, das 1963 in Rostock geschaffene kinderpsychiatrische Ordinariat mit Gerhard Göllnitz (1920–2003).

Die offenkundigen Mängel in der Versorgung psychisch Kranker in West- wie Ostdeutschland wie veraltete, weit überdimensionierte Landeskrankenhäuser bzw. Bezirkskrankenhäuser mit verfestigten Strukturen und Personalproblemen, fehlende außerstationäre Rehabilitationsangebote sowie Abkoppelung der Universitätskliniken einerseits, das unübersichtliche, für Laien nicht nachvollziehbare Durcheinander psychotherapeutischer Angebote andererseits, gaben den Anstoß zu tiefgreifenden Reformen. In den vorbildhaften Psychiatrien in England, Skandinavien und den USA existierten bereits seit den 1940er-Jahren kommunale, gestaffelte Behandlungseinheiten ohne strenge Teilung zwischen Psychiatrie und Psychotherapie, therapeutische Gemeinschaften und aktive Selbsthilfegruppen Entsprechende Forderungen kamen in Deutschland auch von den Psychiatriekritikern der 1960/70er-Jahre (siehe Kapitel 5).

Insbesondere die Tagesklinik wurde zum Symbol für eine neue, gemeindenahe, offene und zwangfreie Psychiatrie. 1962 wurde als erste deutsche eine solche Institution an der Frankfurter Nervenklinik geschaffen; zwanzig Jahre später gab es in Deutschland bereits 80 Einrichtungen dieser Art.

Zum Zweck einer Bestandsaufnahme der psychiatrischen Versorgung in Deutschland wurde 1971 in Trägerschaft der „Aktion psychisch Kranke" (APK) eine „Sachverständigenkommission Psychiatrie" ins Leben gerufen, die 1975 die Ergebnisse ihrer Untersuchungen („Psychiatrie-Enquête" in Form eines umfassenden „Berichts zur Lage der Psychiatrie" in Deutschland vorlegte. Die APK übernahm auch die Trägerschaft für eine zweite Expertenkommission zur späteren Evaluation der ersten Modellprojekte. In der Enquête wurde als zeitgemäße Versorgungseinheit ein psychiatrisches Gemeindezentrum mit einem stationären Kern von 120 bis 150 Behandlungsplätzen empfohlen, flankiert von komplementären Einrichtungen wie Tageskliniken und -stätten, Wohn- und Übergangsheimen, beschützten Wohn- und Arbeitsplätzen sowie mobilen sozialpsychiatrischen Diensten für einen Sektor von jeweils ca. 250 000 Einwohnern. Zeitgleich sollten die psychiatrischen Landeskrankenhäuser drastisch verkleinert und modernisiert werden. Fachabteilungen in den Allgemeinkrankenhäusern sollten in die Regelversorgung eingebunden werden unter zusätzlicher Einstellung vom Mitarbeitern anderer therapeutischer Berufsgruppen wie Psychologen, Sozialarbeitern und Ergotherapeuten (siehe Kapitel 10). Gemäß den „Rodewischer Thesen" waren in der DDR bereits 1963 unter Vorwegnahme vieler dieser sozialpsychiatrischer Verbesserungsvorschläge Reformen angestoßen worden, blieben jedoch auf einige wenige Regionen beschränkt. In den „Brandenburger Thesen zur Therapeutischen Gemeinschaft" von 1974 wurde besonders die Rolle der sozialistischen Gesellschaft bei der (rehabilitativen) beruflich-sozialen Wiedereingliederung Kranker hervorgehoben. An der Berliner Humboldt-Universität wurde ein Studiengang für soziale Therapie eingerichtet. Auch in der DDR waren die Unterschiede bezüglich der Versorgungsqualitäten zwischen Universitätskliniken und Fachkrankenhäusern erheblich.

Die psychiatrische Denkschrift war das Startsignal zu weitreichenden Reformen. Eine zweite Expertenkommission, die das „Bundesmodellprogramm Psychiatrie" (1981 bis 1985) auswertete und 1988 veröffentlichte, empfahl – unter beratender Mithilfe des 1984 gegründeten „Bundesverbandes der Angehörigen psychisch Kranker" (BApK – seit 2002: „Familien-Selbsthilfe Psychiatrie") – einen Paradigmenwechsel vom instituts- zum patientenzentrierten Ansatz, d. h. eine stärkere Orientierung der gemeindenahen Hilfsangebote am tatsächlichen, individuellen Bedarf. Als zusätzliche Versorgungsinstrumente wurden die kassenfinanzierte, ambulante psychiatrische Krankenpflege und die ambulante Soziotherapie nach fachärztlicher Verordnung geschaffen. Für rehabilitative Maßnahmen im Sinne einer Wiedereingliederungshilfe für Behinderte wurden die Versorgungsämter zuständig.

Die Reformen brachten nach und nach eine deutliche Verbesserung der regionalen und kommunalen Versorgungspsychiatrie mit sich. Mit Umsetzung der sog. „Personalverordnung Psychiatrie" (Psych-PV) von 1991 war infolge des kontinuierlichen, drastischen Bettenabbaus auch eine (relative) Aufstockung der personellen Ausstattung aller Berufsgruppen in den psychiatrischen Krankenhäusern zu verzeichnen. Die Zahl der stationären Behandlungsplätze halbierte sich seit 1980 inzwischen auf ca. 50 000 Betten. Die Schaffung von spezialisierten Einheiten ermöglichte eine gezieltere Behandlung altersgebundener oder artspezifischer Erkrankungen wie Suchterkrankungen, Psychosen, neurotischen oder psychosomatischen Störungen. Von dem Ausbau der komplementären, rehabilitativen und nachsorgenden Einrichtungen profitierten vor allem die chronisch Kranken, die nun nicht mehr als Dauer- oder Langzeitpatienten in den Landeskrankenhäusern verbleiben mussten. Weitere Bestandsaufnahmen und die Fortschreibung einzelner Reformprojekte werden initiiert und begleitet von den oben genannten Vereinigungen sowie dem „Dachverband Gemeindepsychiatrie", und der „Deutschen Gesellschaft für Soziale Psychiatrie" (DGSP), die im „Psychiatrie-Netz" miteinander kooperieren.

Trotz positiver Bilanz verbleiben Probleme, beispielsweise hinsichtlich der Versorgung geistig und seelisch schwerer Behinderter, die ohne ständige Hilfe und Betreuung nicht zurechtkommen, also für den „harten Kern" der stationären Dauerpatienten. Es hat den Anschein, als seien sie bisher die Benachteiligten der Psychiatriereform, umso mehr, als sich derzeit gesundheitspolitisch-ökonomischer Druck mehr und mehr bemerkbar macht. Höhere Ausgaben für die „Pflegefälle" sind verpönt, zumal eine kontinuierlich wachsende Zahl Demenzkranker hinzukommt.

Die seit Etablierung der Universitätspsychiatrie Mitte des 19. Jahrhunderts übliche Differenzierung in akut Kranke mit kurzer Verweildauer einerseits, und Patienten mit vermutlich längerer Behandlungsdauer bzw. schlechterer Prognose andererseits hatte in Deutschland zu einer Zweiklassenpsychiatrie geführt; sie wurde ebenfalls einer Revision unterzogen. Inzwischen sind die meisten psychiatrischen Abteilungen der deutschen Hochschulen in die (sektorisierte) Regelversorgung eingebunden. Es besteht allerdings noch ein Bedarf an gemeindenahen, geschützten Wohn- und Arbeitsplätzen sowie Pflegeeinrichtungen für psychisch Kranke.

Im nichtstationären bzw. komplementären Bereich existiert vielfach noch ein unkoordiniertes Nebeneinander von Praxen, Pflege- und Reha-Angeboten. Wieweit Modelle einer „Integrierten Versorgung" mit begleitender pflegerischer Betreuung durch Hausbesuche zu einer Verbesserung der Lebensqualität der chronisch Kranken einschließlich einer Rückfallprophylaxe beitragen werden, bleibt abzuwarten. Ebenfalls weiterhin verbesserungswürdig erscheinen die Patienteninformationen seitens des überweisenden (Haus-)Arztes über das schwer überschaubare (und noch schwerer beurteilbare) Spektrum der unterschiedlichen ambulanten psychotherapeutischen Behandlungsmöglichkeiten innerhalb eines akzeptablen Einzugsbereichs.

Ohne die Entwicklung der Psychopharmakotherapie ab den 1950er-Jahren hätte die Psychiatriereform zweifellos nicht realisiert werden können, da die Verlagerung von der vollstationären Versorgung hin zur Inanspruchnahme teilstationärer und ambulanter Angebote ein gewisses Maß an Energie, Organisiertheit, Belastbarkeit und Selbständigkeit der Patienten voraussetzt. Mit der Entwicklung von Medikamenten zur Bekämpfung von Denkstörungen, Sinnestäuschungen, Angstzuständen oder Antriebsschwäche wurden die für eine Rehabilitation notwendigen Voraussetzungen geschaffen.

Bereits die erwähnten, neuen somatischen Behandlungsmethoden der 1930er- und 1940er-Jahre, insbesondere die sich rasch verbreitende Elektrokonvulsion, hatten eine Wende bezüglich der bis dahin herrschenden therapeutischen Hilflosigkeit eingeleitet; Aufwand, Logistik und Begleiterscheinungen jener Verfahren erwiesen sich jedoch als ziemlich belastend. So waren die neuen Pharmaka hochwillkommen, deren flächendeckender Einsatz epochale Veränderungen der Psychiatrielandschaft nach sich zog.

Am Anfang stand die Entdeckung antipsychotisch wirksamer Medikamente durch Jean Delay und Paul Deniker in Frankreich. Nach Einführung dieser neuartigen psychotropen Substanzen gelang es erstmals, produktiv-psychotische Symptome wie Halluzinationen, Wahnvorstellungen und Erregung zu beseitigen. Jean

Delay (1907–1987), Leiter der Psychiatrischen Universitätsklinik „St. Anne" in Paris und dessen Mitarbeiter bzw. späterer Nachfolger Paul Deniker (1917–1998) hatten – anknüpfend an Beobachtungen des Militärarztes Henri M. Laborit Anfang der 1950er-Jahre – eine Beruhigung psychotisch erregter Patienten nach Verabreichung des Phenothiazins Chlorpromazin festgestellt. Die beiden Psychiater eröffneten mit diesem „Neuroplegikum" oder „Neuroleptikum" – im Handel als „Largactil" bzw. „Megaphen" – die Ära der modernen Psychopharmakotherapie. Ebenfalls an „St. Anne" tätig war Henri Ey (1900–1977), ab 1933 Leiter des Psychiatrischen Krankenhauses „Bonneval" bei Chartres. Ey, als Reformer der französischen Psychiatrie aufgeschlossen gegenüber Innovationen, organisierte als Mitbegründer und Generalsekretär des Psychiatrischen Weltverbandes (World Psychiatric Association – WPA)den ersten Weltkongress für Psychiatrie 1950 in Paris; Delay war dessen erster Präsident.

Das chemisch andersartige, neuroleptische Konkurrenzpräparat Haloperidol, Leitsubstanz der Butyrophenone, wurde erstmalig von Paul A. J. Janssen (1926–2003) Mediziner und Pharmakologe in Gent, 1958 erprobt und ein Jahr später in den Handel gebracht. Das 1954 vom Amerikaner Nathan S. Kline (1916–1982) als sedierend-antipsychotisch wirksames Mittel eingesetzte Reserpin („Serpasil") wurde hingegen wegen dessen stärker blutdrucksenkenden Wirkung nicht zu einem ernsthaften Konkurrenten für Chlorpromazin bzw. Haloperidol („Haldol") und dessen Nachfolgepräparate. Die verblüffende Wirkung der neuen Medikamente brachte enorme Bewegung in das psychiatrische Krankenhausmilieu: Die üblichen Unruhigen-Abteilungen verschwanden, die stationäre Behandlungsdauer konnte drastisch verkürzt werden. Nur noch auf alten Lehrfilmen sind die psychomotorisch und emotional erstarrten, früher langzeitverwahrten Psychotiker in den Anstalten zu sehen.

Die Neuroleptika („Antipsychotika"), in Europa und den USA alsbald auf breiter Front statt der behelfsweise verwendeten Schlaf- und Betäubungsmittel verwendet, gingen – insbesondere bei höherer Dosierung – mit Nebenwirkungen in Form vegetativer Begleiterscheinungen, unwillkürlicher Körperbewegungen, Muskelverkrampfungen und anderer Symptome eines parkinsonähnlichen Zustands einher; sie machten zudem müde, antriebsarm und depressiv. Einer der ersten Erforscher und Beschreiber dieser sog. extrapyramidalen Begleitsymptomatik war Hans-Joachim Haase (1922–1998), Nervenarzt und Psychoanalytiker, bis 1987 Leiter der Pfalzklinik Landeck. Sogenannte atypische Antipsychotika wie Clozapin („Leponex") und weitere Nachfolgepräparate, seit Beginn der 1970er-Jahre eingesetzt, haben die Neuroleptika der 1. Generation weitgehend verdrängt, nachdem sie sich als deutlich besser verträglich erwiesen haben.

Mit der Entwicklung des ersten antidepressiven Pharmakons Imipramin („Tofranil") von Roland Kuhn in der Schweiz im Jahr 1956 wurde eine vergleichbare Entwicklung zur medikamentösen Behandlung von Depressionen, Zwängen und Panikattacken eingeleitet. Auch hier gab es inzwischen mit gezielter wirksamen Weiterentwicklungen erhebliche Fortschritte. Kuhn (1912–2005) leitete von 1971 bis 1980 die psychiatrische Klinik Münsterlingen. Er war ursprünglich Psychoanalytiker, wandte sich jedoch später der psychiatrischen Anthropologie, Daseinsanalyse und Existenzphilosophie zu.

Nachdem im Jahr 1949 in Melbourne dem Psychiater John J. F. Cade (1912–1980) die antimanische Wirkung von Lithium aufgefallen war, wurde diese Substanz – nach vorlaufenden Beobachtungen des Kopenhagener Pathologen Carl Lange (1835–1900) – vom Pharmakologen Mogens Schou (1918–2005) weiter erforscht und nach gemeinsamen Erprobungen mit dem Psychiater Poul Ch. Baastrup (1918–2000) in dessen Glostruper psychiatrischen Klinik ab 1967 zur Rezidivprophylaxe manisch-depressiver Erkrankungen bzw. bipolarer affektiver Psychosen in die klinische Psychiatrie eingeführt. Alternativsubstanzen sind inzwischen seit den 1980er-Jahren die Antikonvulsiva Carbamazepin und Valproat. Die Lithiumsalze sind bei Beachtung der (relativen) Kontraindikationen auch unter Langzeiteinsatz gut tolerabel, die antikonvulsiven Mittel können die Leber belasten.

Außer den inzwischen nicht mehr gebräuchlichen Meprobamaten war das Benzodiazepin Chlordiazepoxid („Librium"), 1957 von Leo H. Sternbach (1908–2005) synthetisiert und 1960 auf den Markt gebracht, das erste praktisch nebenwirkungsfreie, angstlösende, beruhigende und schlaffördernde Medikament, das zum Vorläufer zahlreicher Varianten mit ähnlicher Wirkung wurde. Wie bei den Barbituraten und dem seit Anfang der 1960er-Jahre bekannten, gut verträglichen Schlafmittel Clomethiazol („Distraneurin"), unentbehrlich zur Behandlung des Alkoholdelirs, erwies sich auch hier die potentielle Substanzabhängigkeit als problematisch und nötigt zu einer straffen Verordnung bzw. sorgfältig kontrollierten Verwendung. Sternbach war nach dem Studium bei der Pharmafirma LaRoche in Basel tätig. Wegen seiner jüdischen Herkunft wurde er 1941 vorsichtshalber als Direktor der medizinischen Forschung nach New Jersey/USA versetzt. Die rasante Weiterentwicklung der Psychopharmaka in Richtung besserer Verträglichkeit und größerer Zielgenauigkeit wurde und wird inzwischen getragen von der Arbeit hochspezialisierter Forschungsteams im Labor und in der klinischen

Erprobung. Sie ist eng verzahnt mit der neurochemischen und neurophysiologischen Hirnforschung.

Die theoretische Psychiatrie des 20. Jahrhunderts wurde weitgehend geprägt von der Krankheitslehre Kraepelins mit den beiden Hauptformen des „manisch-depressiven Irreseins" und der „Dementia praecox" (siehe Kapitel 3). Aus ihnen gingen die Formenkreise der als „endogen" gekennzeichneten Psychosen „Schiozophrenie" und „Zyklothymie" hervor, die zusammen mit den hirnorganischen Störungen das „triadische System" der Psychiatrie kennzeichneten. Mit Übernahme des 1952 von der amerikanischen Psychiatervereinigung (APA) konstituierten „Diagnostischen und statistischen Manuals psychischer Störungen" (DSM) und dessen Fortschreibungen – derzeit als DSM IV – wie auch der „Internationalen Klassifikation der Krankheiten" (ICD) der WHO aus den 1950er-Jahren – aktuell als 10. Ausgabe, Textrevision 2000 (TR) – wurde das traditionelle Klassifikationsprinzip nach Ätiologie, Pathogenese und Verlaufsform unter Verzicht auf psychopathologisch-semantische Feinheiten durch das „Störungsmodell" ersetzt. Die Begriffe „Psychose" und „Neurose" wurden gegen „psychotische Störung" bzw. „neurotische Störung" ausgewechselt; auch wurde prognostischen Faktoren größere Bedeutung beigemessen. Beide operationalen Diagnosesysteme wurden um eine mehrachsige („multiaxiale") Diagnostik konstruiert; das Komorbiditätsprinzip wurde besonders berücksichtigt und die zeitliche Dauer als diagnostisches Spezifikum eingestuft. Während die ICD-Klassifikation sich als Codierungsschlüssel in Klinik und Praxis eingebürgert hat, wird zu psychologischen Forschungszwecken eher das DS-Manual bevorzugt.

Die Multikausalität psychischer Erkrankungen wurde in der Kraepelinschen Krankheitslehre nicht abgebildet, obgleich bereits Griesinger neben den hirnbiologischen auch die psychologischen und sozialen Aspekte psychischer der Geistes- und Gemütsstörungen im Blick hatte. Die Thesen der Neuropsychiater, Degenerationstheoretiker und Erbbiologen förderten ebenso die Verkürzung auf eine eindimensionale pathogenetische und pathoplastische Betrachtungsweise psychischer Krankheiten wie die ausschließlich tiefenpsychologischen oder behavioristischen Konzepte. Als Ausdruck einer Synopsis biologischer, psychischer und öko-sozialer Einflüsse präsentiert sich derzeit ein erweitertes biopsychosoziales Krankheitsmodell, erstmals vom New Yorker Psychiater George L. Engel (1913–1999) Mitte der 1970er-Jahre formuliert und inzwischen um neurowissenschaftliche bzw. epigenetische Erkenntnisse erweitert (siehe Kapitel 2 und 9).

Die Bezeichnung knüpft an die seit den 1960er-Jahren vor allem von dem Wiener Psychiater Hanns Hoff (1897–1969) vertretene, „multifaktorielle Kausalität" an. Die damit verbundene Aufgabe reduktionistischer Positionen geht zwar mit einem Verlust an Normierung und Stringenz der Krankheitslehre einher, gleichwohl sieht sich der Kliniker aufgrund seiner Beobachtungen bezüglich Entstehung, Erscheinungsbild und Verlaufsform psychischer Krankheiten in der Annahme einer mehrgleisigen Ätiopathogenese dieser Erkrankungen bestätigt. Der Weg zu einer methodenpluralistischen Psychiatrie und Psychotherapie kann auf Dauer nur erfolgreich beschritten werden, wenn die bisherigen, dichotomen Psyche-Körper-Denkschemata durch eine ganzheitliche Betrachtungsweise ersetzt werden. Am weitesten scheint diesbezüglich der neurowissenschaftliche Ansatz zu tragen (siehe Kapitel 2).

Einstweilen laufen angesichts einer noch ausstehenden, umfassenden Systemtheorie der psychiatrisch-psychotherapeutischen Wissenschaft mit entsprechenden klinischen Konsequenzen nach wie vor einzelne Gleise unverbunden nebeneinander her; am deutlichsten war und wird dies immer noch sichtbar an der Distanz zwischen klinischer Psychiatrie und Psychoanalyse oder zwischen Verhaltenstherapie und Hirnbiologie. Zum einen war dies historisch bedingt durch die Resonanz auf die dogmatisch vertretenen Freudschen Theorien seitens der akademischen Psychiatrie und der klinisch-empirischen Psychologie, die deren spekulativen Konstrukte zur Triebdynamik, Entwicklungspsychologie und Persönlichkeit ebenso ablehnten wie die zeit- und kostenaufwendigen Langzeitbehandlungen. Zum anderen blieben den Vertretern der psychosozialen Therapieströmungen die als zu mechanistisch begriffenen Ergebnisse der Hirnforschung suspekt.

Nach heutigem Stand der Wissenschaft ist allerdings klar: So wie der psychologische und Sozialtherapeut zur Vergegenwärtigung der biopsychosozialen Krankheitstheorie qualifizierte Kenntnisse hinsichtlich der körperlichen Grundlagen psychischer Anomalien haben muss, ist auch der psychiatrische Arzt verpflichtet, sich mit den psychologischen und öko-sozialen Dimensionen einer psychischen Erkrankung auseinanderzusetzen.

Wie lässt sich die derzeitige psychiatrisch-psychologische Versorgungssituation beschreiben? Außer Ärzten dürfen in Deutschland nur Psychologen und Heilpraktiker psychotherapeutisch arbeiten, im Bereich der Kinder- und Jugendpsychotherapie auch Sonder- und Heilpädagogen. Im Bereich der niedergelassenen Psychiater und Psychologen zeichnet sich eine Tendenz zu Zusammenschlüssen und

Kooperationen verschiedener Berufsgruppen in Form von Praxisgemeinschaften und Medizinischen Versorgungszentren (MVZ) ab. Ambulant und stationär sind 2010/2011 insgesamt ca. 16 000 Ärztinnen und Ärzte für Nervenheilkunde, Psychiatrie/Psychotherapie und Psychosomatik tätig, davon rund 4 000 ausschließlich psychotherapeutisch. Außerdem gibt es insgesamt ca. 1 600 Kinder- und Jugendpsychiater/innen. Aus der Psychologie/Pädagogik kommen über 18 000 niedergelassene Psychotherapeuten/innen zuzüglich ca. 3 000 Kinder- und Jugendpsychotherapeuten. Die Versorgungsdichte bezüglich der ambulanten psychotherapeutischen Versorgung liegt derzeit in den westlichen Bundesländern bei ca. 1 : 4 000, in den östlichen um 1 : 6 500 Einwohner; die Psychiatrie-Enquête hatte 35 Jahre zuvor den Bedarf auf 1 : 50 000 veranschlagt. Innerhalb der EU liegt Deutschland damit an der an der Spitze; Schlusslicht ist Spanien.

Derzeit stehen in Deutschland etwa 1,5 Millionen ambulante und stationäre psychotherapeutische Behandlungsplätze für Erwachsene zur Verfügung – nach Ansicht der Bundespsychotherapeutenkammer (BPtK) eine nicht ausreichende Anzahl. Allerdings gibt es ein spürbares Gefälle zwischen den ländlichen Gebieten und den Groß- bzw. Mittelstädten, die teilweise sogar überversorgt sind: Niedergelassene Kolleginnen und Kollegen sammeln sich vorzugsweise in attraktiven, städtischen Ballungsräumen, während die Versorgung in kleineren Städten bzw. auf dem Land unbefriedigend ist.

Bemerkenswert erscheint, dass sich trotz des enormen Anstiegs der Zahl praktizierender Therapeuten seit Umsetzung des Psychotherapeutengesetzes (PsyThG) 1999 samt folgenden Anpassungen die Wartezeiten auf eine Erstuntersuchung nur unwesentlich verringert haben; sie liegt – ausgenommen psychiatrische Kriseninterventionen – zwischen zwei (in Großstädten) und drei in (Klein- und Mittelstädten) Monaten. Ebenso lange dauert es meistens nochmals bis zum Beginnn einer Therapie. Begründet wird die steigende Nachfrage mit einer Zunahme psychischer Störungen infolge psychosozialer Belastungen: Während der letzten zehn Jahre hat sich die Zahl an Krankschreibungen bzw. Berentungen aufgrund einer psychischen Erkrankung nahezu verdoppelt. Möglicherweise hängt der Anstieg psychischer Erkrankungen auf jährlich ca. 5 Millionen Erwachsene in Deutschland sowohl mit einer Abnahme von Berührungsängsten als auch mit einer Absenkung der diagnostischen Schwelle zwischen Befindlichkeitsstörung und Krankheit zusammen, d. h. einer Verlagerung z. B. von früher weniger intensiv wahrgenommenen Erschöpfungszuständen und sog. Burnout-Syndromen in den Bereich einer Angsterkrankung oder Depression. Angesichts des hohen Therapiebedarfs versteht sich von selbst, dass die ärztliche und psychologische, psychotherapeutisch-psychosomatische Kompetenz insbesondere im ambulanten Bereich voll auszuschöpfen ist.

Die gegenwärtige Situation hinsichtlich der stationären Versorgung kann statistisch wie folgt zusammengefasst werden: Der Stellenschlüssel eines deutschen psychiatrisches Krankenhauses wird seit 1991 für alle Berufsgruppen durch die oben genannte Psychiatrie-Personalverordnung (Psych-PV) bestimmt. Die Psych-PV führte zwar im Gefolge des kontinuierlichen Bettenabbaus um ca. die Hälfte zu einer absoluten Reduzierung des Pflege- und therapeutischen Personals; es verblieb jedoch eine reale Zunahme um etwa 25 %. Die (relativen) personellen Zuwächse werden allerdings sowohl durch Arbeitsverdichtungen infolge drastischer Verkürzung der durchschnittlichen Verweildauer von ca. 80 Tagen auf etwa 25 Tage im vollstationären Bereich (in den Tageskliniken etwa eine Woche mehr) bei entsprechend höherem Patientendurchlauf und durch zeitraubende, fachfremde Organisations- und Verwaltungsaufgaben konterkariert (s. a. Kapitel 11).

Die in der Somatik bereits umgesetzte Fallpauschale wurde für den psychiatrischen Bereich bislang nicht realisiert; ihre flächendeckende Einführung ist für 2013 geplant. Zu befürchten ist, dass die bislang zweifellos erreichten Fortschritte auf dem Personalsektor dadurch in Frage gestellt oder gar rückgängig gemacht werden. Weitere Versuche der Kostenbegrenzung im Gesundheitswesen werden sowohl für die Psychiatrie wie für andere Medizinfächer auf einen zusätzlichen Bettenabbau und auf eine noch höhere Auslastung abzielen; die Kapazität der Krankenhausplätze für psychisch Kranke hat sich in Deutschland allerdings bereits im Zielbereich der WHO von 0,5–1 Platz pro 1 000 Einwohner eingependelt. Den Vorzügen der kürzeren Aufenthaltsdauer im Krankenhaus steht allerdings der Nachteil deutlich angestiegener Wiederaufnahmequoten infolge Rückfällen aufgrund zu rascher Entlassungen gegenüber („Drehtürpsychiatrie"). Auffallend ist vor allem die kontinuierliche Zunahme von Zwangseinweisungen seit den 1990er-Jahren trotz wesentlicher Verbesserung der vor- und nachstationären Versorgungsstrukturen (s. a. Kapitel 11).

Die Kulturrevolution der 1970er-Jahre hat wesentlich dazu beigetragen, die hierarchischen Strukturen in den Universitätskliniken aufzulockern und zu demokratisieren. Entscheidungsprozesse wie etwa Mittelverteilungen oder Berufungsverfahren sind transparenter geworden. Der frühere Glanz des Ordinariats ist verblichen; die Etablierung einflussreicher „Schulen" inklusive Platzierung konformer

Aspiranten bei Besetzung leitender Stellen ist nicht mehr zeitgemäß. Die undurchsichtigen Verflechtungen mit der Pharmaindustrie wurden gelockert; eine Zusammenarbeit mit Sponsoren muss in Publikationen offen gelegt werden. Abgesehen davon haben die Listen klinisch-psychopathologischer Zeitschriftenbeiträge als Beleg für eine wissenschaftliche bzw. universitäre Eignung an Bedeutung verloren; gefragt sind eher Talente zu Drittmitteleinwerbung oder öffentlichkeitswirksamer Präsenz – wichtig auf dem Weg zur „Exzellenzuniversität", die bevorzugt gefördert wird. Weitere Vorteile des gesellschaftlichen Wandels sind größere Selbstständigkeit zugeordneter Abteilungsleiter bzw. mehr Mitbestimmung für alle Mitarbeiter. An vielen Kliniken ist ein neuer Führungsstil eingekehrt: An die Stelle autoritärer Entscheidungen sind – unter Einbeziehung aller Berufsgruppen – sachbezogene Absprachen getreten. Nachteile des demokratischen Wandels sind vermehrter Bürokratismus, längere Entscheidungswege und bisweilen unklare Verantwortlichkeiten.

Der alles in allem hohe, wenngleich inhomogene Versorgungsaufwand stößt an die Grenzen der ökonomischen Leistungsfähigkeit im Gesundheitswesen. Die Krankenkassen beschreiben durchgehend einen kontinuierlichen Anstieg der ambulanten und stationären Behandlungsfälle für psychische und Verhaltensstörungen, in erster Linie Depressionen einschließlich Belastungs- und Anpassungsstörungen (Burnout), Demenzen und Abhängigkeitskrankheiten.

Dessen ungeachtet gibt es nach wie vor erhebliche Defizite in anderen gesundheitspolitischen Bereichen, z. B. einen Mangel an qualifizierten Wohn- und Heimplätzen für demente bzw. behinderte Personen oder Probleme im Maßregelvollzug. Bisher noch nicht gelöst ist die Frage nach der „therapieoffenen" Unterbringung von gefährlichen Straftätern, die aus der Sicherungsverwahrung entlassen werden müssen. Nach höchstrichterlicher Entscheidung sind hier künftig neben den psychologischen auch die milieu- und soziotherapeutischen Angebote auszuweiten.

Eine Bestandsaufnahme des therapeutischen Instrumentariums lässt eine stetige Weiterentwicklung der psychotherapeutischen Methoden in Richtung einer Konvergenz unterschiedlicher Verfahren erkennen. Integrativ konzipierte Therapien basieren nicht mehr nur auf der Ebene verbal-kognitiver Kommunikation, sondern beziehen nonverbale, etwa visuelle, auditive, Berührungs- und Bewegungselemente in das Behandlungsprogramm ein (siehe Kapitel 10). Ohne gesellschaftspolitisches Engagement werden allerdings therapeutische Bemühungen in vielen Fällen lediglich kosmetische Zurichtungen, oberflächliche Anpassungsversuche bleiben müssen, wenn auf krankmachende Faktoren wie soziale Ungerechtigkeit, Armut, Broken-home-Verhältnisse, Arbeitslosigkeit, Bildungsmängel, Leistungsdruck, Mobbing oder Reizüberflutung nicht korrigierend Einfluss genommen werden kann. Den Leiden unserer Zeit – Burnout-Erschöpfungen, Existenzängste, Überforderungen, Sinnkrisen, Abhängigkeiten – ist weder mit klassisch-tiefenpsychologischen noch verhaltensmodifizierenden Interventionen beizukommen, erst recht nicht mit medikamentösen bzw. somatischen Therapien.

Dennoch sind auch hier die Fortschritte nicht zu übersehen. Außer kontinuierlich differenzierterer und nebenwirkungsärmerer Psychopharmaka, unentbehrlich zur Notfallbehandlung, zum Management und zur Rückfallverhütung psychotischer und anderer, schwerwiegender psychiatrischer Erkrankungen, bieten sich etwa mit der antidepressiv wirkenden Lichttherapie und der repetitiven transkraniellen Magnetstimulation (rTMS) Verfahren an, die auch in einer Praxis eingesetzt werden können. Dem Krankenhaus vorbehalten bleibt – neben milieutherapeutischen Aktivitäten – wegen der dazu notwendigen Überwachung die Schlafentzugstherapie (Wachtherapie). Insbesondere in psychosomatisch ausgerichteten Kliniken haben allgemein-körperliche bzw. physiotherapeutische und sportliche Maßnahmen hohe Bedeutung.

Mit den expandierenden Erkenntnissen aus der neurochemischen und neurophysiologischen Hirnforschung wird es zu einer Ausweitung der Bemühungen kommen, auf pharmakologischem und hirnchirurgisch-stereotaktischem, wahrscheinlich auch neurogenetischem Weg den pathogenen, hirnlokalen Wurzeln einzelner Krankheiten näher zu kommen. Vielversprechend sind die Forschungsergebnisse der Epigenetik, die den großen Einfluss von Umweltfaktoren auf die Entwicklung körperlicher und psychischer Gesundheit erkennen lassen. Wer sich die Entwicklung der psychiatrischen und Nervenleiden nur der letzten hundert Jahre vor Augen hält, wird zwangsläufig davon ausgehen müssen, dass der gegenwärtige Wissensstand zur Entstehung und Behandlung psychischer Störungen nur eine flüchtige Momentaufnahme ist, die wahrscheinlich schon nach wenigen Dekaden überholt sein wird.

Psychisch Kranke sind gesellschaftlich und gesundheitspolitisch (noch) nicht körperlich Kranken gleichgestellt, Psychiatrie und Psychotherapie gehören nicht zu den heilkundlichen Kernfächern. Dies liegt auch daran, dass ihr Krankheitsmodell eine grenzüberschreitende Sonderstellung bedingt; nach Aufgaben, Grundkonzeption und methodischem Ansatz fallen die Psycho-Fächer in einen nach vielen Seiten offenen, humanwissenschaftlichen Grenzbereich. Ihre völlige Ausgliederung aus der Medizin würde daher aufgrund dann ungesicherter fachlicher Verankerungen und fehlender versorgungsrechtlicher Ressourcen mit erheblichen Nachteilen für den psychisch Kranken verbunden sein.

Im klinischen Alltag dient ohnehin das mehrdimensionale Krankheitsmodell als Matrix der diagnostischen Maßnahmen und als Wegweiser für die therapeutische Zielrichtung. Das nervenärztliche Monopol auf die Behandlung psychischer Krankheiten wurde von der klinischen Psychologie erfolgreich in Frage gestellt. Psychiater und Psychologen – aus der Kinderpsychotherapie auch Pädagogen – repräsentieren gemeinsam die psycho-therapeutische Profession, wobei die Ärzte inzwischen in der Minderheit sind. Dies birgt allerdings womöglich gesundheitspolitische Konflikte; Bestrebungen von Seiten der psychologisch sozialisierten Therapeuten, ihre beruflichen Aufgaben und Befugnisse in Richtung medizinischer Privilegien wie z. B. Krankschreibung oder Verordnung von Heilmitteln bzw. Kuren zu erweitern, werden beispielsweise den klinischen Basispsychiater vor die existentielle Frage nach seiner beruflichen Identität stellen.

Gemäß der biopsychosozialen Krankheitsauffassung wäre nämlich – pointiert ausgedrückt – für das organmedizinische Management der neurologische Arzt zuständig, für die psychologische Regie eher der klinische Psychologe; um die sozialen Begleiterscheinungen würden sich Angehörige der Pflegeberufe und Sozialarbeit kümmern. Dem Psychiater verblieben allenfalls diagnostisch-psychopathologische oder gutachterlich-forensische und administrative Tätigkeiten. Eine solche Teilung liefe auf eine Spezialisierung in Richtung Diagnostik versus Therapie hinaus, vergleichbar etwa den separaten Gebieten Röntgendiagnostik und Strahlentherapie. Um dieser Aufsplitterung zu entgehen, sollte daher von der Psychiatrie einerseits der enge Schulterschluss mit den Neurowissenschaften gesucht werden, um von den Fortschritten der Hirnforschung einschließlich Neurogenetik zu profitieren. Andererseits sollte das therapeutisch-psychohygienische Engagement stärker auf die Lebensbedingungen und gesellschaftlichen Verhältnisse der Hilfesuchenden ausgerichtet werden, um gesundheitsschädigenden, äußeren Einflüssen nachhaltiger entgegenwirken zu können, um so mehr, als eine schleichende Entsolidarisierung der leistungs- und gewinnorientierten Gesellschaft deren Randgruppen – Arme, Alte, Schwache, Kranke – am härtesten trifft.

8 Fachliche Qualifikation

Eine – noch nicht formalisierte – Spezialisierung zum Psychiater bzw. Nervenarzt zeichnet sich erst ab der Mitte des 19. Jahrhunderts ab. Zuvor oblag in Deutschland die „Behandlung" Geistesgestörter den Geistlichen, Pädagogen und philantropischen Medizinern – von Heinroth, dem prominentesten Vertreter der „Psychiker", als „Ärzte für Gestörte und Unfreie" bzw. „Irrenärzte" bezeichnet (siehe Kapitel 2). Angesichts der rapide wachsenden Kenntnisse über das Nervensystem bildete sich der Beruf des „Nervenarztes" bzw. „Arztes für Nervenheilkunde" heraus, nach dem 2. Weltkrieg umbenannt in das Auslaufmodell „Arzt für Neurologie und Psychiatrie". Inzwischen entstanden daraus infolge einer Verselbständigung des neurologischen Fachgebietes der „Arzt für Psychiatrie", 1993 erweitert zum „Arzt für Psychiatrie und Psychotherapie", sowie der „Arzt für Neurologie". Die außerdem geschaffene Berufsbezeichnung „Arzt für Psychotherapie" wurde 2003 ausgewechselt gegen „Arzt für Psychosomatische Medizin und Psychotherapie". Ebenfalls mit Abänderung der Weiterbildungsordnung 1993 wurde aus dem früheren Kinderpsychiater der „Facharzt für Kinder- und Jugendpsychiatrie und Psychotherapie". Die Wurzeln der noch jungen psychologischen Psychotherapie liegen in der klinischen Psychologie des 20. Jahrhunderts (siehe Kapitel 4).

Im Vergleich zur langen Geschichte der Allgemeinmedizin umfasst die der Psychiatrie als eigenständige Disziplin nur eine kurze Spanne, obgleich es bereits seit der Antike durchorganisierte Ärzteschulen gab. Diese wie die angesehenen mittelalterlichen Medizinakademien in Salerno, Toledo und Montpellier blendeten in ihren Curricula den rätselhaften Wahnsinn, die schlimmen Tobsuchten, irritierenden Manien und befremdlichen Verwirrtheiten aus der Krankheitslehre weitgehend aus; allenfalls die bis heute am meisten gesellschaftsfähig gebliebene „Melancholia" wurde aus der Säftelehre erklärt und entsprechend behandelt. Die salernitanische Schule hatte seit 1140 eine amtliche Medizinalordnung mit Vorschriften zum Unterricht und zur Approbation. Das fünfjährige Medizinstudium, dem ein Grundstudium der „Artes liberales" (Rhetorik, Grammatik und Dialektik, Geometrie, Astronomie, Arithmetik und Musik) vorauslief, stützte sich im Wesentlichen auf die Lehrsätze der Hippokratischen und Galenschen Medizin; die Studienordnungen waren scholastisch-mittelalterlich geprägt (s. a. Kapitel 1). Während des sich anschließenden Praktikumsjahres hatte der Scholar seinem Magister bei Krankenvisiten zu assistieren.

Dieses Ausbildungssystem wurde von anderen europäischen Lehrstätten übernommen, die sich ab dem 13. Jahrhundert Universitäten nannten. Die ersten mit den drei klassischen Fakultäten Theologie, Jurisprudenz und Medizin entstanden in Paris und Bologna (1231), auf deutschem Boden in Prag (1348), Wien (1365), Heidelberg (1385) und Köln (1388). Bis 1550 kamen zahlreiche „Landesuniversitäten" hinzu, die jeweils auch eine Professur für Medizin aufwiesen, zuerst in Marburg (1527), Königsberg (1544) und Jena (1558). Nachdem es den Medizinischen Fakultäten gelungen war, sich aus der wissenschaftsfeindlichen Umklammerung durch die Scholastik zu lösen, wurden die überlieferten Kenntnisse um neue Beobachtungsergebnisse aus Anatomie, Physiologie, Pathologie und Arzneimittelkunde erweitert. Im Übrigen bleiben die Universitäten bis zum Ende des 18. Jahrhunderts unter kirchlicher Aufsicht.

Bezüglich der psychiatrischen Krankheiten waren Mittelalter und Renaissance – wie oben beschrieben – freilich Epochen des Rückschritts und Rückzugs. Für die allgemeine Medizin waren geistesgestörte und geistesschwache Patienten kaum von Interesse, da es für deren Abnormitäten keine rationalen Erklärungen und noch weniger Behandlungsmöglichkeiten gab. Auch die aufklärerische Philantropie des 18. Jahrhunderts widmete sich den Irren eher aus karitativ-mildtätiger Absicht, als dass sie sich mit den medizinisch-psychologischen Regelhaftigkeiten der psychischen Erkrankungen beschäftigte.

In der Folgezeit geriet die Universitätsmedizin in eine schwere Krise. Bis auf den Sonderfall Halle/Saale verkümmerten an den meisten deutschen Hochschulen medizinische Lehre und Forschung. Zwischen 1792 und 1818 mussten im deutschen Sprachraum 22 Einrichtungen von über 30 ihren Betrieb einstellen, da es nur noch wenige Medizinstudenten und kaum Professoren gab. Spezielle Unterweisungen bezüglich geistig-seelischer Abweichungen gab es noch immer nicht, somit auch keine psychiatrisch ausgebildeten Ärzte; die Betreuung der Kranken in den Irrenhäusern oblag Aufsehern, Verwaltern und Klerikern, die bedarfsweise medizinische Hilfe hinzuziehen konnten. Lediglich die längere Zeit an einem Irrenspital oder Siechenhaus tätigen Ärzte konnten aufgrund eigener, wenn auch unsystematischer Beobachtungen einige Kenntnisse und Erfahrungen über psychische Krankheiten sammeln. Sie waren jedoch weder besonders angesehen noch hatten sie Einfluss auf administrative Entscheidungen.

Als erste erteilten die Psychiater Chiarugi im Jahr 1805 in Florenz und Heinroth 1811 in Leipzig psychiatrischen Unterricht. Ab 1814 hielt Pinel an der Salpêtrière in Paris regelmäßig psychiatrische Vorlesungen, ebenso sein Nachfolger Esquirol. Horn lehrte als Zweitarzt an der Berliner Charité ab 1806 neben Naturwissenschaften auch Psychiatrie. Nasse machte anlässlich seines Amtsantritts als Ordinarius für Innere Medizin 1819 in Bonn Vorschläge zum „Unterricht am Krankenbett"; seiner Ansicht nach sollten die Medizinstudenten auch in psychiatrischer Krankheitslehre unterwiesen werden. Von Jacobi wurde ab 1825 in der Siegburger Anstalt ein „Cursus für die Erkenntniß und Behandlung der Gemütskranken" abgehalten.

Das erste Extraordinariat für „Psychische Therapie" wurde 1811 an der Leipziger Philosophischen Fakultät eingerichtet, mit dem Stadtphysikus Heinroth besetzt und drei Jahre später der Medizinischen Fakultät zugeordnet. Weitere psychiatrische Lehrstühle folgten, so dass es schließlich 1900 in Deutschland bereits 16 solcher Institutionen gab.

Mit der Expansion des Krankenhauswesens wurden die akademischen Krankenhäuser im Verlauf des 19. Jahrhunderts ausgebaut und auch personell erweitert. Die klassischen Lehrstühle für Anatomie, Pathologie, Gynäkologie und Chirurgie wurden ergänzt um selbständige Professuren für Physiologie, pathologische Anatomie, Ophthalmologie, Hygiene und Pharmakologie. Im wachsenden Konglomerat der medizinischen Abteilungen eines universitären Klinikums fand schließlich auch die Psychiatrie ihren Platz. Etwa ab 1870 wurden in zunehmender Zahl psychiatrische Universitätskliniken mit 100 bis 150 Betten errichtet; sie übernahmen die Aufgaben, die ursprünglich den Stadtasylen nach Griesingers Vorstellungen zugedacht waren. Hand in Hand hiermit konzentrierte sich die psychomedizinische Ausbildung allmählich auf die Universitäten sowie auf einzelne Heilanstalten wie z. B. die 1866 in Betrieb genommene „Königlich-Hannoveranische Irrenanstalt" Göttingen. Erst viel später, nämlich mit der ab 1923 auch für den studentischen Psychiatrieunterricht genutzten Provinzialheil- und Pflegeanstalt Grafenberg, die deswegen der Medizinischen Akademie Düsseldorf angeschlossen wurde, erfolgte der nächste Zusammenschluss; zu weiteren Kooperationen dieser Art kam es ab den 1980er-Jahren.

Der systematische psychiatrische Unterricht, den Griesinger nach seinem Dienstantritt im Jahr 1865 an der Berliner Charité einführte, war umfangreicher als der gegenwärtige: Es gab dreimal wöchentlich morgens zwei Stunden Vorlesung mit Patientendemonstrationen, zweimal wöchentlich abends Unterweisungen während der Visiten sowie zusätzliche Fortbildungsvorträge. Kraepelin bot an der Münchener Klinik einen vier Wochenstunden umfassenden Psychiatrieunterricht einschließlich einer Demonstration von jeweils fünf bis sechs Kranken an, wobei er jeweils semesterweise zwischen Propädeutik und Vertiefung der erworbenen Kenntnisse wechselte. Kraepelin setzte bereits damals Diapositive und Filme als didaktische Hilfsmittel ein, die er über alle möglichen psychischen Krankheitsbilder in eigens eingerichteten Aufnahmeräumen der Klinik anfertigen ließ.

Wie andere führende deutsche Psychiater hatte auch Griesinger beklagt, dass in Preußen noch in der zweiten Hälfte des 19. Jahrhunderts für das Staatsexamen lediglich der Nachweis von zwei Semestern medizinischen/chirurgischen Unterrichts und die Assistenz bei vier Geburten notwendig war; er verlangte für die ärztliche Approbation den Beleg von mindestens einem Semester Psychiatrie, um endlich zu „akzeptablen Psychiatern" zu kommen. Im Jahr 1882 forderte schließlich der „Verein der Deutschen Irrenärzte" den preußischen Kanzler auf, das Fach Psychiatrie umgehend in die ärztliche Prüfungsordnung zu integrieren. Infolge hinhaltenden Widerstands von Seiten der Medizinischen Fakultäten dauerte es noch bis 1901, ehe Psychiatrie in die neue Prüfungsordnung aufgenommen wurde. Das Medizinstudium dauerte damals fünf Jahre, wovon die Hälfte auf die vorklinische Zeit entfiel.

Frauen waren zwar während des Mittelalters heilkundlich tätig, durften jedoch bis zum Ende des 19. Jahrhunderts an deutschen Universitäten nicht regulär studieren; erst ab 1900 wurden sie im Großherzogtum Baden, dann auch im übrigen Deutschen Reich zum Studium zugelassen. Nach der Zustimmung Preußens durften sie ab 1908 entgegen den schweren Bedenken einiger Professoren auch das Medizinstudium aufnehmen; der Freiburger Psychiater Hermann Emminghaus (1845–1904) warnte beispielsweise vor den angeblich zu erwartenden, obszönen und unflätigen Äußerungen Kranker im psychiatrischen Unterricht, die Studentinnen nicht zuzumuten seien. Inzwischen sind fast zwei Drittel der für Medizin immatrikulierten Personen Frauen; in der Psychiatrie und – mehr noch – in der ambulanten Psychotherapie stellen die weiblichen Therapeuten den deutlich größeren Anteil.

Medizinstudenten beziehen ihre fachlichen Kenntnisse, Ansichten und Wertvorstellungen zu einem großen Teil aus der Qualität des Unterrichts und der praktischen Übungen; somit werden in Hörsaal und Klinik entscheidende Weichen gestellt. Positive persönliche Lernerfahrungen, insbesondere durch Famulaturen, Praktika und

Hospitationen in wohlwollend-freundlicher Atmosphäre begünstigen eine zuversichtliche Einstellung zur Psychiatrie, bauen Vorurteile ab und bringen sowohl die Vielfalt wie die Bedeutung des Fachgebietes zur Geltung. Prägend ist oft das Vorbild der Dozenten und Professoren; ein nachlässiger Unterricht oder ein reservierter Umgang mit Patienten und Personal kann zu ganz falschen Rückschlüssen auf das spannende Fach Psychiatrie führen.

Erstaunlicherweise gibt es bis heute – wie auch in allen anderen Medizinfächern – in Deutschland keine didaktischen Schulungen der psychiatrischen und psychotherapeutischen Lehrer, obwohl sie das oft wenig anschauliche, psychiatrische Wissen lebendig und interessant darbieten sollen. Somit werden auch keine besonderen formalen Anforderungen an die Eignung der Unterrichtenden gestellt, obgleich die Vermittlung von Fachwissen und die Weitergabe eigener beruflicher Erfahrungen wichtige Voraussetzungen für ein erfolgreiches Lernen sind; didaktische Fähigkeiten werden bei Habilitations- bzw. Berufungsverfahren nur selten abgefragt. Die seit 1972 existierende Gesellschaft für „Medizinische Ausbildung in Europa" („Association of Medical Education in Europe" – AMEE) ist kaum bekannt, noch weniger deren Publikationsorgan „Medical Teacher". Wie der Unterricht gestaltet wird, hängt weitgehend von Engagement, Fantasie und Ausdrucksvermögen des jeweiligen Dozenten ab. Immerhin wird die Qualität der Lehre in Form einer anonymen Bewertung durch die Studierenden mittels Fragebögen evaluiert, was allerdings auch unsachliche Kommentierungen zulässt.

Heilkundliches Wissen, erst recht solches über die komplexen, bio-psycho-sozialen Entstehungsbedingungen und Therapieansätze psychischer Krankheiten, ist über Bücher nur unzulänglich vermittelbar. Dennoch sind Lehrtexte und Leitfäden als Einführungen, Orientierungshilfen und Nachschlagewerke unverzichtbar. Als erste deutschsprachige Lehrbücher erschienen 1811 der von Haindorf herausgegebene „Versuch einer Pathologie und Therapie der Geistes- und Gemüthskrankheiten", 1817 bis 1821 die dreibändige „Psychische Heilkunde" von Vering in Münster, und 1818 das zweibändige „Lehrbuch des Störungen des Seelenlebens oder der Seelenstörungen und ihrer Behandlung" von Heinroth. Im psychiatrisch-klinisch damals führenden England war bereits 1758 in London „Treatise on Madness" von Battie herausgekommen. In Frankreich war Pinels „Traité médico-philosophique sur l'aliénation mentale" aus dem Jahr 1801 das erste Lehrbuch, in den USA 1812 „Medical inquiries and observations, upon the diseases of the mind" von Rush (siehe Kapitel 3).

Inzwischen ist die Fülle der veröffentlichten Fachbücher unüberschaubar, ganz zu schweigen von dem gigantischen Fundus an Publikationen in Fachzeitschriften. Zu einer erstarkenden Informationskonkurrenz wurden zudem die Internetportale; offen ist derzeit, wie sich für praktische Medizin und klinische Psychologie der Markt für elektronische Bücher („E-books") und Datenbanken entwickeln wird.

Gemäß ihrem gewachsenen Selbstbewusstsein bildeten Psychiater in Europa und der Neuen Welt Schritt für Schritt Berufsvereinigungen. Als erste Fachgesellschaft wurde 1841 die englische „Association of Medical Officers of Asylums and Hospitals for the Insane" gegründet. 1844 schlossen sich in Philadelphia 13 Anstaltsleiter zur „Association of Medical Superintendents of the American Institutions for the Insane" zusammen – 1921 umgewandelt in die noch heute so lautende „American Psychiatric Association" (APA). Diese weltweit größte nationale Fachvereinigung hat im Dachverband „World Psychiatric Association" (WPA) besonderes Gewicht, in dem über 200 000 Psychiater aus 117 Ländern vertreten sind. Die WPA wurde 1961 auf Initiative des 1. Psychiatrischen Weltkongresses 1950 in Paris gegründet, der im Dreijahresrhythmus tagt (s. a. Kapitel 6). Auf europäischer Ebene existiert seit 1983 die „European Psychiatric Association" (EPA) als Verbund von fast 80 nationalen Gesellschaften.

In Frankreich wurde 1848 die „Societé Medico-psychologique" ins Leben gerufen, in der Schweiz 1867 die „Schweizerische Gesellschaft für Psychiatrie". Im Jahr 1860 fand nach fast zwanzigjährigen vorlaufenden Verabredungen in Eisenach die erste überregionale Zusammenkunft der Psychiater als Vorläufer des „Vereins der Deutschen Irrenärzte" von 1864 statt, ab 1903 umbenannt in „Deutscher Verein für Psychiatrie" (DVP). Nach Zwangsvereinigung mit der „Gesellschaft Deutscher Nervenärzte", dem damaligen Berufsverband der „Ärzte für Nerven- und Gemütskranke" im Jahr 1934, hieß der Dachverband „Gesellschaft Deutscher Neurologen und Psychiater" (GDNP).

Nach dem 2. Weltkrieg wurde der Berufsverband als eigene Organisation reaktiviert; unter dem Dach der „Berufsverband Deutscher Nervenärzte" (BVDN) genannten, berufsständischen Vereinigung von 1962 gibt es die kooperierenden Sektionen „Berufsverband Deutscher Psychiater" (BDP) und „Berufsverband Deutscher Neurologen" (BDN). Gemeinsame Fachzeitschrift ist der „Neurotransmitter". Als Nachfolgeorganisation des „Deutschen Vereins für Psychiatrie" versteht sich die 1954 gegründete „Gesellschaft für Psychiatrie und Nervenheilkunde" (DGPN), 1992 erweitert zur „Deutschen Gesellschaft für Psychiatrie, Psychotherapie und Nervenheilkunde" (DGPPN). Nach der Wiedervereinigung ging die kurz zuvor in der DDR ins Leben gerufene „Gesellschaft für Psychiatrie und Nervenheilkunde in der DDR" in der DGPN auf. Publikationsmedium der DGPPN ist der „Nervenarzt".

Aus dem „Mannheimer Kreis" entstand zu Anfang der 1970er-Jahre die „Deutsche Gesellschaft für soziale Psychiatrie" (DGSP), nach der Wende verstärkt durch die ehemalige „Gesellschaft für kommunale Psychiatrie" der DDR. Sie begreift sich als Interessengemeinschaft aller auf sozialtherapeutischem und -rechtlichem Gebiet tätigen Berufsgruppen. Sprachrohr sind die „Sozialpsychiatrischen Informationen". Weitere deutsche Fachgesellschaften auf psychomedizinischem Gebiet werden im folgenden Kapitel aufgelistet.

Ebenfalls wurden nach dem 2. Weltkrieg das Medizinstudium umorganisiert und die fachärztliche Weiterbildung neu geregelt. Ein Meilenstein war die Erweiterung des Studiums um psychomedizinische Bausteine und psychiatrische Praktika mit der Approbationsordnung (AO) von 1970. Die (derzeit gültige) Approbationsordnung von 2002 sieht für die Mitgliedsländer der EU ein mindestens 6-jähriges Studium vor, das 5 500 Stunden an theoretischem Unterricht und praktischer Unterweisung umfassen muss. Im vorklinischen Abschnitt (1. bis 4. Semester) werden bereits medizinische Soziologie und Psychologie unterrichtet, im klinischen Psychiatrie und Psychotherapie bzw. Psychosomatische Medizin und Psychotherapie. Das abschließende Praktische Jahr (PJ) kann neben den beiden Pflichtfächern Innere Medizin und Chirurgie wahlweise auch Psychiatrie enthalten. Das Studium wird mit dem 2. Teil der ärztlichen Prüfung abgeschlossen. Seit 1999 gibt es an einzelnen deutschen Hochschulen im Rahmen sog. Reformstudiengänge eine verstärkte Ausrichtung auf eine praxisnahe Ausbildung in kleinen Lerngruppen (problemorientiertes Lernen – POL) und am Krankenbett („Bedside teaching"). In einigen europäischen Ländern wie z. B. der Schweiz wurde gemäß EU-Richtlinien (sog. Bologna-Erklärung) bereits die Umstellung auf einen Bachelor- bzw. Masterstudiengang vorgenommen.

An das medizinische Staatsexamen schließt sich in der Regel eine fachärztliche Spezialisierung an. Derzeit gelten zum Erreichen der fachärztlichen Qualifikation die 1994 von den Landesärztekammern festgelegten Weiterbildungsordnungen. Bereits 1981 war eine mündliche Prüfung in Form eines Fachgespräches eingeführt worden (sog. Facharztprüfung).

Zum Erwerb der Berufsbezeichnung „Psychiatrie und Psychotherapie" ist nach gegenwärtigem Stand eine fünfjährige Weiterbildungszeit erforderlich, wovon ein Jahr in der Neurologie abgeleistet werden muss. Innerhalb dieser Spanne sollen zusammengefasst „eingehende Kenntnisse, Erfahrungen und Befähigungen" zur Erkennung, nicht-operativen Behandlung, Prävention und Rehabilitation psychischer Krankheiten akkumuliert und durch ein qualifiziertes Zeugnis mit Hervorhebung der „Facharztreife" bescheinigt werden. Die notwendige Weiterbildungsermächtigung des Klinik- oder Abteilungsleiters ist einerseits an bestimmte Voraussetzungen bezüglich der Leistungsfähigkeit der Einrichtung geknüpft, etwa Zahl der Behandlungsplätze und -fälle, Diagnosespektrum, personelle und apparative Ausstattung, Bibliothek und Lehrmaterial (Anerkennung durch das zuständige Landesministerium!), andererseits an die Qualifikation des Leiters (Anerkennung durch die zuständige Landesärztekammer!).

Im umfangreichen Weiterbildungskatalog werden Einzelheiten des geforderten Fachwissens und der fachlichen Fertigkeiten detailliert aufgelistet. Hierzu gehören solche in Theorie und Technik der Anamnese- und Befunderhebung, der Diagnostik, Klassifikation und Dokumentation psychischer Krankheiten samt fundierter pathogenetischer, psychopathologischer und epidemiologischer Kenntnisse. Ebenfalls gefordert werden eingehende, multimodale therapeutische Qualifizierungen einschließlich Verhütung, Früherkennung und Rehabilitation von Krankheiten.

Der psychotherapeutische Bestandteil der Ausbildung erstreckt sich auf theoretische Grundlagen und praktische Erfahrungen der verschiedenen Therapiemethoden. Erlernt muss wahlweise ein tiefenpsychologisches oder verhaltenstherapeutisches Verfahren, nachgewiesen an einer Mindestanzahl abgeschlossener Behandlungen unter Supervision. Obligat ist die Teilnahme an einer Balint- und Selbsterfahrungsgruppe. Für alle genannten psychiatrisch-psychotherapeutischen Teilbereiche gibt es fallzahlbezogene Standards, hinsichtlich der theoretischen Ausbildung ebenfalls Vorgaben zum Umfang an Unterrichtseinheiten. Je nach Interesse können Spezialisierungen in Richtung Suchtleiden, Geriatrie oder Forensik angestrebt werden. Auf neurologischem Gebiet werden solide Kenntnisse in klinischer, apparativer und laborchemischer Diagnostik verlangt.

Mit der neuen Weiterbildungsordnung wurde das psychotherapeutische Teilgebiet in der psychiatrischen Ausbildung verankert; d. h. die in Deutschland längst überfällige Integration der Psychotherapie in die Psychiatrie auch formal besiegelt. Die meisten psychiatrischen Kliniken und Abteilungen tragen nun im Namen auch die Bezeichnung „Psychotherapie". In der ehemaligen DDR war bereits 1978 der „Facharzt für Psychotherapie" geschaffen worden.

Die Modalitäten zum Erwerb des psychiatrisch-psychotherapeutischen Facharzttitels sind europaweit noch nicht standardisiert, obgleich in der EU die Medizinerausbildung durch übernationale Vorschriften geregelt wurde, konzipiert durch den „Beratenden Ausschuss für die ärztliche Ausbildung" (Advisor Commitee on Medical Training – ACMT). Dieses Gremium legte bisher lediglich die Mindestdauer der anerkannten Spezialisierung zum Erwerb der Facharztreife fest und definierte EU-Richtlinien zur Weiterbildung im Rahmen einer Teilzeitarbeit.

Im Gegensatz etwa zur Schweiz und den USA hatte sich in Deutschland vor allem die sog. aufdeckende Psychotherapie von der Psychiatrie abgegrenzt bzw. war von der Schulpsychiatrie lange Zeit reserviert bis argwöhnisch betrachtet worden (falls sie überhaupt wahrgenommen wurde). Die heute anerkannten tiefenpsychologischen, gruppendynamischen und verhaltensmodifizierenden Methoden wurden sämtlich außerhalb der konventionellen Psychiatrie entwickelt (siehe Kapitel 9).

Wie in den USA seit langem beide Teilgebiete miteinander verschränkt vermittelt werden, ist an einer biografischen Notiz von Robert Klitzman erkennbar, Psychiater an der New Yorker Columbia Universität (1995). Klitzman begann seine dreijährige Ausbildung auf einer Station, die von einem Analytiker und dessen Stellvertreter, einem Psychopharmakologen, geleitet wurde. Der biologisch orientierte Kollege entschloss sich nach Beratung mit seinem psychoanalytischen Chef zur Elektrokonvulsivbehandlung einer Patientin mit wahnhafter Depression. Klitzman, erschrocken und verstört über die Krampfprozedur, registrierte mit Verblüffung die wesentliche Besserung der Patientin, die bald darauf als geheilt entlassen werden konnte. Parallel zu den somatischen Behandlungsmethoden machte er sich mit den verschiedenen psychologischen Behandlungsmethoden vertraut, deren Theorien ihn fesselten. Irritierend war für ihn der oft ungewisse Ausgang der Krankheit; einige Patienten besserten sich unerwartet, andere kamen entgegen allen Erwartungen nicht voran und blieben depressiv.

Klitzman schilderte, wie sich seine Lebenswelt allmählich in einen „psychiatrischen" und einen „nichtpsychiatrischen" Teil verwandelte. Er fühlte sich mehr und mehr seiner Arbeit verbunden und dem beruflichen „Clan" zugehörig, und entfernte sich von seinen alten Freunden in dem Bewusstsein, dass Psychiatrie nur von Psychiatern und Therapeuten verstanden werden könne. Am Ende seiner Assistenzzeit war er graduierter Psychiater; sein Beruf war nun ein integraler Bestandteil seiner Identität. Er fühlte sich als Mitglied eines Netzwerkes, sprach mit den Berufskollegen eine gemeinsame Sprache und teilte mit ihnen Ansichten und Kritik. Professionell registrierte er psychische Auffälligkeiten bei Freunden, Familie, Nachbarn, Mitarbeitern und im Bekanntenkreis. Andererseits fühlte er sich durch die akademische Welt zunehmend frustriert, die er als intellektuell eingeengt, wenig tolerant und unpersönlich empfand. Viele seiner Kollegen erschienen ihm in der Routine des Alltags erstarrt und hatten an Sensibilität und Warmherzigkeit eingebüßt. Die Macht der Institution irritierte ihn, weil sie sich entmutigend gegenüber kreativen und spontanen Aktivitäten zeigte. Der Druck der Anpassung war groß, neue Vorschläge wurden vorschnell kritisiert. Klitzman vermisste Selbstkritik als notwendiges Element der Wissenschaftlichkeit. Er ärgerte sich über verfehlte psychoanalytische Annäherungen ebenso wie über einen unangemessenen und undifferenzierten Einsatz von Medikamenten.

Das ebenfalls neu geschaffene Curriculum zur fachärztlichen Qualifikation in Psychosomatik und Psychotherapeutischer Medizin, ein deutsches Spezifikum, sieht ebenfalls eine fünfjährige Weiterbildungszeit vor (einschließlich einem psychiatrischen Jahr). Allerdings wird der Inneren Medizin ein wesentliches Gewicht beigemessen, deren zeitlicher Anteil ein oder – im Kombination mit einem anderen Fach der Körpermedizin – ein halbes Jahr umfassen muss. Im Übrigen richtet sich die Ausbildung hauptsächlich auf die Erkennung und psychotherapeutische Behandlung von Krankheiten, an deren Entstehung, Verlauf und Verarbeitung psychosoziale Faktoren und/oder körperlich-seelische Wechselwirkungen maßgeblich beteiligt sind. Insofern gibt es erhebliche Schnittmengen mit dem psychotherapeutischen Anteil der Psychiatrie.

Weitere Zusatzqualifikationen, die für den neurologisch-psychiatrisch-psychotherapeutisch tätigen Arzt sinnvoll erscheinen, sind die für Rehabilitation, Sozialmedizin, physikalische Therapie und Naturheilverfahren. Außerhalb der psychiatrisch-psychotherapeutischen Facharztweiterbildung gibt es wie für examinierte Psychologen auch für Ärzte die Möglichkeit einer postgraduierten Ausbildung in Verhaltenstherapie. Sie kann an den Psychologischen Instituten der Universitäten und in privaten Weiterbildungsstätten erworben werden. Die Curricula umfassen gemäß Ausbildungsrichtlinien der „Deutschen Gesellschaft für Verhaltenstherapie" (DGVT) Theorie,

Selbsterfahrung, Supervision und ein klinisches Praktikumsjahr; außerdem muss eine Mindestanzahl dokumentierter Behandlungen nachgewiesen werden (siehe Kapitel 9).

Grundsätzlich können in Deutschland alle approbierten Ärzte Kenntnisse in „psychosomatischer Grundversorgung" erwerben, die meist in Form von Kompaktkursen angeboten werden. Sie sollen Verständnis und Betreuung von Patienten mit psychosomatischen bzw. funktionellen Störungen verbessern. In Anlehnung an diese Fortbildungsmöglichkeit ist – auch nach Eingliederung des psychotherapeutischen Bereichs in die psychiatrische Facharztweiterbildung – seit 2006 die Aneignung der Zusatzbezeichnung „Psychotherapie – fachgebunden" für Ärzte anderer Fachgebiete möglich, sofern sie eine fachbezogene, tiefenpsychologisch orientierte Kompetenzerweiterung bedeutet. Außer dem theoretischen Unterricht mit Fallseminaren wird zur Zertifizierung der Nachweis einer festgelegten Anzahl von supervidierten Erstuntersuchungen und (teils abgeschlossenen) Behandlungen verlangt, ebenso die Teilnahme an Selbsterfahrungs- bzw. Balintseminaren.

Eine Zusatzweiterbildung in Psychoanalyse ist Fachärzten für Kinder- und Jugendpsychiatrie und -psychotherapie, Psychiatrie und Psychotherapie, psychosomatische Medizin und Psychotherapie sowie approbierten psychologischen Psychotherapeuten vorbehalten (s. a. Kapitel 9). In dem dreigliedrigen Curriculum stellt die 250 Stunden umfassende Lehranalyse ein zentrales Element dar, nach deren Abschluss und 240 Theoriestunden aufgrund eines Kolloquiums die Erlaubnis zur eigentlichen praktischen Ausbildung erteilt wird. Nach 20 Untersuchungen und 600 Behandlungsstunden unter Supervision erfolgt eine Abschlussprüfung.

Für die Behandlung psychisch gestörter Kinder und Heranwachsender gilt im Bereich der Medizin folgendes: Seit 1993 gibt es die Möglichkeit einer postgraduierten Weiterbildung zum „Facharzt für Kinder- und Jugendpsychiatrie und Psychotherapie" als Ersatz für den früheren kinderpsychiatrischen Facharzt. Sie erstreckt sich ebenfalls auf fünf Jahre, wovon ein Jahr auf Kinderheilkunde oder Erwachsenenpsychiatrie entfällt. Ziele sind das Erkennen und Behandeln psychischer, psychosomatischer und neurologischer Erkrankungen bei Kindern und Heranwachsenden. Interessenvertreter sind die „Deutsche Gesellschaft für Kinder- und Jugendpsychiatrie, Psychosomatik und Psychotherapie" (DGKJP), hervorgegangen aus der „Deutschen Vereinigung für Jugendpsychiatrie" von 1950 und zwischenzeitlich mehrmals umbenannt, sowie der 1978 gegründete „Berufsverband für

Kinder- und Jugendpsychiatrie, Psychosomatik und Psychotherapie"
(BKJPP); zweimonatlich erscheint die Fachzeitschrift „Zeitschrift für
Kinder- und Jugendpsychiatrie und Psychotherapie", vierteljährlich
das „Forum der Kinder- und Jugendpsychiatrie, Psychosomatik und
Psychotherapie".

Für den psychologischen Berufsstand stellt sich die Situation wie
folgt dar: Voraussetzung für eine Weiterbildung zum psychologischen
Psychotherapeuten ist in Deutschland ein mit dem Master-Examen
abgeschlossenes Psychologiestudium, nachdem mit der sog. Bologna-
Reform von 1999 ab dem Jahr 2002 die früheren Diplomstudiengänge
schrittweise durch Bachelor- bzw. Masterausbildungen ersetzt wurden. Die einzelnen Module umfassen im 2-stufigen Studium jeweils
Schwerpunkte wie etwa Allgemeine, Differentielle, Bio-, Entwick-
lungs- und Persönlichkeitspsychologie. Die Lerneinheiten werden
nach dem Muster des „European Credit Transfer System" (ECTS)
mit sog. Leistungspunkten („Credit Points", CP) bewertet; der Bachelorabschluss erfordert neben einer schriftlichen Examensarbeit 180
solcher Punkte. Um als klinischer Psychologe tätig zu werden bzw.
sich zum Psychotherapeuten weiterzubilden, ist ein anschließendes,
mindestens viersemestriges Weiterstudium mit 120 CP sowie schriftlicher Arbeit zum Master of Science erforderlich. Das Schwergewicht
der Ausbildung liegt während dieser Zeit auf Methodenlehre, Diagnostik, Psychopathologie, Rehabilitation, Prävention und Beratung.
Die eigentliche, der Facharztausbildung analoge Weiterqualifizierung
zum psychologischen Psychotherapeuten endet mit der Approbation
als obligate Voraussetzung für eine Kassenzulassung. Sie umfasst
für den sog. Psychotherapeuten in Ausbildung (PiA) innerhalb eines
dreijährigen Curriculums (berufsbegleitend: fünf Jahre) neben der
Aneigung theoretischer Kenntnisse (600 Stunden), Selbsterfahrung
und Behandlungen unter Supervision auch eine einjährige Mitarbeit
in einer psychiatrischen Klinik und eine halbjährige in einer psychosomatischen oder Praxiseinrichtung über 1 800 Stunden (Praxisjahr).

Ebenfalls auf Bachelor- bzw. Masterabschlüsse umgestellt wurden
die Ausbildungen in Pädagogik und Sozialpädagogik, die in der Regel
als Grundlage der Ausbildung zur/m Kinder- und Jugendpsychothe-
rapeutin/en notwendig sind (s. a. Kapitel 9).

Auch Heilpraktikern ist es erlaubt, im Rahmen des Heilpraktikerge-
setzes (HPG) psychotherapeutisch tätig zu werden. Die Eignung wird
durch eine schriftliche und mündliche, amtsärztliche Überprüfung
festgestellt und erstreckt sich im Wesentlichen auf psychologische
Diagnostik, Psychopathologie und klinische Psychologie.

Mit der Facharztprüfung bzw. der Approbation als psychologischer Psychotherapeut oder Kinder- und Jugendlichenpsychotherapeut ist die berufsbezogene Sozialisierung keineswegs abgeschlossen. Vielmehr erfordert die ständige Ausweitung der diagnostischen und therapeutischen Erkenntnisse – wie in allen Disziplinen der ärztlichen Heilkunde – auch in den Psychofächern eine kontinuierliche Fortbildung, um die berufliche Kompetenz während des gesamten Arbeitslebens zu vertiefen und weiter zu verbessern, mindestens jedoch zu erhalten. Grundsätzlich ist jeder Heilkundige gehalten, sich während seines Berufslebens fortlaufend über den jeweils aktuellen Stand der wissenschaftlich gesicherten Diagnostik und Therapie zu informieren und die daraus gewonnenen Kenntnisse in seine Berufstätigkeit zu integrieren. Jeder Patient hat Anspruch auf eine adäquate, fachgerechte und sachkundige Behandlung; die Anwendung der „offiziellen" Standards erprobter Therapieverfahren hat juristisch und berufsrechtlich stets Vorrang vor der sog. Kurierfreiheit (s. a. Kapitel 11).

Die Berufsordnungen der deutschen Bundesärztekammer bzw. der Bundespsychotherapeutenkammer verpflichten jeden Angehörigen, sich beispielsweise durch Teilnahme an Qualitätszirkeln, Tagungen, Kongressen, Vorträgen, Vorlesungen oder Visiten, durch Studium von Fachliteratur und Inanspruchnahme audiovisueller, interaktiver Lernmittel oder anderweitig fortzubilden. Für den Einhalt dieser wichtigen Vorschrift ist er selbst verantwortlich; allerdings werden von den Fortbildungsakademien an den Landesärztekammern und Landespsychotherapeutenkammern zahlreiche, entsprechende Möglichkeiten geboten.

Zur Sicherstellung einer fortlaufenden Angleichung und Weiterentwicklung der beruflichen Kompetenz wurde 2004 vom Deutschen Ärztetag die verpflichtende Fortbildung beschlossen und Bestandteil des Sozialgesetzbuches (SGB V). Demzufolge ist jeder ärztlich Tätige zur kontinuierlichen, berufsbegleitenden Fortbildung („Continuing Medical Education" – CME) in Form von Eigenstudium, Veranstaltungen, Kursen oder Hospitationen verpflichtet. Die Teilnahme an solchen Maßnahmen wird mit sog. CME-Points – täglich maximal 8 Punkte – zertifiziert. Innerhalb von fünf Jahren müssen mindestens 250 CME-Punkte nachgewiesen werden. Analog zur Qualitätskontrolle bezüglich der Arbeitsmittel und -methoden entspricht dies einer reglementierten Überwachung der persönlich-fachlichen Leistungsfähigkeit.

Wie die psychiatrisch-psychotherapeutischen Fachärzte sind auch die psychologischen Psychotherapeuten zu dokumentierter Fortbildung verpflichtet, ebenfalls zu belegen durch den Erwerb von Fortbildungspunkten; vorgegeben sind 250 Punkte innerhalb fünf Jahren.

In Europa ist es – im Gegensatz zu den USA – noch umstritten, ob durch Zwischenprüfungen regelmäßige Kontrollen der beruflichen Kenntnisse erfolgen sollen oder ob die Umsetzung der Fortbildungsverpflichtung jedem einzelnen auf Treu und Glauben überlassen bleibt. An erstere knüpfen sich Befürchtungen, bei nicht ausreichenden Nachweisen von aktualisierten Fachkenntnissen möglicherweise die Zulassung zu verlieren; nichtsdestoweniger hat selbstverständlich der Anspruch der Bevölkerung auf eine qualifizierte Versorgung Vorrang.

Auf europäischer Ebene bemüht sich die aus Delegierten der nationalen beruflichen und wissenschaftlichen Organisationen bestehende, 1992/93 gegründete Fachgruppe „European Board of Psychiatrie" um eine Harmonisierung der psychiatrischen Facharztausbildung in der Europäischen Union. 1993 wurde deren Charta für eine vereinheitlichte Ausbildung der Fachärzte in der Europäischen Gemeinschaft (EG) von der Dachvereinigung „Union Européenne des Médicines Spécialistes" (UEMS) verabschiedet. Sie propagiert u. a. auch Erfassungssysteme für eine kontrollierte Fortbildung in allen Mitgliedsstaaten der EU, um die professionelle Eignung während des gesamten Berufslebens stets auf aktuellem Stand zu halten. Im Consensus-Papier von 2004 wird die Notwendigkeit einer multidisziplinären Ausbildung auf biologischer, psychosozialer und psychotherapeutisch/psychosomatischer Ebene gemäß dem biopsychosozialen Krankheitsmodell unterstrichen. Gefordert wird eine fachübergreifende, gesellschaftlich anerkannte Profilierung des psychiatrischen Berufes als zentrales Element des allgemeinen Gesundheitswesens.

Eine wichtige Rolle spielt seit je her der Informationsfluss über die Fachzeitschriften. Als erstes etabliertes deutsches Fachjournal ist die „Allgemeine Zeitschrift für Psychiatrie und psychisch-gerichtliche Medicin" anzusehen. Sie wurde als Periodikum der deutschen Irrenärzte ab 1844 bis 1882 herausgegeben; ab 1938 lebte sie unter dem Titel „Allgemeine Zeitschrift für Psychiatrie und ihre Grenzgebiete" wieder auf. 1868 erschien das „Archiv für Psychiatrie und Nervenkrankheiten" als offizielles Organ der oben genannten „Gesellschaft Deutscher Neurologen und Psychiater". Den „Nervenarzt" als Organ der „Deutschen Gesellschaft für Psychiatrie, Psychotherapie und Nervenheilkunde" sowie der „Gesellschaft Österreichischer Nervenärzte und Psychiater" gibt es seit dem Jahr 1928. Der „Neurotransmitter" als Sprachrohr des fachpsychiatrischen Berufsverbandes wurde bereits erwähnt. Weitere deutschsprachige Fachzeitschriften für Psychiatrie, Psychotherapie, Psychosomatik bzw. Verhaltenstherapie, die jeweils unterschiedliche Ausschnitte und Ausrichtungen einer Fachdisziplin abbilden, sind derzeit unter folgenden Titeln verfügbar:

- Ärztliche Psychotherapie
- Analytische Kinder- und Jugendlichen-Psychotherapie
- Analytische Psychologie
- Balint-Journal
- Der Neurologe & Psychiater
- Die Psychiatrie
- Dynamische Psychiatrie
- Existenz und Logos
- Existenzanalyse
- Familiendynamik
- Fortschritte der Neurologie-Psychiatrie
- Forum der Psychoanalyse
- Forum der psychoanalytischen Psychosentherapie
- Gesprächspsychotherapie und Personzentrierte Beratung
- Gruppenanalyse
- Gruppenpsychotherapie und Gruppendynamik
- Hypnose
- Imagination
- Integrative Therapie
- Journal für Psychologie
- Kinderanalyse
- Matrix
- Nervenheilkunde
- NeuroGeriatrie
- Neurologie – Psychiatrie
- Person
- Praxis Klinische Verhaltensmedizin und Rehabilitation
- Praxis der Kinderpsychologie und Kinderpsychiatrie
- Psyche
- Psychiatrische Praxis
- Psychoanalyse und Körper
- Psychoanalytische Familientherapie
- Psychodynamische Psychotherapie
- Psychologische Medizin
- Psychologische Rundschau
- Psychopraxis
- Psychosozial
- Psychotherapeutenjournal
- Psychotherapie aktuell
- Psychotherapie Forum
- Psychotherapeut
- Psychotherapie im Dialog

- Psychotherapie im Alter
- Psychotherapie in Psychiatrie, Psychotherapeutischer Medizin und Klinischer Psychologie
- Psychotherapie – Psychosomatik – Medizinische Psychologie
- Report Psychologie
- Schweizer Archiv für Neurologie und Psychiatrie
- Sozialpsychiatrische Informationen
- Zeitschrift für Gerontologie und Geriatrie
- Zeitschrift für Gesundheitspsychologie
- Zeitschrift für Heilpädagogik
- Zeitschrift für Individualpsychologie
- Zeitschrift für Kinder- und Jugendpsychiatrie und Psychotherapie
- Zeitschrift für Klinische Psychologie und Psychotherapie
- Zeitschrift für Medizinische Psychologie
- Zeitschrift für Neuropsychologie
- Zeitschrift für Positive Psychotherapie
- Zeitschrift für Psychiatrie, Psychologie und Psychotherapie
- Zeitschrift für Psychologie/Journal of Psychology
- Zeitschrift für psychoanalytische Theorie und Praxis
- Zeitschrift für Psychosomatische Medizin und Psychotherapie
- Zeitschrift für Psychotraumatologie, Psychotherapiewissenschaft und Medizinische Psychologie
- Zeitschrift für systemische Therapie und Beratung

(Weitere Zeitschriften siehe Kapitel 11).

Üblicherweise werden die gängigen Journale in den jeweiligen Fachbibliotheken der Ausbildungsstätten, vor allem der Universitäten, vorgehalten und können dort eingesehen werden; die Auswahl hängt von der speziellen klinischen und/oder wissenschaftlichen Orientierung ab. Die Fachblätter der Berufsverbände sind hinsichtlich der Praxisbelange am informativsten, die der Fachgesellschaften am meisten klinisch-wissenschaftlich konzipiert. Zudem existiert eine wachsende Anzahl an elektronisch via Internet angebotenen Fortbildungsinformationen einschließlich virtueller Zeitschriften aus verschiedenen therapeutischen Gebieten.

Mit der beruflichen Erfahrung wachsen Sicherheit und Souveränität im Umgang mit dem Erkrankten und im Management des Krankheitsprozesses. Die begleitende Teilnahme an einer Supervisionsgruppe oder die Rückkoppelung mit dem Lehranalytiker sollten als hilfreiche psychologische wie fachliche Stützen auch nach dem Abschlussexamen weiterhin wahrgenommen werden. Unverzichtbar ist es, sowohl über wissenschaftliche wie berufspolitische Entwicklungen auf dem Laufenden zu bleiben. Als Trends sind gegenwärtig zu erkennen und zu kommentieren:

Voraussichtlich werden immer differenziertere Erkenntnisse aus den Neurowissenschaften und der Genetik über die Entstehung und den Verlauf psychischer Störungen zu weiteren Verbesserungen der somatotechnologischen, insbesondere pharmakologischen Behandlungsmöglichkeiten führen. Gesellschaftlicher Wandel einschließlich Life-style-Ansprüchlichkeiten einerseits wie kontinuierliche Weiterentwicklung der psycho- bzw. verhaltenstherapeutischen Varianten andererseits erfordern fortlaufende Anpassungen der psychologisch-psychohygienischen Arbeit; allerdings erweisen sich – wie bereits in der Vergangenheit festzustellen – nicht alle als fortschrittlich propagierten Neuerungen als wirklichen Gewinn für die klinische Praxis. Prophylaxe und Rezidivverhütung werden vor dem Hintergrund salutogenetischer Bedürfnisse und sozioökonomischer Überlegungen an Bedeutung zunehmen.

Als besondere Herausforderung stellt sich angesichts der wachsenden Zahl von Zuwandern die psychotherapeutische Versorgung von fremdsprachigen Migrantinnen und Migranten heraus, erst recht, wenn sie aus einem anderen Kulturkreis stammen. Die erschwerte sprachliche Verständigung stellt ein beträchtliches Handicap in der therapeutischen Beziehung dar, bei der es bisweilen auf Nuancen und Metaphern der Mitteilung ankommt. Problematisch ist stets die Übersetzung durch Begleitpersonen bzw. Dolmetscher, deren Anwesenheit keine ungefilterte, vertrauliche Atmosphäre aufkommen lässt. Beispielsweise sind depressiogene Belastungen infolge von Eheproblemen kaum je einschätzbar, wenn eine sprachunkundige Frau zusammen mit ihrem Mann in der Sprechstunde erscheint. Abgesehen davon haben Beschwerden und Befunde in fremden Ländern oftmals einen anderen Stellenwert als in Westeuropa; zudem gibt es anderswo hierzulande unbekannte psychische Verstörungen und Abnormitäten. Kenntnisse über Lebensgewohnheiten, Sitten und Gebräuche fremdländischer Patienten sind daher sehr hilfreich. Sie erleichterten den Zugang auf verbaler wie nonverbaler Ebene; gerade psychische und psychosomatische Erkrankungen werden häufig anders erlebt und dargestellt als im Lebensraum der eigenen Enkulturation.

In einzelnen Klinikambulanzen werden inzwischen interkulturelle Sprechstunden angeboten. Bei der Behandlung türkischer bzw. muslimischer Patienten ist einzukalkulieren, dass aufgrund eines andersartigen, meist magisch-animistischen Verständnisses von Krankheit bzw.

Krankheitsentstehung eventuell parallel eine Beratung durch einen Heiler (Hodscha) erfolgt. Bereits ausprobierte Heilpraktiken, etwa das Tragen von Amuletten gegen den „bösen Blick", sollten – sofern sie sich nicht erkennbar kontratherapeutisch auswirken – pragmatisch integriert werden. Wünschenswert ist eine größere Verbreitung entsprechender Spezialambulanzen mit Therapeuten aus dem jeweiligen Ursprungsland.

9 Profilierung der Psychotherapie

Wie eingangs dargelegt, haben Bemühungen, auf kranke und leidende Menschen mit psychologischen Mitteln heilend einzuwirken, eine lange Tradition. Sie reicht zurück bis zu den schamanistischen Exorzismen der Frühzeit und religiös-spirituellen Exerzitien früher Hochkulturen, den Sokratischen Dialogen und psychokatarthischen Wirkungen altgriechischer Tragödien. Bereits während der Antike wurden psychophysische Zusammenhänge in Erwägung gezogen, und es gab Ansätze einer psychosomatischen Betrachtungs- und Behandlungsweise körperlicher Krankheiten. Den Begriff „psychosomatisch" verwendete wahrscheinlich erstmals der Leipziger Psychiater Heinroth im Jahr 1818 (s. a. Kapitel 1).

Mutmaßungen über Ursachen und Verlauf von Erkrankungen korrespondierten in Abhängigkeit von Menschenbild und Lebensbedingungen bisweilen mit irrationalen, sogar schädlichen Behandlungspraktiken. Durch objektive Beobachtung gewonnene und Erfahrung gesicherte medizinpsychologische und psychopathologische Kenntnisse über die Besonderheiten psychischer Funktionen sind frühestens seit dem Ausklingen der Romantik zu verzeichnen. Die damaligen „Curmethoden auf psychischem Wege" – psycho- und milieutherapeutische Anwendungen – nannte der bereits erwähnte Physikus Reil „psychische Mittel, die über die Sinnesorgane und das Gemeingefühl das Heilgeschäft begünstigen" (1808). Psychotherapie kennzeichnet nach heutiger Lesart alle lindernden oder heilenden Methoden zur Beeinflussung von Krankheiten und Leiden auf der Ebene menschlicher (verbaler und/oder nonverbaler, individueller und/oder gemeinschaftlicher) Kommunikation. Sie umfasst die Erkennung, Behandlung, Prävention und Rehabilitation von Erkrankungen, die durch Besonderheiten der Persönlichkeit oder psychosoziale Faktoren verursacht werden, eingeschlossen Belastungen infolge körperlicher Erkrankungen.

Als Anfänge systematischer Psychotherapie sind die fremd- und autohypnotischen Suggestionsmethoden zu betrachten, wie sie z. B. unter den spekulativ-fantasievollen Hypothesen von Franz Anton Mesmer (1734–1815) in Wien (und nach seiner Verurteilung als betrügerischer Scharlatan) ab 1778 in Paris präsentiert wurden. Die von ihm ausgeübte Suggestivbehandlung nervöser Leiden basierte auf der Annahme einer allgegenwärtigen Lebenskraft, eines unsichtbaren kosmischen

Fluidums in jedem Organismus, das durch Lenkung (Handauflegen oder Berühren) des vermittelnden Akteurs heilend eingesetzt werden könne. Esoterischer Charakter der zugrunde liegenden Wirksamkeitshypothese wie sektiererisches Gehabe Mesmers und seiner begeisterten Anhänger stießen auf heftige Kritik wissenschaftlicher Experten, worauf der „Magnetismus" auch in Frankreich verboten wurde. Der prominente Pinel, der an mehreren Sitzungen teilnahm, hielt ihn für eine Art gesellschaftlicher Animation.

Der spektakuläre Mesmerismus gab allerdings den Anstoß zur Erforschung der psychologischen Wirkmechanismen, die später zum Dreh- und Angelpunkt des weit verbreiteten Hypnotismus wurden. Nachdem der Schotte James Braid (1795–1860), angeregt durch heilhypnotische Vorführungen, 1841 die autosugggestive Kraft längerer visueller Konzentration unter gelenkt-selektiver Aufmerksamkeit bei operativen Eingriffen erfolgreich ausprobiert hatte, nannte er den künstlich herbeigeführten Schlafzustand „Neurohypnotismus" („Neurohypnology"); entgegen Mesmer ging er nämlich von einer nervlich-organischen Verursachung aus. Seine Beobachtungen wurden von der französischen Hypnose-Schule in Nancy aufgegriffen und gezielt in Richtung einer klinischen Heilhypnose weiterentwickelt, in erster Linie vom Landarzt Ambroise A. Liébeault (1823–1904) und dessen Schüler Hippolyte Bernheim (1840–1919) in Nancy, sowie von Paul-Charles Dubois (1848–1918) in Bern und Auguste Forel (1848–1931) in Zürich (s. a. Kapitel 3). Liébeault und Bernheim setzten die Hypnose vor allem bei „nervösen", d. h. psychosomatischen Störungen ein, letzterer in seiner Klinik auch als „hypnotische Schlafkur". Die intensive „Autosuggestion" der Psychotiker hingegen hielten sie durch „Fremdsuggestion" für unüberwindbar. Auch Forel und Kraepelin, die im Gegensatz zu vielen Kollegen als psychiatrische Kliniker dem Hypnotismus gegenüber aufgeschlossen waren, hielten Geisteskranke für nicht ausreichend suggestibel.

Dubois entwickelte später als gefragter Therapeut eine direktive Gesprächstherapie mit hoher suggestiver Aufladung, „Persuasion" genannt. Demgegenüber blieb der Hypnotismus unter Charcot (1825–1893) an der Pariser Salpêtrière ein diagnostisches Mittel zur Identifizierung hysterischer Leiden.

Die selbst- und fremdsuggestiven Behandlungsmethoden wurden in der Folgezeit als wichtigste nervenärztliche Psychotherapieverfahren sowohl zur lenkenden Einflussnahme als auch zur entlastenden Psychokatharsis eingesetzt. Sie verkörperten die „psychische Behandlung" schlechthin, in der Zeitschrift „Der Hypnotismus" 1892 vom holländischen Psychologen Frederic van Eeden (1860–1932)

„Psychotherapie" genannt, und hatten bis zur Verbreitung der Psychoanalyse eine unangefochtene Monopolstellung. Die Bezeichnung „Psychotherapeut" wurde offensichtlich erstmals vom Psychiater und Schriftsteller Heinrich Stadelmann (1865–1948) als Titel eines gleichnamigen, 1896 erschienenen Buches verwendet.

Die heutige Situation auf dem Gebiet der professionellen Psychotherapie ist das Ergebnis einer kontinuierlicher Erprobung und Evaluation psychologischer bzw. psychosozialer Einflussfaktoren auf psychische Beeinträchtigungen. In den westlichen Ländern wurde das gegenwärtige, psychotherapeutisch-psychosomatische Versorgungsgebäude vor etwa hundertfünfzig Jahren auf den Fundamenten der ärztlichen Nervenheilkunde errichtet, seit etwa 50 Jahren ergänzt und erweitert durch das Potential der klinischen Psychologie, dem mit Abstand größten Tätigkeitsfeld der Psychologinnen und Psychologen.

Für den Psychologenberuf wurde auf Betreiben von Oswald Kroh (1887–1955), Wehrmachtspsychologe und damaliger Vorsitzender der Fachgesellschaft, 1941 der Studiengang zum diplomierten Psychologen etabliert. Die psychotherapeutisch tätigen Psychologen waren bereits vom 1939 erlassenen Heilpraktikergesetz ausgenommen und als Freiberufler anerkannt worden (siehe Kapitel 8).

Historisch gesehen entstammen der psychologischen Medizin bzw. Psychiatrie die verschiedenen stützenden (supportiven), übenden, suggestiven und psychodynamischen Verfahren, während die Herausbildung der Verhaltenstherapien der empirisch-klinischen bzw. Lernpsychologie zu verdanken ist.

Als autosuggestiv-entspannende Methode wurde die vom Nervenarzt Johannes H. Schultz bereits vor dem 1. Weltkrieg konzipierte Selbsthypnose, das „Autogene Training" (AT), am bekanntesten. 1926 auf einem Vortrag in Berlin unter der Bezeichnung „autogene Organübungen" erstmals öffentlich präsentiert, wurde es als fester Bestandteil der ärztlichen Psychotherapie quasi zum Allheilmittel gegen alle möglichen Unpässlichkeiten, in erster Linie Nervosität, Ängste und Schlafstörungen. Schultz' Lehrbuch „Das Autogene Training – konzentrative Selbstentspannung", erstmals 1932 erschienen, erlebte als eines der erfolgreichsten Therapiebücher in der Folgezeit zahlreiche Auflagen. Schon mit seiner Schrift „Die seelische Krankenbehandlung" von 1918 hatte Schultz sich als führender Vertreter der nichtanalytischen Psychotherapie präsentiert. Im Kontrast zur Psychoanalyse als „Große Psychotherapie" nannte Schultz die suggestiven und stützenden Interventionen „Kleine Psychotherapie", eher gedacht zur Behandlung psychosomatischer Störungen. Auf ihn gehen die Begriffe „Kernneurose" und „Randneurose" zurück. Schultz (1884–1970) durchlief nach dem Medizinstudium eine wissenschaftliche Karriere in Frankfurt, Breslau und Chemnitz bzw. Jena, wo er 1919 Psychiatrieprofessor wurde. Nach kurzzeitiger Tätigkeit im Dresdner Sanatorium „Weißer Hirsch" ließ er sich als Nervenarzt und Psychotherapeut in Berlin nieder. Von 1936 bis Kriegsende war Schultz, als Nazi-Sympathisant Befürworter von Rassenhygiene und Erbbiologie, stellvertretender Leiter des nationalsozialistisch ausgerichteten Berliner „Deutschen Instituts für psychologische Forschung und Psychotherapie". Nach 1945 betrieb er seine Privatpraxis weiter; einer Diskussion über seine opportunistische Nazi-Kolloboration stellte er sich nicht.

Die von den Begründern des Hypnotismus postulierten psychophysischen Suggestivwirkungen konnten später durch polygrafische Untersuchungen (Erfassung von Atmung, Herzfrequenz, Hirnaktivität und Hautwiderstand) objektiviert werden; besonders eindrucksvoll lassen sich die körperlich-vegetativen Begleitreaktionen entspannender und meditativer Übungen darstellen und durch Biofeedback beeinflussen. Von den neueren, erheblich weiterreichenden neuro- und kognitionswissenschaftlichen Erkenntnissen profitiert auch die Psychotherapieforschung: So lassen sich mit Hilfe bildgebender und elektrophysiologischer Messverfahren unter systematischer Psychotherapie wie auch Musiktherapie neurophysiologische und/oder mikrostrukturelle Veränderungen nachweisen.

MRT-Messungen der Erregungsmuster aus meso- und paralimbischen Hirnbereichen, die mentale Funktionen wie Gedächtnis, Emotionen oder Handlungsimpulse kontrollieren, ergaben beispielsweise, dass dort lokalisierte, neuronale Hyperaktivitäten bzw. Hypersynchronisationen bei bestimmten psychischen Krankheiten durch therapeutische Intenventionen herunterreguliert, während defizitäre Kontrollimpulse aus dem frontalen Kortex verstärkt werden können. Im EEG zeigten sich Normalisierungen des sog. Deltabandes. Zudem konnte belegt werden, dass systematisches und/oder intensives kognitives, sensorisches oder motorisches Training Dichte und Stabilität der synaptischen Verschaltungen innerhalb der neuronalen Netzwerke des Gehirns dauerhaft beeinflussen kann, d. h. die funktionelle, veränderliche Zytoarchitektur verfestigt sich zu einer beständigen. Nachgewiesen wurde auch die Ausreifung neuer Nervenzellen im Hippokampus aus Vorläuferstadien (Neurogenese). Möglicherweise bewirken bereits die kurzfristigen, aber intensiven psychophysiologischen und hormonellen Begleitreaktionen von Reizkonfrontationen bzw. Reizüberflutungen eine Löschung, zumindest Abschwächung störender (z. B. phobischer) Symptome. Die dadurch herbeigeführten Erlebens- und Verhaltensänderungen scheinen nachhaltiger als die durch eine bloße (verbale) Vermittlung von Einsicht und Verstehen zu sein, die „nur" die kortikale Ebene erreichen. Epigenetische Forschungsergebnisse stützen die Annahme bleibender mikroanatomischer Umstrukturierungen in frühen Entwicklungsstadien des Gehirns durch psychosozialen Stress via toxischer (stress-)hormoneller bzw. Umwelteinwirkungen, die als genetische Schalter fungieren. Auf die systemtheoretischen Diskussionen der Körper-Geist bzw. Gehirn-Geist-Korrelationen wurde bereits in Kapitel 2 eingegangen.

Wie verhält es sich mit den unterschiedlichen psychotherapeutischen Berufsfeldern und -gruppen in sozialrechtlicher Hinsicht? Vom „Wissenschaftlichen Beirat Psychotherapie der Bundesärztekammer" wurden in Deutschland als wirksame Therapiemethoden die beiden Hauptgruppen der psychodynamischen (aufdeckenden bzw. klärungsorientierten) und verhaltensmodifizierenden (lösungs- bzw. bewältigungsorientierten) Verfahren anerkannt, d. h. Psychoanalyse/ tiefenpsychologisch fundierte Therapien einerseits und Verhaltenstherapien andererseits. Sie wurden einschließlich ihrer Varianten von den Krankenversicherungen als sog. Richtlinienverfahren akzeptiert, d. h. die Behandlungskosten werden von den gesetzlichen und privaten Kassen übernommen. Von einer Kostenerstattung bislang ausgeschlossen, jedoch ebenfalls als grundsätzlich wissenschaftliche Verfahren bewertet wurden darüber hinaus die Gesprächspsychotherapie und systemische Therapie
   Die Therapeuten/innen sind Spezialisten, die eine normierte Ausbildung erfahren haben: Gemäß ihrer Historie und ihrem Selbstverständnis gibt es ärztliche und psychologische bzw. Kinder- und Jugendpsychotherapeuten mit jeweils unterschiedlicher beruflicher Sozialisation. Die Qualifikation zum ärztlichen Psychotherapeuten erfolgt im Rahmen der fünfjährigen Weiterbildung zum Facharzt für Psychiatrie und Psychotherapie oder für Psychosomatische Medizin und Psychotherapie. Ärzte/Ärztinnen anderer Fachrichtungen können sich in Deutschland nach abgeschlossener Weiterbildung in psychosomatischer Grundversorgung bzw. fachgebundener Psychotherapie oder Psychoanalyse ausbilden lassen Mit dem Psychotherapeutengesetz (PsyThG von 1998) wurde in Deutschland 1999 die bis dahin übliche ärztliche Kooperation mit klinischen Psychologen innerhalb des sog. Erstattungs- oder Delegationsverfahrens durch die Schaffung der neuen Berufsgruppe „Psychologische Psychotherapeutinnen und

-therapeuten" abgelöst. Nach zertifizierter psychotherapeutischer Weiterbildung im Anschluss an das Psychologiestudium ist nun – vergleichbar den praktizierenden Psychiatern bzw. ärztlichen Psychotherapeuten – die erteilte Approbation Voraussetzung für eine Kassenzulassung. Ähnliches gilt für die Berufsgruppe der Kinder- und Jugendpsychotherapeuten und -therapeutinnen, die eine heil- bzw. sozialpädagogische Ausbildung haben müssen (siehe voriges Kapitel).

Die Integration dieser neuen heilkundlichen Berufe in die psychotherapeutische Pflichtversorgung bringt es mit sich, dass nunmehr in Deutschland psychotherapeutische Leistungen auch durch Psychologen, Pädagogen und Heilpraktiker mit psychotherapeutischer Qualifikation erbracht und von den gesetzlichen wie privaten Krankenkassen bezahlt werden. In der DDR gab es bereits seit 1978 neben dem Facharzt für ärztliche Psychotherapie den verhaltenstherapeutisch bzw. gesprächstherapeutisch ausgerichteten „Klinischen Fachpsychologen".

Mangels ausreichender Belege für eine messbare Wirkung wurden die der humanistisch-existentialistischen Psychologie entstammenden Gesprächs- und Erlebnistherapien (z. B. Logotherapie, Gestalttherapie, Bioenergetik und Transaktionsanalyse) nicht in den Honorarkatalog der Krankenkassen in Deutschland aufgenommen.

Die Begründer der humanistischen Psychologie Fritz F. Perls (1893–1970), aus Berlin emigrierter Psychiater, der Psychologe Abraham Maslow (1908–1970) und der Arzt Carl R. Rogers (1902–1987), von Adlers Menschenbild und sozialem Engagement inspiriert, waren ursprünglich Psychoanalytiker. Sie riefen 1962 die „American Association of Humanistic Psychology" ins Leben, eine Art Sammelbewegung für eine dialogisch-interaktionelle Therapie jenseits von Psychoanalyse und Behaviorismus. Der von Rogers Anfang der 1950er-Jahre propagierten, neuartigen „klientenzentrierten Therapie" waren zwanzigjährige Erfahrungen mit psychologischen Beratungen vorausgelaufen, die schließlich in sein Konzept einer nicht-direktiven, durch den Prozess menschlicher Begegnung auf Augenhöhe geprägten Gesprächstherapie („Counseling") einflossen. Die symmetrische Therapeut-Klient-Beziehung bedeutete im Vergleich zur Psychoanalyse nicht nur ein verändertes Rollenverständnis, sondern auch einen therapeutischen Paradigmenwechsel von der Selbsterkenntnis zur Selbstverwirklichung. Die dahin kaum beachteten, jedoch erfolgsrelevanten Therapeuteneigenschaften Empathie, Wertschätzung und Echtheit rückten in den Vordergrund.

Die Gesprächspsychotherapie wurde in Deutschland während der 1960er-Jahre vor allem vom Hamburger Psychologen Reinhard

Tausch bekannt gemacht und fand in West und Ost weite Verbreitung, weil sie einerseits keine aufwendige Ausbildung erforderlich machte, andererseits wegen ihrer einfühlsam-mitmenschlichen Grundeinstellung Anklang fand. In der DDR sollte sie zudem neben der Verhaltenstherapie die dort aus ideologischen Gründen verpönte Psychoanalyse ersetzen. Die postgraduierte Ausbildung (nach humanwissenschaftlichem Studium) umfasst Theorie, Selbsterfahrung und Supervision; Plätze vermittelt die „Gesellschaft für wissenschaftliche Gesprächspsychotherapie" (GwG).

Eine Erweiterung des tiefenpsychologischen Ansatzes um die Dimension leiblicher Erfahrung beinhaltet die „Konzentrative Bewegungstherapie" (KBT), die Elemente der sinnlichen Wahrnehmung mit solchen der analytischen und humanistischen Psychologie verbindet. Ziel ist ein Zugang zu unbewussten seelischen Prozessen über das bewusste, achtsame Erleben der eigenen Körperbewegungen. Die KBT wurde in Anlehnung an die Arbeit der Sportlehrerin Elsa Gindler (1885–1961) vom Nervenarzt und Psychoanalytiker Helmuth Stolze (1917–2004) weiterentwickelt und während der 1950er-Jahre auf den „Lindauer Psychotherapiewochen" publik gemacht. Sie findet als körperorientierte Variante tiefenpsychologischer Psychotherapie bevorzugt in Praxen und Beratungsstellen Anwendung. Theoretischer Hintergrund ist gemäß dem biopsychosozialen Krankheitsmodell eine ganzheitliche Sichtweise von Leiblichkeit, Bewegung und seelischem Geschehen. In diesem Sinn wird als „Integrative Therapie" eine eklektisch-pragmatische Kombination verschiedener Praktiken von Hilarion Petzoldt vor allem zur Behandlung abhängiger und persönlichkeitsgestörter Personen eingesetzt. Biologische, psychologische und psychosoziale Dimensionen hinsichtlich psychotraumatologischer Folgeerscheinungen werden ebenfalls im Konzept der „Integrativen Psychotherapie" nach Gottfried Fischer berücksichtigt. Darüber hinaus sind hunderte, nicht überzeugend evaluierte „alternative Therapien" auf dem Psycho-Markt, die sich bisweilen nur in Nuancen unterscheiden.

Zum Inventar des Therapiespektrums zählt mithin insgesamt ein mannigfaltiges Angebot an entspannenden, imaginativen, gestalterisch-kreativen und körperorientierten Varianten, das allerdings zu undiszipliniertem Wildwuchs mit teils exotischen Blüten neigt.

Viele der genannten Verfahren werden unter Nutzung übender, wahrnehmungspsychologischer, sozialpsychologischer, tiefenpsychologischer und gruppendynamischer Kenntnisse auch in Gruppenform angeboten; am bekanntesten wurde das von Jakob L. Moreno (1889–1974) kreierte Psychodrama. Weitere Pioniere der Gruppenarbeit und

-psychotherapie waren Samuel R. Slavson (1890–1981), Michael Balint (1896–1970), Sigmund H. Foulkes (1898–1976), Wilfried R. Bion (1897–1979) und Alice Riccardi, geb. Platen-Hallermund (1910–2008), in Deutschland Annelise Heigl-Evers (1921–2002). Im Dachverband „Deutscher Arbeitskreis für Gruppentherapie und Gruppendynamik" (DAGG) sind die Gruppentherapeuten/innen der verschiedenen Provenienzen vertreten; die Fachzeitschrift heißt „Matrix". Auch ein Familienkollektiv kann Gegenstand einer Therapie werden: In Deutschland wurden psychodynamisch konzipierte Familientherapien zur Aufdeckung und Behebung innerfamiliärer Beziehungsstörungen in den 1970er-Jahren von den Analytikern Helm Stierlin und Horst E. Richter eingeführt; eine Variante stellt die systemische Therapie dar, entwickelt aus Kybernetik und Systemtheorie. Beide wurden 2008 vom Beirat für Psychotherapie als wissenschaftlich fundiert anerkannt. Seit 2009 bzw. 2010 gibt es entsprechende Ausbildungsgänge im Bereich der Erwachsenen- bzw. Kinder- und Jugendpsychotherapie. Organisationen sind die „Deutsche Gesellschaft für systemische Therapie und Familientherapie" (DGSF) und die „Systemische Gesellschaft" (SG).

Die tiefenpsychologisch-psychodynamische Sichtweise beruht grundsätzlich auf der Hypothese krankmachender, jedoch unbewusster Konflikte. Das therapeutische Vorgehen besteht infolgedessen in einer Aufdeckung, Klärung und somit „Entgiftung" dieser verborgenen Quellen mit Hilfe einer Übernahme („Übertragung") reaktivierter Fantasien und Gefühle in die aktuelle Beziehung zum Therapeuten. Therapeutisches Ziel ist eine heilsame Befreiung und Nachreifung der Persönlichkeit. Das zugehörige Persönlichkeitskonstrukt mit bewussten, vorbewussten und unterbewussten Anteilen ist bis in die antike Philosophie zurückzuverfolgen und zieht sich als Schichtenmodell wie ein roter Faden durch die Psychologiegeschichte; besondere Aufmerksamkeit wurde den tief in der Seele wurzelnden, verborgenen Ahnungen, Intuitionen und Eingebungen während der Romantik geschenkt. Im „Magazin zur Erfahrungsseelenkunde" von 1783, der ersten psychologischen Zeitschrift, sprach der Berliner Erzieher und Schriftsteller Carl Ph. Moritz (1756–1793) im Vorgriff auf die Psychoanalyse von dem „unbekannten Etwas, welches vor uns in Dunkelheit gehüllt ist". Der Dresdner Arzt, Universalgelehrte und Maler Carl G. Carus (1789–1869) prägte 1846 den Begriff „Unbewusstsein", das er in einen absoluten, partiell absoluten und relativen Seelenanteil unterteilte; letzterer wurde Gegenstand der Freudschen Psychoanalyse.

Obgleich ursprünglich Hirnpathologe, wurde Sigmund Freud gegen Ende des 19. Jahrhunderts zum systematischen Erforscher der psychischen Vorgänge unterhalb der Bewusstseinsschwelle und damit zum Schöpfer der aufdeckenden Psychotherapie, die er als „psychoanalytische Kur" begriff. Der Begriff „Psychoanalyse" findet sich erstmals 1896 in Freuds Beitrag „L'Hérédité et l'Étiologie des névrosès" in der französischen Fachzeitschrift „Revue neurologique". Freud hatte die psychotherapeutische Schule von Nancy kennengelernt und anfangs die dortigen Hypnosepraktiken übernommen; später setzte er zur Aufdeckung innerseelischer („vergessener") Vorgänge die freie Assoziation und die Traumdeutung als Königsweg („via regis") zum Unbewussten ein. Mit seinem Freund und Kollegen aus dem Neurophysiologischen Institut, dem späteren Wiener Gesellschaftsarzt Josef Breuer (1842–1925), veröffentlichte Freud 1895 in den „Studien über Hysterie" Beobachtungen an Patienten mit hysterischen Lähmungen, die sich unter Hypnose wieder an (vergessene) psychotraumatische Ereignisse erinnern konnten.

Freud (1856–1939), geboren in Freiberg/Mähren, wuchs in Wien auf und studierte dort Medizin. Seine neurologisch-biologischen Interessen veranlassten ihn bereits während des Studiums zu einer Mitarbeit bei dem Physiologen Ernst Wilhelm Ritter von Brücke (1819–1892). Nach dem medizinischen Abschlussexamen 1880 promovierte er „Über den Bau der Nervenfasern und Nervenzellen beim Flußkrebs". Als Assistent des Psychiaters und Neuroanatomen Theodor Meynert (1883–1892) widmete er sich gehirnanatomischen Studien und habilitierte sich für Neuropathologie. Mit Hilfe eines Stipendiums hospitierte er im Winter 1885/86 bei Charcot in Paris, dessen „Vorlesungen über Nervenkrankheiten" er ins Deutsche übertrug (s. a. Kapitel 3). In seiner 1886 eröffneten Wiener Praxis setzte er zur Behandlung nervöser Störungen anfangs Hypnose und Traumdeutung ein, später das freie Assoziieren. Unter dem Druck seiner Freunde und Schüler emigrierte er 1938 mit seiner Frau Martha und Tochter Anna nach London, wo er ein Jahr später nach einem jahrzehntelangen, quälenden Lippen- und Mundkrebs mit Hilfe seines Hausarztes Max Schur seinem Leben ein Ende setzte. Freud hinterließ in den „Gesammelten Werken" ein umfangreiches, 18-bändiges literarisches Werk, von dem – außer den zitierten „Studien über Hysterie" (1895) – „Psychopathologie des Alltagslebens" (1898), „Die Traumdeutung" (1899 bzw. 1900) und „Drei Abhandlungen zur Sexualtheorie" (1905) die tragenden Pfeiler des psychoanalytischen Lehrgebäudes darstellen. Sein dreigliedriges „Instanzenmodell" zur Persönlichkeitsstruktur entstand unter dem Einfluss von Groddeck und wurde 1923 in „Das Ich und das Es" veröffentlicht.

Nachdem Freud jahrelang kaum Resonanz gefunden hatte, wurden die Ärzte Alfred Adler (1870–1937) und Wilhelm Stekel (1868–1940), letzterer selbst Patient bei Freud, dessen erste und engste Mitstreiter. Zusammen mit Adler, Stekel sowie den Ärzten Max Kahane (1866–1923) und Rudolf Reitler (1865–1917) rief er die „Psychologische Mittwochsgesellschaft" ins Leben, Keimzelle der „Wiener Psychoanalytischen Vereinigung". Auf dem 2. „Internationalen Psychoanalytischen Kongreß" 1910 in Nürnberg wurde die „Internationale Psychoanalytische Vereinigung" (IPV) konstituiert; erster Vorsitzender wurde Carl Gustav Jung (1875–1961), Oberarzt an der Zürcher Psychiatrischen Klinik „Burghölzli", der Freud 1907 in Wien kennengelernt hatte. Jung beendete 1909 seine Kliniktätigkeit und ließ sich als Psychiater und Psychotherapeut in Küßnacht nieder. Nach seinem Zerwürfnis mit Freud im Jahr 1913 arbeitete er seine „analytische Psychologie" genannte Metapsychologie auf analytischer Grundlage unter Einbeziehung gnostisch-philosophischer und esoterisch-mystischer Komponenten weiter aus. 1948 gründeten Schüler und Mitarbeiter in Küßnacht das „C. G. Jung-Institut" als Ausbildungs- und Forschungsstätte.

Bereits vor Jung hatte Max Eitingon (1881–1943) Kontakt zu Freud. Zusammen mit Abraham errichtete er 1920 in Berlin die weltweit erste psychoanalytische Poliklinik. Ebenfalls früher Anhänger Freuds war der Psychiatrieassistent Karl Abraham (1877–1925), ab 1908 Psychoanalytiker in Berlin und Mitbegründer der „Berliner Psychoanalytischen Vereinigung" (BPV), Vorläufer der 1938 aufgelösten „Deutschen Psychoanalytischen Gesellschaft" (DPG). Sie wurde – 1945 als „Berliner Psychoanalytische Gesellschaft" wiederbegründet bzw. 1950 in DPG umbenannt – nach heftigen Kontroversen erst 2001 wieder in die IPV aufgenommen. Die 1950 abgespaltene, orthodoxe „Deutsche Psychoanalytische Vereinigung" (DPV) war bereits 1951 Mitglied der IPV geworden. Als Dachgesellschaft versteht sich die 1949 gegründete „Deutsche Gesellschaft für Psychoanalyse, Psychotherapie, Psychosomatik und Tiefenpsychologie" (DGPT).

Nicht zuletzt aufgrund Freuds dogmatischem Festhalten an seinen kompromisslos verfochtenen Thesen wandten sich weitere Anhänger und Freunde von ihm ab, der seinerseits gekränkt und verärgert reagierte. 1911 trat Adler, damals noch praktizierender Arzt, aus der Wiener Vereinigung aus und gründete die „Gesellschaft für Freie Psychoanalyse" bzw. die „Gesellschaft für Individualpsychologie". Die nach dem 1. Weltkrieg in München, Berlin und Dresden gegründeten Sektionen schlossen sich 1926 mit der Wiener zur „Internationalen Vereinigung für Individualpsychologie" zusammen (IVIP). Die

Adlersche Lehre, entwickelt aus Thesen zu Organminderwertigkeit, Erziehungsverhalten und Gemeinschaftsgefühl – 1907 in der „Studie über Minderwertigkeit von Organen" niedergelegt – fand wegen ihrer lebensnahen, pädagogischen und sozialtherapeutischen Ausrichtung großen Anklang in Europa und den USA, wo Adler bereits seit 1926 als Gastprofessor tätig war. 1934 übersiedelte er ganz nach Amerika; die IVIP nannte sich um in „International Association of Individual Psychology" (IAIP). Seine Vorlesungen in New York beeinflussten maßgeblich Carl Rogers und Abraham Maslow, die Begründer der humanistischen Psychologie. Adler starb 1937 während einer Vortragsreise durch Europa in Aberdeen/Schottland. Wie in Deutschland gibt es in vielen Ländern nationale Gesellschaften.

Freuds – ursprünglich neurobiologisch geplantes – Konzept der Psychoanalyse stieß in der damaligen akademischen Psychiatrie lange Zeit auf keinerlei oder nur geringe Sympathie. Die etablierten Nervenärzte reagierten mit kränkender Verachtung und sogar Beleidigungen; zu den Wiener psychiatrischen Ordinarien Meynert, Krafft-Ebing und Wagner-Jauregg war das Verhältnis ohnehin gespannt. Vor allem die von Freud konstruierte Sexual- und Trieblehre wurde rigoros abgelehnt: Gustav Aschaffenburg (1866–1844) äußerte sich 1900 auf der „Wanderversammlung der Südwestdeutschen Neurologen und Irrenärzte" als einer der führenden deutschen Psychiater äußerst kritisch über die Freudschen Theorien; insbesondere wies er die pansexualistische Erklärung psychischer Krankheiten strikt zurück. Zu diesem Vorwurf trat in der Folgezeit weitere Kritik hinzu, einerseits hauptsächlich an dem hermeneutisch-spekulativen Persönlichkeitskonstrukt, andererseits an fehlenden Belegen für eine therapeutische Wirksamkeit der doch langen und teuren Analysen. Ohnehin rangierten die nichtpsychotischen Störungen innerhalb des eng gefassten, klassisch-psychiatrischen Krankheitsbegriffs nur auf den hinteren Plätzen, und bis in die 1970er-Jahre wurde an den meisten deutschen psychiatrischen Hochschulkliniken kein Bedarf an speziellen psychologischen Therapieverfahren gesehen, erst recht keine entsprechende Weiterbildung gefördert. Vielen Klinikchefs war die zur psychoanalytischen Qualifizierung erforderliche, kollegiale Reflexion durch Fallsupervision und Selbsterfahrung suspekt.

Zur verzögerten Etablierung der Psychotherapie trug zudem der Verlust an jüdischen Psychotherapeuten und Psychologen während der Nazizeit bei. Sie hatten in den USA und anderswo einen neuen Wirkungskreis gefunden, so dass ihre Beiträge erst mit jahrzehntelanger Verspätung nach Deutschland „reimportiert" wurden (s. a. Kapitel 8).

Entgegen den meisten Psychiatrieordinarien hatten sich Eugen Bleuler und einige seiner Schüler bereits früh mit der Psychoanalyse befasst und versucht, tiefenpsychologische Hypothesen zur Entstehung der Geisteskrankheiten zu übernehmen. Eugen Bleuler (1857–1939) zählt zu den herausragenden Psychiatern des 19. Jahrhunderts. Geboren in Zollikon, wurde er nach dem Medizinstudium Assistenzarzt in der Anstalt Waldau/Bern, Oberarzt an der Kantonalen Heilanstalt „Burghölzli" und Leiter der Pflegeanstalt Rheinau. Von dort wurde er 1898 (ohne Habilitation) auf das Ordinariat für Psychiatrie nach Zürich berufen und zum Leiter des „Burghölzli" bestellt. Bleuler schuf die Bezeichnung „Schizophrenie", die Kraepelins „Dementia praecox" ablöste. Er beschrieb als deren sog. „Grundsymptome" Beeinträchtigungen von Denken, Antrieb und Affektivität, und als „akzessorische Symptome" Sinnestäuschungen, Wahnideen und Verwirrtheit, von denen er die Kernform der symptomarmen „Schizophrenia simplex" unterschied. Unter dem Eindruck der psychoanalytischen Krankheitstheorie prägte Bleuler den – auch von Freud ausdrücklich akzeptierten – Terminus „Tiefenpsychologie".

Bleuler setzte sich zeitlebens wohlwollend, aber nicht unkritisch, mit der Psychoanalyse auseinander. 1896 veröffentlichte er eine positive Besprechung der „Studien über Hysterie", in der er sich zustimmend zum Konzept der Verdrängung äußerte und die Bedeutung der Psychotraumatisierung für neurotische Symptome hervorhob. Auch später kommentierte er die Auffassungen Freuds, den er einen „genialen Psychologen" nannte, mit dem Hinweis, dass nur mitreden könne, wer sich mit ihnen befasst habe. Obgleich Bleuler aus der IPV, der er – nicht ohne Bedenken – 1910 beigetreten war, ein Jahr später wieder ausschied, blieb er im Gegensatz zu seinen deutschen Psychiaterkollegen der Psychoanalyse verbunden. Auf dem Breslauer Psychiatriekongress 1913 rechtfertigte er psychoanalytische Konstrukte wie „Verdrängung", „Verschiebung" und „Kondensierung".

Wie Bleuler versuchten auch andere psychiatrische Kliniker – etwa Ludwig Binswanger (1881–1966) in Kreuzlingen, Arthur Kronfeld (1886–1941) in Heidelberg und Ernst Kretschmer (1888–1964) in Tübingen – analytisch-psychotherapeutische Elemente in das Behandlungsrepertoire einzubeziehen. Sie gehörten neben Robert Sommer und Wladimir Eliasberg zu den Begründern der Psychotherapeutengesellschaft für Ärzte im Jahr 1927 in Deutschland (s. a. Kapitel 3).

Die Geschichte der Psychoanalyse ist von Dynamik, Spannungen und Auseinandersetzungen gekennzeichnet; es gab Konflikte zwischen Europäern und Amerikanern, Rivalitäten zwischen Ärzten und

Nichtärzten, häretische Abspaltungen der Jungianer und Adlerianer. Ab den 1920er-Jahren formierte sich unter Integration soziokultureller Einflüsse und Theorieelementen der Adlerschen Individualpsychologie die Schule der Neo-Psychoanalyse, deren bekannteste Vertreter Frieda Fromm-Reichmann (1889–1949), Karen Horney (1885–1952), Harry S. Sullivan (1892–1949), Harald A. Schultz-Hencke (1892–1953), Clara Thompson (1893–1958) und Erich Fromm (1900–1980) wurden. Abgeleitet von den aufdeckend-tiefenpsychologischen Verfahren hat sich daneben das katathyme Bilderleben („Symboldrama") in Anlehnung an das „Bildstreifendenken" von Jung als imaginatives Tagtraumverfahren etabliert. Es wurde vor allem von Hanscarl Leuner (1919–1996) in Göttingen formalisiert und ausgebaut. Leuner schwebte eine „psycholytische Psychotherapie" unter Einsatz bewusstseinsverändernder Drogen wie z. B. LSD oder Meskalin vor.

Die früheren, fast rituellen Gepflogenheiten einer hochfrequenten, jahrelangen Psychoanalyse auf der Couch wurden inzwischen von strafferen, aktiven und fokussierten Vorgehensweisen verdrängt. An die Stelle des distanziert zuhörenden und beobachtenden, gemäß Abstinenzregel nicht kommentierenden Analytikers ist ein kommunikativer, empathischer Begleiter des Patienten getreten, der auch aktuelle Lebensereignisse diskutiert und seine Deutungen und Interpretationen vis-a-vis dialogisch vermittelt. Die Triebtheorie Freuds steht nicht mehr im Mittelpunkt. Verblieben ist die Kernhypothese der zu erkundenden Macht des Unbewussten, allerdings erweitert um die Erkenntnis, dass der Mensch nicht als „unbeschriebenes Blatt" auf die Welt kommt, sondern genetisch vorgeprägt ist.

In ihrer ursprünglichen, orthodoxen Form wurde die Psychoanalyse nach Freuds Tod von dessen jüngsten Tochter Anna (1895–1982) penibel gehütet und energisch vertreten. Als examinierte Lehrerin gründete und leitete sie nach ihrer Emigration in London ein Kinderheim und widmete sich der Kinderanalyse und der Ausbildung von Kinderanalytikern. Einer ihrer Schüler war der Kinderarzt Gerd Biermann (1914–2006), der in den 1960er-Jahren an der Münchner Kinderklinik die Kinderpsychotherapie implantierte und 1977 die „Ärztliche Akademie für Psychotherapie von Kindern und Jugendlichen" nach dem „Brühler Modell" ins Leben rief. In seinem 1970 in Brühl bei Köln gegründeten „Institut für Psychohygiene" hatte Biermann ein multidisziplinäres, analytisches Konzept der Kindertherapie entwickelt.

Der Arzt Georg Groddeck (1866–1934) gilt als Initiator der neuzeitlichen Psychosomatik, deren Theorie er 1917 in einer Schrift über psychologische Entstehungsbedingungen organischer Leiden umrissen hatte. In dem von ihm 1900 eröffneten Baden-Badener Sanatorium behandelte Groddeck chronisch Kranke nach psychoanalytischen und naturheilkundlichen Leitsätzen. Die analytischen Prinzipien wurden sodann von den Ärzten und Psychoanalytikern Felix Deutsch (1884–1964), Otto Fenichel (1897–1946), Franz G. Alexander (1891–1964), Arthur Jores (1901–1982), Alexander Mitscherlich (1908–1982) und Thure v. Uexküll (1908–2004) übernommen, die nach dem 2. Weltkrieg wesentlich zur Akzeptanz einer ganzheitlichen, leib-seelischen Betrachtungsweise von Krankheiten beitrugen. Auf medizinisch-anthropologischem Boden entstand unter Ludolf v. Krehl (1861–1937), Viktor v. Weizsäcker (1896–1957), Richard Siebeck (1883–1965) und Paul Christian (1910–1996) die internistisch verwurzelte, sog. „Heidelberger Schule" der Psychosomatik. Ab 1946 wurden in Westdeutschland psychotherapeutische und psychosomatische Abteilungen an Internistischen oder Psychiatrischen Kliniken errichtet, die ersten in Lübeck (1946) sowie Berlin, München und Tiefenbrunn (1949), in Ostdeutschland 1953 in Leipzig.

Der psychotherapeutisch-psychosomatischen Spezialisierung wurde durch Gründung entsprechender Organisationen Rechnung getragen. Auf Initiative der 1928 gegründeten, 1948 weitergeführten „Allgemeinen Ärztlichen Gesellschaft für Psychotherapie" (AÄGP) wurden 1950 die alljährlichen „Lindauer Psychotherapiewochen" eingerichtet, gefolgt von ähnlichen Fortbildungsangeboten in Lübeck, Aachen und Erfurt. Die AÄGP fusionierte 2006 mit der seit 1992 existierenden „Deutschen Gesellschaft für Psychosomatik und Psychotherapeutische Medizin" zur „Deutschen Gesellschaft für Psychosomatische Medizin und Ärztliche Psychotherapie" (DGPM). Die psychosomatischen Kliniker schlossen sich 1992 in der „Deutschen Gesellschaft für klinische Psychotherapie und psychosomatische Rehabilitation" (DGPPR) zusammen. Seit 1994 gibt es zudem das „Deutsche Kollegium für Psychosomatische Medizin" (DKPM). Die berufspolitischen Belange werden vertreten vom „Berufsverband der Fachärzte für Psychosomatik und Psychotherapie" (BPM) und der „Vereinigung psychotherapeutisch tätiger Kassenärzte" (VPK).

Etwa zeitgleich mit Freud, demgegenüber er (ohne nachhaltige Resonanz) den Primat der Heilung neurotischer Störungen durch Bewusstmachung vergessener („verdrängter") traumatischer Erlebnisse mittels Hypnose beanspruchte, stellte Pierre Janet die Hypothese einer Abspaltung unbewusster („automatisierter") Persönlichkeitsanteile auf. In seiner Dissertation „Über niedrige Formen menschlicher Aktivität" deutete er Depersonalisationserlebnisse und hypnotische bzw. hypnoide Phänomene wie z. B. automatisierte Bewegungen, Stereotypien, Schlafwandeln, Trancezustände und andere, unbewusste bzw. unkontrollierte Handlungen als Ergebnis einer „Dissoziation" des Bewusstseins.

In Paris geboren, studierte Janet (1859–1947) Philosophie und arbeitete zunächst als Lehrer. Bereits früh widmete er sich suggestiven und hypnotischen Phänomenen. Nach einem zusätzlichen Medizinstudium übernahm Janet das psychologische Labor an der Salpêtrière und wurde Ordinarius für experimentelle Psychologie am Collége de France. Er publizierte zahlreiche Arbeiten über Gedächtnis, Sprache, Intelligenz, Wahn und Halluzinationen, außerdem sammelte er Tausende von Krankengeschichten. Von ihm sollen die Bezeichnungen „unterbewusst" und „psychasthenisch" stammen. Janet war Vertreter einer funktionalen Psychopathologie; in der Psychotherapie verfocht er einen modernen, integrativen Ansatz. Neben Freud, der ihn negierte, und Jung wurde er 1910 Ehrenmitglied der neu gegründeten „American Psychopathological Association". Im Gegensatz zu Freud ist er außerhalb Frankreichs weitgehend in Vergessenheit geraten.

Nach der sog. Ersten Wiener Schule der Psychotherapie, der Psychoanalyse, und der „Zweiten Schule", der Individualpsychologie Adlers, wurden Existenzanalyse und Logotherapie der „Dritten Wiener Schule" zugeordnet. Sie geht zurück auf den Wiener Neurologen und Psychiater Viktor E. Frankl, der schon als Student dem „Verein für Individualpsychologie" Adlers beigetreten war (allerdings 1927 ausgeschlossen wurde). Beeinflusst von der Existenzphilosophie Sören Kierkegaards (1813–1855), Martin Heideggers (1889–1976) und Jean-Paul Sartres (1905–1980) entwarf Frankl als Formen einer „ärztlichen Seelsorge" die Grundlagen der Existenzanalyse und Logotherapie. Im Gegensatz zur Psychoanalyse, die er als „Geständniszwang" bezeichnete, begriff er jene als „weltliche Beichte" zu Identifizierung, Klärung und Überwindung existentieller Lebenskrisen. Dem Patienten soll seine ganz persönliche Verantwortung für das eigene Leben bewusst gemacht werden, um ihn seine Existenz auch als „Verantwortlichsein" begreifen zu lassen; die Lebensgestaltung soll durch Entscheidungsfreiheit und Sinnfindung bestimmt werden. Die von Frankl praktizierte „paradoxe Intention" fand unter der Bezeichnung „Reaktionsverhinderung" ebenso Eingang in die Verhaltenstherapie wie die „Dereflexion" als Methode der gezielten, inneren Ablenkung.

Frankl (1905–1999) studierte in Wien Medizin und Psychologie. Er widmete sich bereits während des Studiums sowie weiterhin als Arzt der Suizidprävention. Als Jude wurde er 1937 aus der Wiener Psychiatrischen Klinik entlassen und setzte seine Arbeit bis zu seiner Deportation 1942 in die KZ-Lager Theresienstadt, Auschwitz und Dachau im „Rothschild-Spital" fort. Seine Erlebnisse und Erkenntnisse während der Lagerhaft trugen maßgeblich zur Begründung der Existenzanalyse und dem Therapieprinzip der Lebensbejahung durch Sinnfindung bei, erstmals 1952 unter dem Titel „… trotzdem Ja zum Leben sagen" veröffentlicht. Nach dem 2. Weltkrieg promovierte Frankl in Philosophie, habilitierte sich und wurde 1955 zum Professor ernannt. Bis 1970 war er Leiter der Neurologischen Abteilung der Wiener Poliklinik, danach war er in San Diego tätig. Während seines sehr aktiven beruflichen Lebens wurde er – weltweit berühmt – mit zahlreichen Auszeichnungen und Ehrungen bedacht.

1985 wurde in Wien die „Gesellschaft für Logotherapie und Existenzanalyse" (GLE) gegründet und 2002 international ausgeweitet (IGLE); Frankl war bis 1991 Ehrenvorsitzender. Als Konkurrenzunternehmen etablierte sich 1992 die „Wissenschaftliche Gesellschaft für Logotherapie und Existenzanalyse".

In Anlehnung an die Phänomenologie des Freiburger Philosophen Edmund Husserl (1859–1938) und an die „Daseinsanalytik" dessen Nachfolgers Heidegger wie auch unter Einbeziehung der Wahrnehmungspsychopathologie von Erwin Straus (1891–1975) konzipierte der Schweizer Psychiater Ludwig Binswanger eine „daseinsanalytische Psychologie" („Daseinsanalyse"). Im Mittelpunkt des auf die kranke Person statt auf die Krankheit zentrierten, therapeutischen Ansatzes stand das Bemühen, den Kranken als im „Daseinsvollzug" gescheitertes oder gestraucheltes Individuum wahrzunehmen und ihm zum sinnerfüllten „Menschsein" im existenzphilosophischen Sinne zu verhelfen. Binswanger (1891–1966) arbeitete in den psychiatrischen Kliniken „Burghölzli" und Jena, ehe er 1910 Direktor der Kreuzlinger Privatklinik „Bellevue" wurde. Er veröffentlichte mit der „Einführung in die Probleme der allgemeinen Psychologie" zunächst die Grundsätze einer anthropologischen Psychiatrie. In seinem Hauptwerk „Grundformen und Erkenntnis menschlichen Daseins" von 1953 erläuterte er den Zusammenhang von „Sinn" und „Sein" vor dem Hintergrund eines besonderen Verständnisses der Heideggerschen Kategorie „Zeit" als Horizont jedes Seinverständnisses. Auf Initiative seines Schülers, des Zürcher Psychiaters und Psychotherapeuten Gion Condrau (1919–2006), wurde 1970 die „Schweizerische Gesellschaft für daseinsanalytische Anthropologie" bzw. ein Jahr später das „Daseinsanalytische Institut für Psychotherapie und Psychosomatik" gegründet, dem Condrau bis 2000 vorstand. Ebenfalls von Freud, Binswanger und Heidegger geprägt, aber auch von indischer Spiritualität beeinflusst, arbeitete der Psychiater und Psychoanalytiker Medard Boss (1903–1998) in Zollikon. In Deutschland wurde die daseinsanalytisch-psychotherapeutische Sichtweise vor allem von dem christlich-katholisch sozialisierten, psychoanalytisch orientierten Psychiater Viktor E. Freiherr v. Gebsattel (1883–1976) in Würzburg vertreten. Daseinsanalytische Ideen flossen in der Folgezeit auch ein in die als therapeutisch-philosophische „Form der Begegnung" aufgefasste, betont anthropologische Strömung innerhalb der Psychiatrie. Ihre Vertreter suchten – jenseits reduktionistischer, einseitig biologisch, psychologisch oder soziologisch definierter Krankheitsbegriffe – den an und in der Welt leidenden Menschen als entwurzeltes, hilfebedürftiges Individuum zu verstehen; zu ihnen gehörten beispielsweise Alfred Storch (1888–1962), Jürg Zutt (1893–1987), Walter Ritter v. Baeyer (1904–1987), Roland Kuhn (1912–2005), Hubertus Tellenbach (1914–1994), Caspar Kulenkampff (1922–2002), Dieter Wyss (1923–1994) und Wolfgang Blankenburg (1928–2002).

Wie die neurologischen und psychiatrischen Vereinigungen wurden im Nachkriegsdeutschland auch die psychoanalytischen Fachgesellschaften wiederbelebt. 1949 wurde als Dachverband aller tiefenpsychologischen Richtungen die „Deutsche Gesellschaft für Psychotherapie, Psychosomatik und Tiefenpsychologie" (DGPT) gegründet. Die neo-psychoanalytisch orientierte „Deutsche Psychoanalytische Gesellschaft" (DPG) spaltete sich 1950 von der freudianisch-orthodox geprägten „Deutschen Psychoanalytischen Vereinigung" (DPV) ab, von ihr wiederum 1968 bzw. 1969 die „Deutsche Gruppenpsychotherapeutische Gesellschaft" (DGG) als Vertreterin einer „Dynamischen Psychiatrie" samt „Deutscher Akademie für Psychoanalyse" (DAP), die der Analytiker Günter Ammon (1918–1995) nach seiner Rückkehr aus der Menninger-Klinik in Kansas/USA in Berlin kreierte. Die Adlerianer vereinigten sich unter dem Namen „Deutsche Gesellschaft für Individualpsychologie" (DGIP), die Jungianer in der „Deutschen Gesellschaft für Analytische Psychologie" (DGAP).

Im Gegensatz zu obigen, psychodynamischen Methoden wird durch lernpsychologisch-verhaltenstherapeutisch ausgerichtete Verfahren gezielt Einfluss auf eine Änderung „störender", d. h. Lebensfreude und Leistungsfähigkeit beeinträchtigender Symptome wie beispielsweise depressive Stimmungen, Angstvorstellungen oder Zwangshandlungen genommen. Vor allem bei der Variante der kognitiven Therapie sollen pathologisch verzerrte, zumindest unangemessene Wahrnehmungs- und Denkmuster bewusst und systematisch in Richtung positiverer Sichtweisen und Erlebnisse „umprogrammiert" werden.

Der lernpsychologische Unterbau der Verhaltenstherapie wurde etwa zeitgleich zur Entwicklung der psychoanalytischen Lehre errichtet. Zu Beginn des 19. Jahrhunderts erforschten die russischen Neurophysiologen Wladimir M. Bechterew (1857–1927) und Iwan P. Pawlow in St. Petersburg die Besonderheiten unbedingter (unkonditionierter) und bedingter (konditionierter) Reflexe. Pawlow (1849–1936), geboren in Rjasan, studierte Theologie und Rechtswissenschaft, dann Naturwissenschaften und Medizin. Nach Hospitationen an den Physiologischen Instituten Leipzig und Breslau wurde er Leiter des „Physiologischen Instituts für experimentelle Medizin" sowie Pharmakologieprofessor an der Medizinischen Militärakademie St. Petersburg. Seine bahnbrechenden Forschungen zur Konditionierung stellte er 1903 auf dem Internationalen medizinischen Kongress in Madrid als Beitrag zur experimentellen Psychologie und Psychopathologie bei Tieren vor; 1904 wurde er mit dem Nobelpreis ausgezeichnet. Psychopathologische Symptome leitete Pawlow aus Zuständen der „Hemmung" oder „Erregtheit" des Nervensystems ab und suchte schließlich alle psychischen Störungen aus dieser Grundannahme zu erklären; so interpretierte er psychotische Symptome als Abwehr- und Schutzreaktion gegen Reizüberflutung.

In New York befassten sich die US-amerikanischen Psychologen Edward L. Thorndike (1874–1949) und John B. Watson (1878–1958) mit den lernpsychologischen Gesetzmäßigkeiten des klassischen und operanten Konditionierens und schufen somit die wissenschaftlichen Grundlagen des Behaviorismus, weiterentwickelt von den amerikanischen Neo-Behavioristen Clark L. Hull (1884–1952), Edwin R. Guthrie (1886–1959), Edward C. Tolman (1886–1959) und Burrhus F. Skinner (1904–1990). Nach erfolgreichen Bemühungen, krankhaft gestörtes Verhalten durch Konditionierung zu löschen oder zumindest abzuschwächen, wurde diese Methode 1953 von Ogden R. Lindsley (1922–2004) und Skinner unter der Bezeichnung „Behavior therapy" in die klinische Psychologie eingeführt.

Außerhalb Amerikas haben vor allem die Psychologen Hans J. Eysenck (1916–1998) und Stanley J. Rachman in London bzw. Vancouver sowie der in Johannesburg und Los Angeles tätige Psychiater Joseph Wolpe (1915–1997) und sein Schüler Arnold A. Lazarus zu der weltweiten Verbreitung verhaltenstherapeutischer Behandlungsmethoden beigetragen. Wolpe nutzte im Zusammenhang mit seinen Übungen zur systematischen Desensibilisierung gegenüber angsterzeugenden Reizen eine vom Harvarder Psychologen Edmund Jacobson (1888–1983) in den 1930er-Jahren entwickelte und standardisierte Methode zur (angstbereitschaftreduziernden) muskulären Entspannung, die 1938 unter der Bezeichnung „Progressive Muskelrelaxation" (PM) – inzwischen eine unentbehrliche Einstimmungsübung – publik wurde.

Lange Zeit von den psychoanalytisch-tiefenpsychologisch aufgestellten Schulen als oberflächliche, allenfalls nur vorübergehend wirksame „Dressur" abgetan, die lediglich unreflektiert ohne Interesse an persönlichen Veränderungen Techniken einsetzt, avancierte die Verhaltenstherapie seit den 1970er-Jahren auch in Deutschland zu einer anerkannten Behandlungsmethode, deren Protagonisten umgekehrt der Psychoanalyse Unwissenschaftlichkeit, Ineffizienz und elitäre Schulenbildung vorhielten.

Die Frage, ob der hilfesuchende Patient eine baldige Linderung seiner Ängste oder Depressionen erwarten kann oder eine gründliche Revision seines bisherigen Lebens mit den eher vagen Zielen Wachstum und Reifung zu gewärtigen hat, muss aus dessen individuellen Perspektive beantwortet werden, d. h. sich an Leidensdruck, Belastbarkeit, Lebenssituation und Ressourcen des jeweiligen Patienten orientieren. Im Übrigen sollte bei Erörterung dieses Themas nicht die Wirksamkeit methodenunabhängiger Therapievariablen übersehen werden wie etwa der befreiende, entlastende Effekt supportiver (stützender) Gespräche oder die suggestive Dynamik der therapeutischen Beziehung zur Aktivierung von Selbstheilungskräften. Erstaunlicherweise sind Untersuchungen zum Einfluss des therapeutischen Settings – gemessen an der Zahl wissenschaftlicher Beiträge zur Therapiemethode – eher spärlich.

Nach einer stürmischen Aufholperiode hat das verhaltenstherapeutische Spektrum von der Reizkonfrontation bis zur Modifikation dysfunktionaler Kognitionen inzwischen einen festen Platz als anerkanntes Therapieverfahren in der psychotherapeutischen Szenerie gefunden; es wurde insbesondere von den psychologischen Universitätsinstituten angenommen und blieb von vornherein eine Domäne der klinischen Psychologen bzw. späteren psychologischen Psychotherapeuten.
Weiterentwicklungen und Ausdifferenzierungen der allgemeinstörungsübergreifenden Basisübungen gingen in Richtung mehr störungsspezifischer Verfahren gegen Ängste, Depressionen, Zwän-

ge und funktionelle Störungen; größere Bedeutung erlangten die kognitiv-behaviorale bzw. rational-emotive Varianten, die in den 1960er-Jahren von dem US-amerikanischen Psychiater Aaron T. Beck und dem Psychologen Albert Ellis (1913–2007), beide psychoanalytisch ausgebildet, als Erweiterung der klassisch-behavioristischen Trainings entwickelt wurden. Die hierdurch eingeleitete „kognitive Wende" beeinflusste auch das Konzept des New Yorker Psychologen und Beck-Schülers Jeffrey E. Young, der während der 1990er-Jahre erfolgreich die „Schematherapie" ausprobierte, ein multimodales Behandlungsprogramm, das über den klassischen VT-Ansatz hinaus auch lebensgeschichtlich bedeutsame Erfahrungen bzw. psychosoziale Einwirkungen berücksichtigt. Indem sie psychodynamische bzw. gestalttherapeutische und körperbezogene Therapiebausteine integriert, überschreitet sie ebenso wie die „Dialektisch-behaviorale Therapie" (DBT) bisher am weitesten die Grenzen der klassischen Verhaltensmodifikation. Die DBT, ebenfalls eine Variante der kognitiven Therapie, wurde während der letzten Jahrzehnte von der Washingtoner Psychologin Marsha M. Linehan für die Arbeit mit Borderline-Patienten erprobt. Linehan verwendet – vergleichbar dem Konzept der oben genannten „Integrativen Therapien" – nicht nur Elemente humanistischer und körperorientierter Therapieformen, sondern führte mit Übungen aus dem Zen-Buddhismus auch spirituelle Elemente in die Verhaltenstherapie ein.

Die multimodale Vorgehensweise bei Borderline- und anderen Persönlichkeitsstörungen des psychiatrischen Analytikers Otto F. Kernberg in New York wurde bereits in Kapitel 4 skizziert. Zur Behandlung chronischer Depressionen wird seit Ende der 1980er-Jahre als Form einer „interpersonalen Therapie" eine Situationsanalyse mit anschließender Verhaltenskontrolle verbunden, nach James P. McCullough „Cognitive Behavioral Analysis System of Psychotherapy" genannt.

Analog zu den analytisch arbeitenden organisierten sich die Verhaltenstherapeuten ebenfalls in eigenen Verbänden. 1947 wurde zunächst die „Deutsche Gesellschaft für Psychologie" (DGP) reaktiviert, seit 1929 Nachfolgeorganisation der 1904 gegründeten „Deutschen Gesellschaft für experimentelle Psychologie"; bereits ein Jahr zuvor hatte sich auf Initiative Hamburger Psychologen als allgemeine Plattform der „Berufsverband Deutscher Psychologen" (BDP) formiert. Im Jahr 1968 konstituierte sich die „Gesellschaft für Verhaltenstherapie" (GVT), die sich mit dem 1971 gegründeten „Deutschen Berufsverband der Verhaltenstherapeuten" (DBV) 1976 zur „Deutschen Gesellschaft für Verhaltenstherapie" (DGVT) zusammenschloss und ein Jahr später in Berlin den ersten Kongress veranstaltete. 1984 entstand die „Deutsche Gesellschaft für Verhaltensmedizin und Verhaltensmodifikation" (DGVM). Der Förderung dialektisch-behavioraler Therapie widmet sich der gleichnamige Dachverband DDBT. Des Weiteren gibt es die „Deutsche Ärztliche Gesellschaft für Verhaltenstherapie" (DÄVT).

Die praktizierenden psychologischen Psychotherapeuten für Erwachsene und Kinder haben sich zur „Deutschen Psychotherapeuten Vereinigung" (DPV) zusammengeschlossen. Der „Dachverband deutschsprachiger Psychosenpsychotherapie" (DDPT) vertritt die Belange von Experten für die psychologische Behandlung Psychosekranker. Als methodenübergreifende Vereinigung sieht sich die „Deutsche Gesellschaft für Psychotherapiewissenschaft" (DGPTW).

Gegenwärtig zeigt sich alles in allem eine vielfältige, für den Laien kaum überschaubare Therapielandschaft, in der – wie im vorlaufenden Kapitel aufgeführt – unterschiedliche Berufsgruppen ihre Hilfe anbieten. Umso mehr kommt dem überweisenden Hausarzt oder der psychologischen Beratungsstelle eine wichtige, vorlaufende aufklärende und wegweisende Funktion zu, was allerdings ausreichende Grundkenntnisse über Arten, Formen und Indikationen der jeweiligen Therapien voraussetzt.

Künftige Therapiemodelle werden vermutlich pragmatisch einerseits noch mehr als bisher individuelle Bedürfnisse, Resilienz, Coping-Strategien und Ressourcen des Patienten ausschöpfen, um die therapeutische Wirksamkeit zu optimieren. Andererseits werden gesundheitspolitische Rahmenbedingungen, insbesondere die begrenzten finanziellen Möglichkeiten der Kostenträger, den Trend zu möglichst rationellen und ökonomischen Behandlungsformen beschleunigen (siehe Kapitel 7). Umstritten sind bislang psychologische Beratung und Behandlung via Internet, da zur therapeutischen Beziehung grundsätzlich die leibhaftige, Face-to-face-Wahrnehmung des jeweiligen Gegenübers über mehrere sensorische Kanäle samt metatherapeutischen Einflussfaktoren gehört. In Einzelfällen lassen sich vermutlich am ehesten Mitteilungen und Anweisungen innerhalb kognitiv-sprachlich ausgerichteter Interventionen übermitteln, die ohne mimische, psychomotorische und stimmliche Informationen auskommen; die entlastenden Wirkung der Telefonseelsorge wird seit langem erfolgreich genutzt. Auch die Erweiterung auf eine videotelefonische Kommunikation kann die unmittelbaren Anmutungsqualitäten der persönlichen Präsenz im Sprechzimmer nicht ersetzen, allerdings die wichtigen präventiven und rehabilitativen Psychoedukationsmaßnahmen unterstützen.

10 Therapeutisches Team

Im multiprofessionellen therapeutischen Team arbeiten auf dem Gebiet der medizinpsychologischen und psychosomatischen Heilkunde außer den ärztlichen und psychologischen weitere Berufsgruppen Hand in Hand zusammen: Pflegepersonal, Sozialarbeiter bzw. Sozial- und Heilpädagogen, Ergo- und Arbeitstherapeuten, Tanz- und Bewegungstherapeuten. Vor dem Hintergrund des mehrdimensionalen, biopsychosozialen Krankheitsmodells adoptieren sie bedarfs- und berufsgerecht Segmente des Therapiespektrums, das nach diagnostischer Abklärung festgelegt, gemeinsam beraten und (vorläufig) festgeschrieben wurde. Neben den traditionsreichen, fachpflegerischen haben sich auch andere spezielle Professionen etabliert, die gezielt mittels Arbeit, Gestaltung, Kunst, Musik und Bewegung den Genesungsprozess unterstützen. Bei ausreichender Berufserfahrung tragen sie nicht nur wesentlich zur psychischen Stabilisierung bei, sondern aktivieren darüber hinaus schlummernde kreative Potentiale, die dem Kranken neue Perspektiven eröffnen und nachhaltige Impulse für die weitere (rückfallverhütende) Lebensgestaltung geben können.

Gesundungsfördernde Betätigungen dieserart waren bereits Bestandteile der frühen islamischen Medizin und – als „moral treatment" – der Milieutherapie in den englischen Reformanstalten des frühen 19. Jahrhunderts. Eine differenzierte Professionalisierung ist erst etwa ab Mitte des 20. Jahrhunderts zu verzeichnen (siehe Kapitel 3).

Die psychiatrisch-psychosomatische, institutsgebundene Behandlung erfordert – neben fachlicher Qualifikation und charakterlicher Reife – ein besonders hohes Maß an Flexibilität und Kooperationsfähigkeit aller Beteiligten. Es versteht sich von selbst, dass die Mitglieder des Teams, die nach außen sämtlich der Schweigepflicht unterliegen, über Art, Form und therapeutische Strategien hinsichtlich des vorliegenden Krankheitsbildes informiert sein müssen und ihrerseits Rückmeldungen über den Behandlungsverlauf geben sollten. Zweckmäßigerweise findet ein solcher Austausch innerhalb regelmäßiger Teamsitzungen statt, eventuell im Rahmen einer Gruppenvisite (s. a. Kapitel 11).

Entsprechend den Aufgaben und Anforderungen an ein Krankenhaus stellen die Pflegefachkräfte die bei weitem größte und am klarsten formatierte Gruppe im Behandlungskollektiv dar. Sie sind sowohl auf basismedizinischem wie psychiatrisch-psychotherapeutischem

Gebiet die engsten und unentbehrlichsten Bezugspersonen sowohl der Patienten als auch der Ärzte; ohne ihre Präsenz, Beobachtungsgabe und Übersicht sind die Standards eines Behandlungsprogramms weder vermittel- noch umsetzbar.

Die Vorfahren der heutigen Schwestern und Pfleger waren die frühen Helferinnen und Helfer, die dem Schamanen oder Medizinmann zur Hand gingen; sie unterstützten die heilbringenden Zeremonien und sicherten Betreuung und Nachsorge des Erkrankten. Ein kurzer Blick auf die Geschichte der psychiatrischen Pflege zeigt, dass sich – ähnlich der Sozialisation des psychologischen Arztes – eine Spezialisierung zum Narrenwärter und späteren Irrenpfleger erst herausbildete, als sich die Allgemeinpflege Kranker längst etabliert hatte; eine solche gab es bereits in Häusern wie dem um 370 vom Hl. Basileos gegründeten Hospital nahe Caesarea, einer Musteranstalt des vorderen Orients. Seit dem frühen Mittelalter kümmerten sich die Hospitaliterorden um die Armen, Siechen und Kranken; an den Pilgerstraßen und in den Städten entstanden Herbergen und Asyle, Aussatz- und Siechenhäuser als Vorläufer des späteren Krankenhauswesens (Hospize, Xenodochien). Während der Kreuzzüge entwickelten die Ritter vom Johanniter- und Lazarusorden in ihren Spitälern (Lazarushäuser oder „Lazarette"), später die Bettelorden der Dominikaner („schwarze Brüder") und Franziskaner („graue Brüder") sowie die ihnen angegliederten Laienorden eine entsprechende Pflegetradition. Über die frühen islamischen Spitäler wurde bereits in Kapitel 1 berichtet.

Bis zur Reformation widmeten sich seit dem Ende des 11. Jahrhunderts in Flandern, den Niederlanden, Frankreich und Deutschland die klösterlichen Genossenschaften der Begharden bzw. Beghinen (Beguinen) auch der Pflege. Ebenfalls in Flandern und im Rheinland entstanden Laienkongrationen, sog. Brüdergemeinschaften, die sich – benannt nach dem Hl. Alexis aus Syrien – 1431 zum Alexianerorden zusammenschlossen. Sie betrieben in ihren Klöstern Krankenpflege, die von den „Seelbrüdern" auch den „Unsinnigen" gewährt wurde, ab Mitte des 19. Jahrhunderts in eigenen Anstalten. Im Jahr 1539 wurde in Granada durch Johannes von Gott der „Orden der Barmherzigen Brüder" geschaffen, eine ebenfalls augustinisch ausgerichtete, pflegerische Laienbrudervereinigung. Vereinzelt bildeten sich zur Betreuung der Geistesgestörten Bruderschaften nach dem Vorbild der 1643 in Florenz gegründeten Gesellschaft „Assistenza e custodia dei dementi".

Nach der Reformation verlagerte sich das Schwergewicht der Irrenverwahrung auf städtische Narren- und Tollhäuser, die zumeist auch der Versorgung armer und verwaister Personen dienten. Im Kontrast zu den humanistischen Ideen der Renaissance verkamen diese öffentlichen Einrichtungen allerdings vielfach zu elenden Aufbewahrungsstätten; wer es sich leisten konnte oder gut führbar war, blieb in der Familie. Mit der Aufklärung setzte zwar eine Reformbewegung hinsichtlich der psychiatrischen Versorgung ein, die jedoch durch die sozioökonomischen Verwerfungen der industriellen Revolution mehr und mehr unterlaufen wurde. Die mühselige und beschwerliche Pflege von Kranken und Alten bot beruflich keinen Anreiz, wirksame Therapeutika gab es nicht.

Nachdem im Jahr 1735 die Verwaltung des Frankfurter „Tollhauses" der Stadt übertragen worden war, wurde die Situation der Irrenpflege vom Historiker Georg Ludwig Kriegk (1805–1878) wie folgt beschrieben: „Dem Haus stand ein Pflegevorsteher vor, der zugleich Glöckner bei St. Catharinen war. Die Kranken befanden sich bei Tag und Nacht in festen, verschlossenen, wohl verwahrten ‚Zimmern‘, in denen sie meist ununterbrochen blieben und wo hinein ihnen täglich etliche Male frisches und sauberes Wasser zum Trunk und zur nötigen Reinigung sowie Nahrung gereicht wurden. Das Zimmer wurde im Winter eingeheizt ... Hatte sich der Zustand eines Kranken gebessert und war ‚kein Unglück zu besorgen‘, konnten ihm zur ‚Veränderung‘ einige Stunden Aufenthalt im Gartenhof oder in des Pflegevorstehers Stube gewährt werden, jedoch allein, nicht mit anderen Kranken zusammen und nicht in Gegenwart unverständiger Kinder. Die Beköstigung oblag dem Pflegevater. Dieser hatte ein beschränktes Züchtigungsrecht ... Verfing eine solche Züchtigung nicht, hatte der Pflegevater es zur nächsten Amtssession zu melden, wo dann vermutlich Stuhl und Ketten angeordnet werden konnten ...“ (Kriegk 1863). Anderenorts war die Situation der eingesperrten Irren noch viel trostloser.

Infolge der Gründungswelle neuer Heil- und Pflegeanstalten ab Beginn des 19. Jahrhunderts – zwischen 1800 und 1900 entstanden in Deutschland über 50 neue Irrenanstalten mit durchschnittlich 250 bis 300 Plätzen – wuchs der Bedarf an Pflegekräften rapide. Gleichermaßen machte sich zunehmend deren fehlende Ausbildung bemerkbar, so dass die Forderung des Erlanger Professors Leupoldt in seinem Psychiatrielehrbuch von 1837 nach „gesunden, kräftigen, gutmütigen, freundlichen, besonnenen, folgsamen, gewissenhaften und religiös gebildeten" Wärtern und Wärterinnen illusorisch war. Im Gegenteil beklagten die Anstaltsärzte das grobe, ja brutale Verhalten der „Irrenwärter", deren Eignung mit den medizinisch-pflegerischen

Anforderungen der neuen Hospitäler nicht Schritt hielt. Wilhelm Griesinger fand bei seinem Amtsantritt 1865 in Berlin eine ziemlich heruntergekommene psychiatrische Abteilung vor und beklagte, dass die Irrenwärter sich mit der Abschaffung der Zwangsmittel schwer täten und zu einer neuen Einstellung erzogen werden müssten; anderenfalls seien sie zu entlassen, da sie weitgehend die Atmosphäre im Krankenhaus prägten und somit über Wohl und Wehe der Kranken bestimmten (Griesinger 1868). Von ärztlicher Seite gab es vereinzelt Bemühungen um eine Verbesserung der Ausbildung. So begann Wilhelm Ruer (1784–1864) in der westfälischen Irrenanstalt Marsberg 1819 mit einer eher beiläufigen Unterweisung der Aufsichtspersonen. Sein „Wartpersonal" für damals 15 Patienten bestand aus einem Wärter, einer Wärterin und einem Oberaufseher. Ernst Horn (1774–1848) richtete an der Berliner Charité eine allgemeine „Krankenwartschule" ein.

Erste Schritte einer Professionalisierung der Irrenpflege sind erst ab der zweiten Hälfte des 19. Jahrhunderts zu verzeichnen. Bis dahin waren meist ausgemusterte Soldaten, Knechte, Tagelöhner, ehemalige Strafgefangene und Prostituierte, auch frühere Patienten, als Aufsichtspersonen in den Tollhäusern und Narrentürmen eingesetzt, „Frohnen", „Lochhüter", „Thorenmütter" oder „Thorenmeister" genannt, später „Irrenschließer", „Irrenhüter" oder „Irrenvorsteher"; sie wurden schlecht bezahlt und waren noch schlechter angesehen, verfügten weder über Freizeit, noch durften sie heiraten. In den meisten Irrenanstalten mussten sie in denselben Räumen wie die Patienten schlafen.

Da es sich als sehr schwierig erwies, geeignetes Pflegepersonal zu gewinnen, lobte der „Verein der Deutschen Ärzte" 1845 einen Preis für Vorschläge zu der Frage aus, wie „für Irrenanstalten menschenliebende Wärter und Aufseher gewonnen werden" können. Ausgezeichnet wurden der Anstaltspfarrer Wilhelm Bergsträsser aus Hubertusburg und der Medizinalassistent Alexander Basting aus dem Würzburger Juliusspital, die u. a. vorschlugen, keine ehemaligen Patienten mehr als „Irrenwärter" einzustellen. Erwünscht waren jüngere Personen „von einfachem Stande", jedoch mit „mindestens partieller Bürgerschulbildung", erwartet wurden Liebe zum Beruf, Zuverlässigkeit, Anstand, Gewissenhaftigkeit, Geduld, Gehorsam, Sauberkeit und Sorgfalt. Für dringend notwendig wurde eine regelrechte Schulung mit Vermittlung grundlegender Kenntnisse der Irrenheilkunde erachtet. Als Gründe für das mangelnde Interesse an der „Irrenwartung" nannten sie die Beschwerlichkeit des Dienstes und die geringe Reputation in der Bevölkerung.

Nach Entmystifizierung der Seelenleiden während der ausklingenden Romantik gewann die Psychiatrie an Attraktivität. Mit Vergrößerung und Modernisierung der Anstalten während des 19. Jahrhunderts wandelten sich die Wärter mehr und mehr zu professionellen Helfern mit eigener beruflicher Identität. Ihre Ausbildung oblag den Anstaltsärzten, die sich nachdrücklich für eine Vereinheitlichung der Unterrichtsinhalte und für Abschlussprüfungen einsetzten. Da jedoch – im Kontrast zu der hohen Verantwortung und den beträchtlichen Belastungen der Pflegepersonen – deren Beruf nach wie vor wenig angesehen war und kaum materielle Anreize bot, war insbesondere bei den Männern die Fluktuation recht hoch. Aufgrund der personalintensiven Aufsicht und Betreuung der Kranken nach Abschaffung der Zwangsmittel war die Anzahl der erforderlichen „Irrenwärter" um die Mitte des 19. Jahrhunderts völlig unzureichend, sodass die Unterstützung durch kirchliche Pflegeorden willkommen war, zumal hier die existentielle Absicherung der Pflegepersonen nicht ins Gewicht fiel.

Als konfessionelle Pflegegenossenschaften waren ab der ersten Hälfte des 19. Jahrhunderts auf katholischer Seite die Orden der „Barmherzigen Schwestern" und „Barmherzigen Brüder" in den Anstalten tätig, auf evangelischer die „Kaiserswerther Diakonissen" aus dem 1836 von Pfarrer Theodor Fliedner (1800–1864) gegründeten „Evangelischen Verein für christliche Krankenpflege in der Rheinprovinz und Westfalen". Die Mutterhäuser in Kaiserswerth und Bethel wurden in Deutschland zu Eckpfeilern einer religiös orientierten, neuzeitlichen Krankenpflegeausbildung. Diakonissen sind zwar an Ordensregelungen gebunden und tragen Schwesterntracht, erhalten jedoch einen von beiden Seiten kündbaren Vertrag.

Als bewusst nichtkonfessionell konzipiert entstanden die Schwesternschaften des Internationalen Roten Kreuzes (IRK), dessen Gründung 1863 in Genf auf eine Initiative des Schweizer Kaufmanns Henri Dunant (1828–1910) zurückgeht. Sie hielten sich ebenfalls an verhältnismäßig strenge Regeln bezüglich der Lebensführung. Eine freiere Ausübung des Berufes erlaubte die „Berufsorganisation der Krankenpflegerinnen Deutschlands" (BOKD), 1903 von Agnes Karll (1868–1927) ins Leben gerufen und 1906 in allen deutschen Ländern anerkannt; sie löste sich 1938 auf und wurde 1945 als „Deutscher Berufsverband für Pflegeberufe" (DBfK) reaktiviert.

Die kirchlichen Pflegeorden gerieten unter Druck, nachdem auf der „Versammlung der Deutschen Irrenärzte" 1893 nicht nur deren Rückzug aus der Irrenpflege gefordert wurde, sondern die Abschaffung der konfessionellen Anstalten überhaupt. Äußerer Anlass waren

u. a. Berichte über Missstände im Aachener Alexianer-Krankenhaus und der Bremer Irrenabteilung St. Jürgen (s. a. Kapitel 2). Außerdem wurden auf der Jahresversammlung 1896 die Empfehlungen gegeben, ausgebildetes Personal so lange wie möglich im Dienst zu behalten, eigene Schulen zu dessen Ausbildung zu errichten und die materielle Existenz des Personals abzusichern.

Gegen Ende des 19. Jahrhunderts bildete sich eine abgestufte Pflegerhierarchie heraus mit Aufstiegsmöglichkeiten, angefangen von der Einstiegsposition des „Hilfswärters". Identitätsstiftend war die Gründung der Fachzeitschrift „Die Irrenpflege" (ab 1930: „Geisteskrankenpflege") aus dem hessischen Landeshospital Haina im Jahr 1879. In ihr wurde zu Beginn des 20. Jahrhunderts eine eigenständige berufliche Organisation nach dem Vorbild der Allgemeinpfleger gefordert.

Vom Bremer Nervenarzt Ludwig Scholz (1868–1918) wurde 1890 der erste deutsche „Leitfaden für Irrenpfleger" herausgegeben, eine Art Fibel zu beruflichen Aufgaben und zur charakterlichen Eignung, die über Jahrzehnte zahlreiche Auflagen erlebte. Scholz schrieb u. a.: „Von Stellenanwärtern muß zunächst verlangt werden, daß sie einen tadellosen Leumund nachweisen können. Wer mit einem Makel behaftet ist und ehrlichen Willen hat, ihn wett zu machen, der mag sich durch Treue, Zuverlässigkeit und gute Führung in anderen Berufen rehabilitieren. Hier aber kann nur demjenigen Zutritt gestattet werden, dessen Unbescholtenheit über alle Zweifel erhaben ist, denn nur ihm kann jenes bedingungslose Vertrauen entgegengebracht werden, das die Grundlage ersprießlichen Zusammenwirkens mit den Ärzten und Arbeitsgenossen bildet ...Wer bewiesen hat, daß er sein erregtes Temperament nicht zügeln kann, wer geneigt ist, sich zu Gewalttätigkeiten hinreißen zu lassen, der bleibe besser einem Beruf fern, in dem es zu sehr darauf ankommt, Geduld zu üben ..."

Scholz widersprach der Meinung, dass ein längerer Umgang mit Geisteskranken sich auf den Pflegenden abfärben könne; wer gesund veranlagt sei, dem könne der Pflegedienst nicht verhängnisvoll werden. Als Fachbuch gab es die „Geisteskrankenpflege", ein „Lehr- und Handbuch zum Unterricht und Selbstunterricht für Irrenpfleger und zur Vorbereitung auf die Pflegerprüfung" von Obermedizinalrat Valentin Faltlhauser aus Kaufbeuren-Irsee. Außer einer allgemeinen enthielt es auch eine psychiatrische Krankheitslehre.

Im Jahr 1906 wurden Prüfungsvorschriften für die allgemeine Krankenpflegeausbildung erlassen; Preußen führte 1907 eine Prüfungsordnung ein. Nach zweijähriger, erfolgreicher Teilnahme an einem Pflegelehrgang wurden in einer dreitägigen Prüfung auch Besonderheiten der Irrenpflege (z. B. Kennzeichen der Geisteskrankheiten, deren Behandlung, Umgang mit den Kranken) abgefragt. Andere Provinzen bzw. Königtümer wie Hannover, Sachsen, Württemberg, Bayern, Hessen und Baden folgten kurzfristig dem preußischen Beispiel. Die Anstaltspsychiater drängten trotzdem weiterhin auf eine gründlichere Ausbildung des Personals, das insbesondere für eine leitende Stellung einen Befähigungsnachweis erbringen sollte. Es dauerte jedoch noch 15 Jahre, bis endlich spezielle Prüfungen für angehendes Irrenpflegepersonal abgehalten wurden.

Ab 1924 gab es in den westfälischen Heilanstalten eine „Ausbildungs- und Prüfungsverordnung für das Pflegepersonal" mit zwei halbjährigen theoretischen Lehrgängen und praktischer Tätigkeit; nach erfolgreich bestandener Prüfung durch Anstaltsärzte und einen Regierungsvertreter erfolgte die Beförderung vom Hilfspfleger zum Pfleger. Durch die Möglichkeit zur Verbeamtung wurden im Übrigen Pfleger und Ärzte in den Landesheilanstalten berufsständisch-rechtlich gleichgestellt. Zusätzliche wirtschaftliche Vorteile wie Dienstwohnung, Dienstkleidung und Anstaltsbeköstigung förderten die Herausbildung eines festen Pflegerinnen- und Pflegerstammes mit einer Tendenz zur Familientradition über mehrere Generationen.

Nach dem 1. Weltkrieg war die Krankenversorgung infolge Personalmangels und Lebensmittelknappheit kritisch; insbesondere die psychiatrischen Anstalten gerieten angesichts der eugenisch-rassenhygienischen Auslesediskussion unter Druck (siehe Kapitel 5). Das nationalsozialistische Regime erzwang sodann einschneidende Veränderungen: Die Krankenpflegeorden der christlichen Wohlfahrtspflege (Caritas und Innere Mission) und die Schwesternschaften des DRK wurden 1933 dem „Reichsbund Deutscher Schwestern" als Mitglied der NS-Volkswohlfahrt unterstellt, aus dem 1934 die „Nationalsozialistische Schwesternschaft" („Braune Schwestern") hervorging. Ihre Mitglieder legten, ausgerichtet am nationalsozialistischen Führerprinzip, den Eid auf Adolf Hitler ab, dem „unverbrüchliche Treue und Gehorsam" geschworen wurden. Die freiberufliche, gewerkschaftlich organisierte Krankenpflege wurde mit den Gewerkschaften verboten, an deren Stelle die „Nationalsozialistische Arbeitsfront" trat. Die anfänglich angepasste BOKD beschloss nach schrittweise wachsender Repression 1938 ihre Auflösung.

Die berufsrechtlichen Grundlagen zur Ausbildung in der Krankenpflege und zur Erteilung der Arbeitserlaubnis wurden in den „Gesetzen zur Ordnung der Krankenpflege" sowie der „Krankenpflegeverordnung" von 1939 samt Ausführungsbestimmungen und Ergänzungsverordnungen im nationalsozialistischem Sinne neu for-

muliert. Grundbedingung für die Zulassung zur Pflegerausbildung
war die (nachgewiesene) politische Zuverlässigkeit der Bewerber.
Nichtarische Pfleger und Pflegerinnen wurden aus den staatlichen
Einrichtungen entlassen; ihnen war nunmehr nur noch die Betreuung jüdischer Kranker erlaubt. Die antisemitische Indoktrinierung
erreichte auch die konfessionellen Pflegeberufe: So änderte der Kaiserswerther Diakonissenverband seine Satzung dahingehend, dass die
„Durchführung des Dienstes christlicher Nächstenliebe an deutschen
Volksgenossen" erfolgen solle. Dies bedeutete, dass keine Patienten
jüdischer Abstammung mehr in die eigenen Heil- und Pflegeanstalten
aufgenommen wurden.

Die Administration des Irrenpflegepersonals wurde der Fachgruppe
„Heil- und Pflegeanstalten" im „Fachamt für Freie Berufe" zugeordnet. Mit Erlass des Innenministers von 1940 bzw. Verfügung von 1941
wurde arischen (!) Irrenpflegern und -pflegerinnen die (widerrufliche)
Erlaubnis zur Ausübung der Krankenpflege erteilt, wodurch sie de
facto den Angehörigen der allgemeinen Krankenpflege gleichgestellt
wurden.

Aus Gehorsam, Verblendung und Überzeugung beteiligten sich außer
den Psychiatern auch Pflegepersonen willfährig an der „Ausmerze",
d. h. an der planmäßigen und organisierten Vernichtung tatsächlich
oder vermeintlich unheilbar seelisch Kranker und geistig Behinderter
in den Anstalten (siehe Kapitel 6). Sie waren nicht nur in den Kon-
zentrationslagern an Menschenversuchen, Folterungen und Tötungen
beteiligt, sondern auch an der Vorbereitung der Transporte in die
Vernichtungsanstalten und an der Assistenz bei den Gasmorden.
Psychiatrische Schwestern und Pfleger wurden zu aktiven Vollstreckern
der Euthanasie an zehntausenden Kindern und Erwachsenen, indem
sie ihre Schützlinge mit Überdosen von Schlaf- und Beruhigungsmitteln vergifteten.

Anfang 1940 wurden über 20 ausgewählte Pflegerinnen und
Pfleger nach Berlin in das Innenministerium einbestellt, wo sie für
die Mitarbeit an der „Aktion Gnadentod" angeworben wurden.
Nach Verpflichtung zur Kooperation unter strengster Geheimhal-
tung wurden alle in die erste der sechs Tötungsanstalten – Schloss
Grafeneck – beordert, wo sie bei den Vergasungsaktionen mithalfen;
von Januar bis Dezember 1940 wurden allein dort über 10 600
Menschen ermordet. In den sog. Kinderfachabteilungen wurde vorzugsweise das „Luminal-Schema" praktiziert, teils in Kombination
mit Aushungern und Unterkühlen. Der Widerstand der nicht in die
NS-Organisationen eingebundenen Schwesternverbände war nach

der Gleichschaltung nur gering, da sie ständig von einer Auflösung bedroht waren. Lediglich von katholischen Schwesterngemeinschaften wurde eine Unterstützung der Zwangssterilisationen oder Selektionen abgelehnt – ohne Sanktionen. Einzelnen Schwestern gelang es, Patienten zu verstecken.

Anlässlich der Euthanasieprozesse während der Nachkriegszeit wurde die willige Mitarbeit von Psychiatriepflegerinnen als „Todesengel" allgemein bekannt. Sie trug zu dem negativen Image der Psychiatrie in der Öffentlichkeit bei und vergiftete auf lange Zeit die Atmosphäre in den psychiatrischen Anstalten. Wie bei den Ärzten verlief die Aufarbeitung der Massentötungen nach dem Krieg von Jahr zu Jahr schleppender und nachsichtiger, bis sie – wie die Entnazifierungsanläufe – an der „Schlussstrich-Schranke" endgültig scheiterte (siehe Kapitel 6). Schwester Paula Kneissler, die beispielsweise 1947 vor dem Landgericht Frankfurt angab, dass sie – von Besuchern und Angehörigen als liebenswürdige Person beschrieben – in den Anstalten Grafeneck, Hadamar und Irsee/Kaufbeuren täglich vier bis fünf Menschen, insgesamt ca. 7 500, zu Tode gebracht habe, wurde (nach Revision) zu vier Jahren Zuchthaus verurteilt und war ab 1950 wieder als Pflegerin in Berlin tätig. Sie war der Ansicht, ihre Kranken stets höflich und rücksichtsvoll behandelt zu haben. 1946 wurden vom Landgericht Schwerin drei Pfleger sowie eine Schwester zum Tode verurteilt, da sie in der Anstalt Sachsenberg mit Luminal und Morphium getötet hatten; die Todesurteile wurden später in lebenslängliche Haft umgewandelt. Vom Landgericht Dresden wurden 1947 zwei Pfleger zum Tode verurteilt und hingerichtet; andere erhielten langjährige Freiheitsstrafen, die später verkürzt wurden. Die in der pommerschen Anstalt Meseritz-Obrawalde tätige Pflegerin Helene Wieczorek wurde 1946 vom Berliner Landgericht für schuldig befunden, Kranke mit Luminal-Injektionen ermordet zu haben. Sie wurde 1947 (nach erfolgloser Revision) hingerichtet. Laut Zeugenaussagen wurden in Meseritz-Obrawalde die sich sträubenden Patienten durch Schläge und gewaltsames Öffnen des Mundes gezwungen, in Fruchtsaft oder Wasser aufgelöste Barbituratmixturen zu trinken (s. a. Kapitel 6). Andererseits wurden 14 weitere Schwestern aus derselben Anstalt vom Münchner Landgericht 1946 freigesprochen, da sie laut Gericht nicht gewusst hätten, dass es Unrecht sei, Patienten zu töten.

In anderen Fällen, so 1948 beim sog. Frankfurter Prozess bzw. 1949 im sog. Grafeneck-Prozess, wurden die recht milden Strafen für Pflegerinnen und Pfleger, die bei den Massenmorden mitgeholfen hatten, durch das Gericht u. a. mit ihrem entsagungsvollen Beruf im Dienst der Nächstenliebe und des Mitleids begründet. Die meisten beriefen sich auf ihre Gehorsampflicht gegenüber den Ärzten. Ein Berufsverbot wurde nicht ausgesprochen, so dass die meisten Schwestern nach dem Krieg in ihrem Beruf weiterarbeiten konnten.

Nach dem 2. Weltkrieg wurde in Westdeutschland die Krankenpflege reorganisiert; die unterschiedlichen Berufsorganisationen schlossen sich in der Bundesrepublik zur „Deutschen Schwesterngemeinschaft" (DSG) zusammen. Nach internen Querelen verselbständigte sich der „Agnes-Karll-Verband", der sich 1973 in „Deutscher Berufsverband für Krankenpflege" (DBfK – seit 1991: „Deutscher Berufsverband für Pflegeberufe") umbenannte und zur größten berufsständischen Vertretung wurde. 1957 wurde das „Gesetz über die Ausübung des Berufs der Krankenschwester, des Krankenpflegers und der Kinderkrankenschwester" erlassen. Übergangsbestimmungen sahen vor, dass in der Psychiatrie tätige Schwestern und Pfleger, die mindestens zehn Jahre in diesem Beruf gearbeitet und eine sog. Hausprüfung absolviert hatten, ohne zusätzliche, spezielle Ausbildung und Prüfung als staatlich anerkanntes Pflegepersonal übernommen werden konnten.

Im Jahr 1962 wurde die Pflege der psychisch Kranken offiziell in die allgemeine Krankenpflege integriert. Darüber hinaus wurde die Möglichkeit einer zweijährigen Weiterqualifizierung zur psychiatrischen Fachpflegerin bzw. zum Fachpfleger im Anschluss an das Examen geschaffen; die erste Fachschule entstand 1963 in Heidelberg. Noch geraume Zeit dauerte es, bis die Psychiatriereform auch in den großen Landeskrankenhäusern das pflegerische Klima veränderte und die übliche Wachsaalmentalität mit dem bisweilen selbstherrlichen Regime einer streng hierarchisch strukturierten Pflegemannschaft verschwand. Kustodiale Haltung und übersachliche Distanziertheit wichen infolge neuer Sichtweisen über psychische Krankheiten einem neuen Umgang mit den Kranken. Mit einem gestärkten beruflichen Selbstbewusstsein vollzog sich unter humanistisch-psychologischen Einflüssen ein Wandel zu einer von Engagement, Wärme und Ermutigung getragenen Haltung; der Patient wurde nicht mehr als krankes Objekt, sondern als leidendes Subjekt wahrgenommen.

Dank großer pharmakotherapeutischer Fortschritte und erheblich verbesserter Unterbringungsbedingungen einerseits und des deutlich angehobenen Stellenschlüssels seit Einführung der „Personalverordnung Psychiatrie" (PV-Psych) im Jahr 1991 andererseits haben sich die Arbeitsbedingungen für das stationäre Pflegepersonal deutlich verändert, die Arbeitsbelastungen allerdings kaum verringert. Die

Zahl der Planstellen wird demnach für alle Berufsgruppen einer Behandlungseinheit der Erwachsenen- und Kinderpsychiatrie – bei ersteren zusätzlich differenziert nach Allgemein- (A), gerontopsychiatrischen (G) und Suchtpatienten (S) – mit Hilfe eines komplizierten Schlüssels über Minutenwerte errechnet, abhängig vom Schweregrad der Erkrankten einer Abteilung.

Die Verweildauer psychisch Kranker hat sich infolge effektiver Interventionen bei akut erkrankten Personen im Laufe der Jahre immer weiter verkürzt; außerdem haben Tagesklinik bzw. komplementäre Dienste einen wesentlichen Teil der Nachsorge und Rehabilitation übernommen (siehe Kapitel 7). Zwangsmaßnahmen oder Sitzwachen sind nur noch in seltenen Fällen notwendig. Fachfremde Tätigkeiten wie z. B. Küchen- und Reinigungsarbeiten werden von Hilfskräften geleistet. Kommunikation und Kooperation innerhalb der akademischen und nichtakademischen, therapeutischen Berufsgruppen sind entrümpelt von kräftezehrenden, borniert-besserwisserischen Attitüden. Dennoch sind die physischen und psychischen Anforderungen an das psychiatrische Personal infolge anspruchsvoller Betreuung, Arbeitsverdichtung und Verbürokratisierung eher gewachsen.

Psychiatrische und psychosomatische Pflege erfordert persönliche Mobilität, professionelle Flexibilität und soziale Kompetenz innerhalb eines zunehmend regulierten, dienstlichen Rahmens. Als nächste Bezugspersonen der Patienten werden Pflegerinnen und Pfleger in den Behandlungsprozess einbezogen, angefangen von der Assistenz beim Aufnahmegespräch. Eine besondere Bedeutung kommt dabei der Pflegeplanung zu, die den Rahmen für die strategisch-therapeutische Begleitung innerhalb der Bezugspflege herstellen soll. Wegen wachsender Verwaltungs- und Dokumentationsaufgaben bleibt allerdings immer weniger Zeit für die Patienten, obgleich – wie oben gesagt – die personelle Ausstattung seit Umsetzung der PV-Psych angehoben wurde.

Gutes Pflegepersonal zeichnet sich nicht nur durch solide berufliche Kenntnisse aus, sondern auch durch Persönlichkeitseigenschaften wie Freundlichkeit, Zuverlässigkeit, Verantwortungsgefühl, Gewissenhaftigkeit, Disziplin, Beobachtungsgabe, Anpassungsfähigkeit, Kollegialität, Sinn für Ordnung und Sauberkeit sowie eine positive Ausstrahlung auf den Patienten. Der tägliche Umgang mit psychisch Kranken erfordert darüber hinaus eine besonders charakterfeste Persönlichkeit mit überdurchschnittlicher Aufgeschlossenheit, Toleranz, Empathie, emotionaler Belastbarkeit und sozialer Intelligenz.

Die moderne psychiatrische Krankenbehandlung beschränkt sich nicht auf die allgemeine und Basispflege, sondern erstreckt sich auch auf Überwachung, Ansprache, Beruhigung, Beschäftigung und Beratung des Patienten. Bei aggressiven oder unruhigen Personen wird die persönliche Belastbarkeit auf die Probe gestellt, im Besonderen unter bewusst medikamentenfreier Behandlung wie z. B. im Rahmen von „Soteria-Modellen".

Die neuzeitlichen Ausbildungsmodalitäten des Pflegeberufs im Allgemeinen und die Möglichkeit zur fachlichen Spezialisierung im Besonderen haben zwar Ansehen und Arbeitsmöglichkeiten des psychiatrischen Pflegepersonals erheblich verbessert. Die Arbeit bleibt jedoch nach wie vor beschwerlich, weswegen einer harmonischen, reibungsarmen Zusammenarbeit mit anderen Berufsgruppen im Team unter ärztlicher oder psychologischer Koordination eine wichtige psychohygienische, ausgleichende Bedeutung zukommt; zur Vorbeugung oder gar Entschärfung eventueller Konfliktsituationen oder atmosphärischer Spannungen ist zusätzlich eine externe Supervision unter Einbeziehung sämtlicher Teammitglieder angezeigt.

Wie bei allen anderen, von Berufs wegen sozial engagierten Personen können sich Erschöpfung (Burnout) oder gar anhaltendes Ausgebranntsein (Burnt-out) in Form von Frustration, Erschöpfung, Nachlässigkeit und Widerwillen bemerkbar machen, so dass eine Arbeitsplatzveränderung oder ein Sonderurlaub, eine „Auszeit", angezeigt sein kann (siehe Kapitel 13).

Ausgeprägtere Zeichen eines solchen „Ausgebranntseins" können Verhaltensstörungen mit Kontrollverlusten sein, beispielsweise ein schroffer, kaltherziger Umgang vor allem mit unbeholfenen oder widerspenstigen Patienten, der sogar vor Gewalttätigkeiten nicht haltmacht. Wiederholt wurden Pfleger und Pflegerinnen in Heimen und Krankenhäusern, auch in psychiatrischen Kliniken, wegen Körperverletzungen und sogar Tötungsdelikten zu Haftstrafen verurteilt. Allein in Deutschland gab es während der letzten 20 Jahre mehrere Gerichtsverfahren wegen Serientötungen in Alten- oder Pflegeeinrichtungen durch Ersticken, medikamentöse Vergiftung oder Luftinjektionen. Ausführliche psychopathologische Untersuchungen der Täterinnen und Täter ließen kein einheitliches Persönlichkeitsprofil erkennen. Die meisten waren offenbar unfähig, unheilbare Leidenszustände, oder sogar nur lästige und schwierige Menschen zu ertragen und zu versorgen; viele zeigten eine ethisch indifferente Grundhaltung mit Respektlosigkeit gegenüber dem Leben. Darüber hinaus wurden laxe fachliche Aufsicht bei gleichzeitig kritikloser Vertrauensseligkeit, schlechtes Management, falsch verstandene Kollegialität oder chronische Konfliktsituationen am Arbeitsplatz festgestellt. Anlässlich der forensisch-psychiatrischen Begutachtungen zur strafrechtlichen

Verantwortlichkeit der Straftäterinnen und -täter traten in der Regel als hintergründige Persönlichkeitsmerkmale einerseits Minderwertigkeitsgefühl und Selbstunsicherheit zutage, andererseits Selbstgefälligkeit, Dominanzstreben, Größenideen und Allmachtsphantasien („Herr über Leben und Tod"). Nach Überzeugung der Gerichte verbargen sich hinter einer Fassade des Mitgefühls häufig Verärgerung, Frust, Hassliebe, aggressive Impulse oder Überheblichkeit.

Subtilere Vorstufen derart exzessiver Gewalt stellen die vielfältigen Schikanen, Demütigungen wie auch Handgreiflichkeiten oder andere entwürdigende Verhaltensweisen gegenüber Pflegebedürftigen dar. Sie zeigen sich beispielsweise in Vernachlässigung, patzigen Antworten, unverschämten Reaktionen, gehässigen Äußerungen und anderen Ungezogenheiten – seelische Misshandlungen, gegen die psychisch Kranke und Behinderte sich meist nicht zur Wehr setzen können.

Pflegerische Arbeit wird in Zukunft wahrscheinlich mehr als bisher auch in komplementären Einrichtungen oder im Rahmen häuslicher Betreuung geleistet werden; für gerontopsychiatrische und palliativmedizinische Patienten ist dies bereits innerhalb ambulanter Dienste die Regel. Auf der anderen Seite wird einer Verbesserung und Verwissenschaftlichung der beruflichen Laufbahn durch die Möglichkeit einer akademischen Qualifizierung in Form von Bachelorstudiengängen im Pflegemanagement, in der Pflegewissenschaft und -pädogogik Rechnung getragen. In den USA ist Krankenpflege schon seit Ende des vergangenen Jahrhunderts Hochschulfach, in Europa war 1956 England der Vorreiter. In Deutschland war in Verbindung mit dem „Pflegenotstand" der 1980er-Jahre der Ruf nach attraktiverer Ausbildung und verbessertem Image laut geworden; 1987 wurde in Osnabrück der erste westdeutsche Studiengang „Pflege- und Sozialwissenschaft" eingerichtet. In der DDR gab es bereits seit den 1960er-Jahren eine dreijährige Pflegeausbildung an einer Medizinischen Fachschule, wobei die erwartete Identifizierung mit den politischen Zielen des sozialistischen Gesundheitssystems überprüft wurde.

Das Studium an den derzeit 35 deutschen Fachhochschulen und Universitäten beinhaltet innerhalb einer achtsemestrigen Studiendauer Lehrpläne über Pflegetheorien und -konzepte, Krankenhausrecht, Kommunikations- und Interaktionsverhalten, Strategien zur Konflikt- und Krisenbewältigung, Controlling, Personalmanagement, Qualitätssicherung, Ökonomie und Betriebswirtschaft, Ausbildung und Fachdidaktik. Angeschlossen werden kann ein viersemestriges (berufsbegleitend: sechssemestriges) pflegewissenschaftliches Masterstudium für leitende Funktionen im Gesundheits- und Pflegebereich. Bei sehr guter Abschlussnote kann an einzelnen deutschen Hochschulen zum Dr. rer. cur. promoviert werden. Psychiatrische Pflegeforschung befasst sich u. a. mit Untersuchungen zur Effizienz von Pflegekonzepten, zu Fragen rehabilitativer Ressourcen, zur Gewalt in der Psychiatrie, zur Burnout-Prävention und zu Führungs- und Gestaltungsqualitäten auf verschiedenen Tätigkeitsfeldern.

Die unentbehrliche, alltägliche Basisarbeit obliegt im stationären und teilstationären Bereich nach wie vor traditionell der Krankenschwester und dem Krankenpfleger, seit 2004 durch die Berufsbezeichnung „Gesundheits- und Krankenpflegerin" bzw. „Gesundheits- und Krankheitspfleger" umbenannt. Die Ausbildung an einer der staatlich anerkannten Pflegeschulen dauert drei Jahre; Voraussetzung ist ein Realschul- oder gleichwertiger Abschluss bzw. ein Hauptschulabschluss mit zweijähriger Berufsausbildung, alternativ eine vorgelaufene Tätigkeit als Krankenpflegehelfer/in. Der pflegerische Alltag wird in der „Pflegezeitschrift", „Die Schwester. Der Pfleger" und „Heilberufe" reflektiert. Mehr wissenschaftlich ausgerichtet ist die Fachzeitschrift „Pflege". Speziell für psychiatrische Fachkrankenschwestern und Fachkrankenpfleger gibt es die zweimonatlich erscheinende „PSYCH. PFLEGE. HEUTE". Im Berufsverband DBfK wurde 2008 die Bundesarbeitsgemeinschaft „Psychiatrische Pflege" eingerichtet.

Zuständig für die vielfältigen Aufgaben nachgehender sozialer Fürsorge sind Sozialarbeiter und -arbeiterinnen, für Heimbelange, Sonderschulen, Kinder- und Jugendpsychiatrie eher die berufsverwandten Sozialpädagogen und -pädagoginnen. In der DDR war bis zur Wiedervereinigung noch die frühere Bezeichnung „(Sozial-)Fürsorgerin" gebräuchlich. Die zweijährige Ausbildung setzte einen erlernten Beruf voraus, Soziale Therapie war ein Studienfach. Sozialpädagogen waren vorwiegend im Kirchendienst beschäftigt.

In der Psychiatrie gehören zur sozialtherapeutischen Einzelfall- oder Gruppenarbeit Überwachung und Unterstützung chronisch Kranker im betreuten Wohnen oder in der ambulanten Versorgung, Hilfestellung zur beruflichen Rehabilitation und Rückfallverhütung, Beratung bei finanziellen Problemen oder Wohnungs- und Verwaltungsangelegenheiten. Prinzipiell sollen in erster Linie soziales Lernen und psychosoziale Kompetenz zur möglichst selbständigen Bewältigung des alltäglichen Lebens und zur beruflichen Reintegration vermittelt werden. Neben sicheren sozialrechtlichen Kenntnissen benötigen Sozialtherapeut/innen Lebenserfahrung und Aufgeschlossenheit, Optimismus und Durchsetzungsfähigkeit sowie Ausdauer, Festigkeit und Geduld als wichtige Voraussetzungen zur Lösung oder zumindest Entschärfung sozialer Probleme.

Wie gestaltet sich die Ausbildung? Bei Vorliegen der (Fach-)Hochschulreife kann in (West-)Deutschland seit 1980 an einer der ca. 80 (Fach-)Hochschulen, Universitäten oder halbstaatlichen Akademien ein (mindestens) sechssemestriges Studium „Sozialwesen" absolviert werden, wahlweise mit einer Ausrichtung „Sozialarbeit" oder „Sozialpädagogik". Nach dem Bachelorabschluss muss ein einjähriges Vorbereitungspraktikum abgeleistet werden. In einem weiteren, viersemestrigen Studium kann der Mastergrad „Soziale Arbeit" erworben werden, der zu leitenden bzw. Managementtätigkeiten qualifiziert. Unter dem Dach der 1989 gegründeten „Deutschen Gesellschaft für Soziale Arbeit" (DGSA) werden in der Sektion „Klinische Sozialarbeit" die Interessen und Belange der schwerpunktmäßig therapeutisch arbeitenden Berufsgruppe vertreten, die auch eigene Publikationen herausbringt. Ähnliches gilt für die „Deutsche Vereinigung für Sozialarbeit im Gesundheitswesen" (DVSG). Fachzeitschriften sind z. B. „Soziale Arbeit" und „SozialAktuell".

Die Berufsbezeichnung „Ergotherapie" entstand 1999 als Zusammenfassung der beschäftigungs- und arbeitstherapeutischen Aktivitäten. Arbeiten in den landwirtschaftlichen und handwerklichen Betrieben der großen psychiatrischen Anstalten gehörten seit dem 19. Jahrhundert zum Behandlungsinventar, da regelmäßige Tätigkeit stets auch als Medium zur Verbesserung von Selbstwertgefühl, Ausgeglichenheit und Organisiertheit der Kranken angesehen wurde. Nach Einführung als „aktivere Krankenbehandlung" durch Hermann Simon in den Anstalten Warstein und Gütersloh Mitte der 1920er-Jahre wurde sie systematisch in der Psychiatrie eingesetzt, meist in abgestufter Form und mit Belohnungen verbunden.

Unter arbeitspädagogischer Aufsicht ist sie heute in Form regelmäßiger, produktiver Beschäftigung in geeigneten Werkräumen einer Klinik („Arbeitstrainingswerkstatt") oder in extramuralen Fertigungsstätten, Büros, Großküchen, Gärtnereien, landwirtschaftlichen Betrieben oder im Dienstleistungsbereich wesentlicher Bestandteil der Rehabilitation. Das hiermit einhergehende Training von Geduld, Belastbarkeit, Ausdauer und Selbständigkeit soll zudem der Vorbereitung auf eine schrittweise berufliche Wiedereingliederung in den ersten Arbeitsmarkt dienen, anfangs evtl. als Belastungserprobung auf dem zweiten Arbeitsmarkt im Rahmen des „Beschützten Arbeitens" in speziellen, „niederschwelligen" Werkstätten von Förder- oder Hilfsvereinen. Soweit wie möglich sollten daher Fähigkeiten und

Fertigkeiten des Patienten im erlernten Beruf genutzt werden; angesichts des weit verbreiteten EDV-Einsatzes sind Trainings am PC sowohl zur Förderung kognitiver Basisleistungen wie Konzentration und Aufmerksamkeit als auch zum Erwerb spezieller Kenntnisse in der Datenverarbeitung unerlässlich.

Wer Arbeitserzieher bzw. -therapeut in einem Heim, einer Klinik, einer Reha-Einrichtung, einer Haftanstalt o. Ä. werden möchte, benötigt eine abgeschlossene Berufsausbildung und eine zweijährige berufliche Praxis, ehe er sich in einem zweijährigen (nebenberuflich: dreijährigen) Curriculum an einer der 15 Schulen in Deutschland ausbilden lassen kann.

In die Psychiatrie, Psychotherapie und Psychosomatik enger eingebunden sind die Ergotherapeuten/innen, vor allem in Tageskliniken, (geriatrischen) Tagesstätten, Behindertenheimen und vollstationären Einrichtungen. Im Gegensatz zur produktzentrierten Arbeitstherapie werden hier – weniger leistungsorientiert und eher ergebnisoffen – einzeln oder gemeinschaftlich – schöpferisch-künstlerische Methoden eingesetzt, um positiv auf Beeinträchtigungen von Stimmungslage, Antrieb, kognitivem Leistungsvermögen, Reflexionsfähigkeit und Konzentrationsvermögen einzuwirken. Durch die Bearbeitung von Papier, Karton, Stoffe, Ton, Holz, Stein und Metall mit verschiedenen Hilfsmitteln bzw. einfachen Werkzeugen werden Wahrnehmung und Feinmotorik, Fantasie und Kreativität, Geduld und Ausdauer, Selbständigkeit und Kommunikation angeregt und geübt. In der Bundesrepublik wurde 1953 die erste Lehreinrichtung für Beschäftigungs- und Arbeitstherapie (ab 1999: Ergotherapie) im Hannoveraner Annastift gegründet. In der DDR blieb es bei der Berufsbezeichnung „Arbeitstherapie", die nach dreijähriger Qualifizierung an einer Medizinischen Fachschule erworben werden konnte.

Inzwischen existieren in Deutschland etwa 200 Berufsfachschulen. Voraussetzung für die dreijährige Ausbildung sind in die Mittlere Reife oder eine Berufsausbildung nach dem Hauptschulabschluss; sie umfasst einen zweijährigen, theoretischen Teil und ein einjähriges Praktikum, das auf eine spätere Arbeit im psychiatrisch-psychosomatischen Bereich ausgerichtet werden kann. Grundlage für die Ausbildungsinhalte bildet die „Ausbildungs- und Prüfungsverordnung für Ergotherapeuten" von 1999. Berufsbegleitend kann nach abgeschlossener Ergotherapieausbildung eine weitere Qualifikation zum Bachelorabschluss erfolgen, danach ein Weiterstudium mit Masterabschluss. Die Fachgesellschaft „Deutscher Verband der Ergotherapeuten" gibt monatlich die Zeitschrift „Ergotherapie und Rehabilitation" heraus.

Der Übergang vom beschützten Arbeiten über die vielfältigen ergotherapeutischen Betätigungsfelder bin hin zur Kunsttherapie im engeren Sinn ist fließend. Bei letzterer liegt das Schwergewicht auf bildnerischen Aktivitäten, die mittels Zeichnen, Malen, Formen, Modellieren oder Bildhauern Selbstwertgefühl, Ausdrucksvermögen, Eigenverantwortlichkeit und Lebensmut des Patienten stärken sollen; klinische Arbeitsfelder finden sich z. B. in heilpädagogischen, psychosomatischen und geriatrischen Einrichtungen. Eine kunsttherapeutische Ausbildung kann innerhalb eines vierjährigen Curriculums an einer Universität oder Kunsthochschule ebenfalls bis zum Bachelor- oder Masterabschluss durchlaufen werden. Eine der Ergotherapie vergleichbare, sozial- und berufsrechtliche Etablierung der künstlerischen Therapien fehlt allerdings bislang in Deutschland.

Aus dem Spektrum der additiven, musisch-kreativen Therapien werden in psychiatrisch-psychotherapeutisch-psychosomatischen Abteilungen am häufigsten Musiktherapeutinnen und -therapeuten eingesetzt. Sie nutzen gezielt die aus der antiken und altislamischen Medizin bekannte, heilsame Wirkung von Klängen, Tönen, Rhythmen, Melodien und Harmonien, um zur körperlichen und/oder geistigen Genesung des Patienten beizutragen. Als nonverbales Kommunikationsmittel erleichtert die Musik den Zugang zu traumatisch oder durch Depressivität und Schmerz emotional blockierten Bereichen.

In aktiver bzw. animativer Form (z. B. Musizieren, gemeinsames Singen) fördert sie Selbstbewusstsein, Sozialverhalten, Kreativität, Konzentration und Psychomotorik, in rezeptiver Form (z. B. Musikhören, als Begleitung zu tänzerischen Bewegungen) eher Auflockerung, Entspannung und Beruhigung. Hirnphysiologisch lassen sich gesteigerte Aktivitäten in limbischen und paralimbischen Bereichen mit positiven Auswirkungen auf Emotionalität und Befinden nachweisen. Da sie je nach Art und Intensität ebenso stimulierende wie besänftigende Wirkungen hat, kann Musik gezielt zur Mitbehandlung aller psychischen Störungen und Behinderungen verwendet werden, darüber hinaus auch zur Linderung körperlicher Beschwerden.

Die Ausbildung zum Musiktherapeuten dauert je nach Schule und Curriculum zwischen ein und vier Jahre; sie umfasst theoretische und praktische Anteile einschließlich humanwissenschaftlicher Module, die meist in Lehrgängen vermittelt werden. Voraussetzungen sind ein Mindestalter von 21 Jahren sowie das Beherrschen zweier Instrumente. Für ein Studium an einer (Fach-)Hochschule ist die Hochschulreife erforderlich. Die „Deutsche Musiktherapeutische Gesellschaft" (DMtG), ein Zusammenschluss verschiedener Fachverbände, vertritt die Interessen ihrer Mitglieder und verleiht das Zertifikat „Musiktherapeut/in" nach dem Bachelorexamen und anschließender, vollzeitiger zweijähriger Berufstätigkeit. Vierteljährlich erscheinen die „Musiktherapeutische Umschau" und die „Zeitschrift für Musik-, Tanz- und Kunsttherapie".

Ebenfalls kann die positive Wirkung sportlicher Betätigung bei psychischen Beeinträchtigungen kaum überschätzt werden; sie gehört seit jeher zum Inventar psychiatrischer und psychosomatischer Einrichtungen. Inzwischen werden an fast allen Behandlungsstätten z. B. Laufgruppen gegen Angststörungen und Depressionen angeboten. Das Spektrum der bewegungstherapeutischen Angebote reicht von Yoga, Gymnastik und Tanz bis hin zum Kraft- und Ausdauersport. Außer der Förderung von Kommunikation und Gruppenerleben werden durch regelmäßiges Training nicht nur Verbesserungen der immunologischen und Herz-Kreislauf-Funktionen erreicht, sondern auch antidepressive Effekte bis hin zum „Flow" infolge einer Stimulation von Endorphinen und anderer körpereigener, stimmungsregulierender Botenstoffe. Die Befähigung zur Gestaltung von therapeutischem Sport bzw. Bewegungstherapie wird nach mindestens dreijähriger Ausbildung mit Bachelorabschluss an der sportwissenschaftlichen Fakultät einer Hochschule erworben. Während des Studiums werden u. a. auch gesundheitsökonomische, medizinisch-physiologische und pädagogisch-psychologische Grundkenntnisse vermittelt.

Eine Synthese von Bewegungserleben und tiefenpsychologischer Bearbeitung kennzeichnet die therapeutisch anspruchsvollere „Konzentrative Bewegungstherapie" (KBT), eine Form körperorientierter Psychotherapie. Im Unterschied zu den klassischen Sport- und Bewegungstherapien steht hier das gerichtete Erleben der eigenen Tastwelt, Körperhaltung und Bewegungsabläufe im Mittelpunkt. Ziel ist es, alle Sinneserlebnisse mit Achtsamkeit zu registrieren und ihre Auswirkungen auf das Befinden vertieft nachzuempfinden. Die Körpererlebnisse werden anschließend in der Gruppen- oder Einzeltherapie reflektiert und unter tiefenpsychologischen Aspekten interpretiert.

Seit 1977 gibt es in Deutschland bzw. seit 2001 auf europäischer Ebene den „Arbeitskreis für konzentrative Bewegungstherapie" (DAKBT). Die Qualifizierung in KBT wird innerhalb eines ca. 1 500 Stunden umfassenden, über vier bis fünf Jahre berufsbegleitenden Curriculums mit Selbsterfahrungsanteilen vermittelt. Voraussetzung ist ein Alter von 25 Jahren sowie eine abgeschlossene Ausbildung in einem Gesundheitsberuf (s. a. Kapitel 9).

Elemente der Tiefenpsychologie, Körper- und Gestalttherapie sowie Musik- und Bewegungstherapien finden sich in der Tanztherapie, mittels der auf motorischer, sensorischer und mentaler Ebene eine

Verbesserung von Körperwahrnehmung, Emotionsverarbeitung, Ausdrucksverhalten, Stimmungslage und Beweglichkeit angestrebt wird. Arbeitsfelder der Tanztherapeuten/innen sind vorzugsweise Kinder- und Jugendpsychotherapie, Heil- und Sonderpädagogik, Psychosomatik, und Rehabilitation.

In Deutschland wird von privaten Instituten eine vierjährige, berufsbegleitende Ausbildung in Form von Theoriebausteinen und Praktika mit abschließender Zertifizierung angeboten. Außer dem 1986 gegründeten, europaweiten Dachverband „Berufsverband für künstlerische Therapien" (BKMT) existiert seit 1995 der „Berufsverband der Tanztherapeuten/innen Deutschlands"; Mitteilungsperiodikum ist die „Zeitschrift für Tanztherapie".

11 Beruflicher Alltag

Die gelernten Psychospezialisten haben den Auftrag, psychische Störungen zu erkennen und zu behandeln, Maßnahmen zur Nachsorge bzw. Rehabilitation zu ergreifen und ihrem Wiederauftreten vorzubeugen. Welche Aufgaben und Pflichten erwarten die examinierten, diplomierten und schließlich approbierten Therapeutinnen und Therapeuten im beruflichen Alltag?

Spätestens am Ende der psychiatrischen und/oder psychotherapeutischen Weiterbildung steht bei den meisten der Entschluss fest, ob sie sich in freier Praxis niederlassen, in einer Praxisgemeinschaft bzw. einem Versorgungszentrum mitarbeiten oder eine Kliniklaufbahn ins Auge fassen wollen. Diese Grundsatzentscheidung wird nicht nur durch persönliche Neigungen und Ambitionen bestimmt, sondern hängt auch ab von der jeweiligen Lebenssituation und -planung.

Hinsichtlich ihrer Anforderungen, Organisation und Arbeitsabläufe unterscheiden sich die Tätigkeiten auf den verschiedenen Berufsfeldern erheblich. Während die freiberuflich-ambulant tätigen Therapeutinnen und Therapeuten als selbständige, alleinverantwortliche Unternehmer ihre Räumlichkeiten, Patientenauswahl, Sprechzeiten und Büroarbeit weitgehend aufgrund eigener Entscheidung gestalten können, sind die in einer Poliklinik, Ambulanz oder Versorgungseinheit eingesetzten Kolleginnen und Kollegen in einen festeren Tagesrhythmus eingebunden, der notwendigerweise arbeitsteilig festgelegte, gegenseitige Absprachen und gemeinsame Verwaltungsaufgaben einschließt. Als freie Unternehmer tragen die niedergelassenen Therapeuten in jedem Fall alle üblichen marktwirtschaftlichen Risiken, die allerdings angesichts des gleichbleibend hohen Bedarfs an psychologischer Hilfe überschaubar bleiben dürften.

Jüngere Kollegen/innen verbleiben bisweilen noch in einer Klinik, weil sie weiter Berufserfahrungen sammeln wollen, sich vielleicht einem Spezialgebiet widmen oder Karriere machen möchten. Außer an den privaten, kommunalen, Landes- und Hochschulkliniken ist dies auch in einer neurologisch-psychiatrischen Abteilungen der Bundeswehrkrankenhäuser möglich, wo neuerdings vermehrt – verursacht durch die militärischen Auslandseinsätze der Bundeswehr – psychotraumatisierte Soldaten zu behandeln sind.

Klinische Forschung lässt sich in Deutschland in der Regel nur an universitären Einrichtungen betreiben, Grundlagenforschung auch an Instituten bzw. in der Industrie. Zahlenmäßig weniger ins Gewicht fallen die interessanten Positionen für Psychiaterinnen und Psychiater in den sozialpsychiatrischen Diensten der Gesundheitsämter. Hier sind sie für extramurale Kriseninterventionen bzw. Unterbringungsfälle zuständig und koordinieren in den dortigen multiprofessionellen Teams die Arbeit der zugeordneten Berufsgruppen. Des Weiteren obliegen ihnen sozialmedizinisch-psychiatrische Begutachtungen. Ferner werden Psychiater in kontrollierender, nicht therapeutischer Funktion bei den expandierenden medizinischen Diensten der Krankenkassen eingesetzt. Weitere Arbeitsfelder bieten sich in der Pharmaindustrie und im Wissenschaftsjournalismus.

Wer eine Praxis eröffnen will, muss sich gut vorbereiten. Die Vorarbeiten reichen von der Auswahl, Anmietung und ggf. Einrichtung der Räume unter Berücksichtigung der Erreichbarkeit bis hin zu „Werbeaktionen" im Rahmen der berufsrechtlichen Vorschriften. Der in der Organmedizin übliche Verbleib einer „Stammkundschaft" nach Übernahme einer Vorgängerpraxis ist in der Psychotherapie nur sehr begrenzt realisierbar, da mit jedem Patienten eine von Grund auf neue therapeutische Beziehung mit allen relevanten, anamnestisch-biografischen Implikationen aufgebaut werden müsste. Zudem ist die Anzahl der Therapiesitzungen durch die Krankenkassen limitiert. Anders verhält es sich in der Nachfolge einer klassischen psychiatrischen bzw. nervenärztlichen Praxis, in der über längere Zeit im Rahmen allenfalls monatlicher oder vierteljährlicher Kontakte chronisch Kranke betreut wurden. Hier ist ein Einstieg durchaus machbar, sofern die Patienten sich umstellen können oder wollen.

Die Mitarbeit im hierarchisch gegliederten, interaktionellen Kollektiv eines Krankenhauses oder einer Rehabilitationseinrichtung erfordert demgegenüber ein größeres Maß an Flexibilität und Anpassungsvermögen. Dem Vorzug sozialer Absicherung, anspruchsvoller Aufgaben und gegenseitiger Unterstützung stehen – je nach Arbeitsvertrag – die Nachteile größerer Fremdbestimmtheit gegenüber, eventuell mit dem Risiko von Überlastung mit Unzufriedenheit und Frustration bis hin zu Burnout-Empfindungen, die bei Krankenhausärzten und Pflegepersonal vermehrt registriert werden (siehe Kapitel 13). Stresserzeugende Probleme entstehen hauptsächlich in den Bereichen Organisation (infolge unfreiwilliger Arbeitsunterbrechungen, Zeitdruck, Informationsdefiziten), Ressourcen (infolge Personalknappheit, mangelhafter Unterstützung und Mitwirkung) und Leitung (infolge defizitärer Führungskompetenz, Mobbing, unbefriedigender Fortbildung).

In leitender Position tragen Fach- bzw. Oberärzte und Psychologen je nach Berufserfahrung die (Mit-)Verantwortung für eine quantita-

tiv und qualitativ fachgerechte Versorgung der Patienten, eine ord-
nungsgemäße Anleitung des Nachwuchses und einen ökonomischen
Betriebsablauf. Vom Klinikchef werden an sie bestimmte Aufgaben
delegiert, die sie in eigener Regie – wenn auch nicht letztverantwort-
lich – abzuwickeln haben. Sie untersuchen die von den Assistenten
neu aufgenommen Patienten nach, überprüfen dabei die (vorläufige)
Diagnose und/oder die Indikation zu weiterer Diagnostik, und machen
sich durch folgende Kontrolluntersuchungen persönlich ein Bild vom
weiteren Krankheitsverlauf. Somit überwachen sie das Therapiepro-
gramm, das eventuell im kollegialen Austausch bei Teamsitzungen,
Kurven- und Bettvisiten korrigiert werden muss. Ihnen obliegen die
Konsiliar- und Hintergrundbereitschaftsdienste.

Die fachliche Supervision schließt auch Überprüfungen von Dokumentation, Schriftverkehr und Dienstpläne der nachgeordneten
Kolleginnen und Kollegen ein. Regelmäßige Besprechungen mit der
Leitung dienen dem engmaschigen Informationsaustausch und somit
der Optimierung kollegialer Zusammenarbeit.

In einer Universitätsklinik werden darüber hinaus wissenschaftliche
Betätigung bzw. Promotion und Übernahme von Unterrichtsverpflich-
tungen erwartet. Garantien für eine erfolgreiche Hochschulkarriere
gibt es allerdings nicht; sie ist zeitraubend und mühsam, zumal in den
Medizinischen Fakultäten – wie auch sonst im beruflichen Leben –
Abhängigkeiten, Vorlieben und Rivalitäten in den Abteilungen hohe
Anforderungen an die emotionale Belastbarkeit eines Habilitanden
und designierten Dozenten stellen können. Ausschließlich gutachter-
lich-beratende Aufgaben haben die Kolleginnen und Kollegen, die von
Gerichten, Kranken- und Rentenversicherungen, Gesundheitsämtern
oder Schulbehörden in Anspruch genommen werden.

Niedergelassenen wie institutionsgebundenen Kolleginnen und
Kollegen gemeinsam sind die eingangs erwähnten Kernaufgaben der
Diagnostik und Therapie, wenngleich es gemäß beruflicher Sozialisation unterschiedliche Vorgehensweisen gibt: Während die medizinische
Ausbildung traditionell die Verknüpfung von gesicherter Diagnose
und wissenschaftlich begründeter Beseitigung bzw. Minderung der
vorgefundenen Normabweichung im Auge hat, ist die psychologische
eher auf Besonderheiten der Persönlichkeit und auf die Suche nach
Bewältigungsstrategien ausgerichtet. Bei den ersten Konsultationen
geht es zunächst darum, eine Diagnose als Arbeitshypothese für die
Behandlungsstrategie zu erarbeiten. Dies bedeutet, die Beschwerden
und Beeinträchtigungen des Patienten wahrzunehmen, zu gewichten
und einzuordnen sowie deren Entstehungsbedingungen und Hintergründe abzuklären. Des Weiteren sind einerseits der Leidensdruck,

andererseits die Potentiale an Resilienz und salutogenetischen Ressourcen zu erkunden. Als klassische psychodiagnostische Methoden dienen das Untersuchungsgespräch bzw. Erstinterview und die
Verhaltensbeobachtung, eventuell erweitert um Angaben seitens der
nächsten Bezugsperson(en). Im Rahmen einer tiefenpsychologisch
ausgerichteten Psychopathologie wird zudem eine multiaxiale, ope-
rationalierte psychodynamische Diagnostik (OPD) notwendig, d. h.
eine umfassende Darstellung der biografischen (neurosenpsycholo-
gischen) Anamnese, um Zusammenhänge zwischen Persönlichkeit,
Lebensgeschichte, Lebensbedingungen und Krankheitsprozess sichtbar zu machen. Ist eine Verhaltenstherapie vorgesehen, steht eine
ausführliche Abklärung der Entstehungsbedingungen und möglichen
Verstärker der identifizierten Krankheitssymptome im Vordergrund,
d. h. eine funktionale Verhaltens- und Bedingungsanalyse nach dem
Reiz-Reaktions-Schema (SORCK). Ergänzend können zur näheren
Quantifizierung und Qualifizierung der vorgefundenen Abweichungen psychologische Testverfahren eingesetzt werden, die vor allem
bei einer neuropsychologischen Untersuchung zur Erfassung und
Beurteilung kognitiver Defizite sehr hilfreich sind.

Nach Abschluss der Untersuchungen – Ermittlung des Beschwer-
dekomplexes und Erfassung des individuellen Psychostatus samt
psychosozialen Einflussgrößen – sollte ein verlässlicher Überblick
über die einzelnen krankheitsrelevanten psychischen Funktionen
und Eigenschaften vorliegen, die sich wie Teile eines Puzzles zu einer
diagnostischen Einheit zusammenfügen lassen.

Je wahrscheinlicher psychische Auffälligkeiten durch (hirn-)orga-
nische (mit-)bedingt sind, desto eher wird sich ein mehr oder weniger
aufwändiges, körperliches Untersuchungsprogramm anschließen,
angefangen von der körperlichen bzw. neurologischen Untersuchung
bis hin zu ausgefeilten laborchemischen und technisch-apparativen
Methoden. Bisweilen kann erst nach synoptischer Gewichtung aller
Befunde eine sichere Diagnose gestellt werden; anderenfalls muss es
zunächst bei einer „Verdachtsdiagnose" bleiben. Je eindeutiger die
Symptomatik und je typischer die Anamnese einerseits, je intensiver
und fundierter das berufliche Training auf der anderen Seite, desto
sicherer die diagnostische Ersteinschätzung; allerdings schließt auch
eine längere Berufserfahrung Irrtümer keineswegs aus. Erst der weitere
Krankheitsablauf wird zeigen, ob die Diagnose korrekt, die Behandlungsstrategie erfolgreich und die Prognose zutreffend waren. Es wäre
allerdings unprofessionell kurzsichtig, die jenseits aller therapeutischen
Bemühungen wirkenden Spontanheilungskräfte außer Acht zu lassen
(siehe Kapitel 4).

Die Verschlüsselung der Diagnose nach der „International Statistical Classification of Diseases and Related Health Problems" der WHO (ICD) – derzeit noch vorliegend in der 10. Revision, Version GM – gehört ebenso zur Dokumentation wie die Fixierung aller wesentlichen, anamnestischen und aktuellen Befunde einschließlich differentialdiagnostischer Erwägungen. Im Abschnitt V (Kapitel F) des ICD-Registers sind die psychischen Störungen aufgelistet, differenziert nach Phänomenologie, Schweregrad, Begleitsymptomatik, Verlaufs- und Zeitkriterien. Für die Krankenkassen ist die Angabe des ICD-Codes als computertaugliches Kontrollinstrument obligat vorgesehen. Mehr zu wissenschaftlichen Zwecken verwendet wird das ähnlich aufgebaute, alternative „Diagnostic and Statistical Manual of Mental Disorders" der Amerikanischen Psychiatrischen Fachgesellschaft (APA), derzeit als TR-Ausgabe (siehe Kapitel 7).

Es versteht sich von selbst, dass die schematisierte Einordnung einer Symptomatik anhand eines biostatistischen Klassifikationskatalogs nicht die Herausarbeitung der individuellen Besonderheiten eines Patienten ersetzen kann – so hilfreich dies für Berufsanfänger auch sein mag. Nur eine gründliche klinische Untersuchung im Rahmen einer sorgfältigen, interaktionellen Exploration gegenwärtiger und vorlaufender psychopathologischer Besonderheiten bewahrt vor diagnostischen Schnellschüssen mit stereotypen Festlegungen einschließlich daran fixierten, starren Therapieschemata. Weder patientenkonform noch berufsrechtlich erlaubt sind „Ferndiagnosen", d. h. solche aufgrund von Mitteilungen Dritter oder schriftlicher Unterlagen, ohne den Patienten selbst untersucht zu haben.

Der zweite, für den Patienten weitaus wichtigere Schritt, beinhaltet die Konzipierung einer Behandlungsstrategie. Sie hat einerseits Besonderheiten der Erkrankung wie z. B. deren Ausprägung, Dauer, Verfestigung oder Fluktuation zu berücksichtigen, andererseits Belastbarkeit, Alter, Geschlecht, Ausdauer, Compliance und Umfeld des Patienten. Das geplante Vorgehen ist mit diesem und eventuell – sofern sein Einverständnis vorliegt – seinen Angehörigen oder anderen Bezugspersonen in sachlicher, möglichst verständlicher Weise zu erläutern. Erst die ausdrückliche Einwilligung in Behandlungsmaßnahmen (informed consent)) stellt – außer im Notfall – die notwendige Basis einer Legitimierung psychiatrischer und psychotherapeutischer Arbeit dar. Wie bezüglich der Diagnosestellung ist auch hier eine knappe, aber das Wesentliche erfassende Verlaufsdokumentation erforderlich; mangelhaft dokumentierte Krankheitsgeschichten können zu erheblichen juristischen Problemen führen, etwa bei Vorwürfen unzureichender oder fehlerhafter Behandlung.

Transparente Informationen über die Untersuchungsbefunde und eine Aufklärung über Ziel, Dauer und eventuell Kosten der ins Auge gefassten Behandlung einschließlich möglicher Nebeneffekte und Folgen sind nicht nur verpflichtend, sondern unentbehrlich als Grundlage einer vertrauensvollen Therapeuten-Patienten-Beziehung. Allerdings gibt es kein Recht auf uneingeschränkte Einsichtnahme eines psychiatrischen Patienten in seine Krankenunterlagen. Auszuhändigen sind auf Verlangen sog. „objektive" Befunde (z. B. Laborbefunde oder Testergebnisse); Angaben Dritter oder „subjektive" (diagnostische und prognostische) Bewertungen müssen ihm nicht zugänglich gemacht werden, vor allem, wenn mit deren Kenntnisnahme eine Belastung oder gar Gefährdung für ihn verbunden sein kann. Umso wichtiger ist ein geduldiges, verständnisvolles Eingehen auf Fragen des Patienten im persönlichen Gespräch.

Besondere Anforderungen an Ethos, Menschenbild und Berufsrecht stellen sog. fremdnützige Erprobungen neuer Heilverfahren oder Arzneimittelstudien an Patienten dar, d. h. solche, von denen (auch) andere Kranke profitieren könnten. Soweit die Probanden einwilligungs- und zustimmungsfähig sind, gelten die üblichen Richtlinien: Positives Votum der Ethikkommission, Aufklärung des Probanden, Beachtung von Arzneimittelgesetz und Berufsordnung, angemessener Versicherungsschutz. Anders verhält es sich bei Vorliegen von Einwilligungsunfähigkeit (juristisch Bestandteil der Geschäftsfähigkeit) eventueller Probanden, d. h. wenn aufgrund der psychischen Beeinträchtigung – etwa bei einer fortgeschrittenen Demenz oder einer stärker ausgeprägten geistigen Behinderung – keine freie Entscheidung getroffen werden kann. Die als ethische Richtschnur für biomedizinisch forschende Ärzte auf der Generalversammlung des Weltärztebundes 2008 in Seoul beschlossene Revision der „Deklaration von Helsinki" (1964) verweist diesbezüglich auf die erforderliche Zustimmung eines gesetzlichen Vertreters.

Ähnlich lauten die Empfehlungen der Europäischen Bioethikkonvention von 1996 sowie der Ethikkommission bei der Bundesärztekammer von 1997, der zufolge die Erforschung neuer Behandlungsmethoden an nicht einwilligungsfähigen Personen gerechtfertigt sei, wenn für diese damit ein erheblicher Nutzen bei gleichzeitig minimalem Gesundheitsrisiko verbunden ist und der gesetzliche Vertreter nach umfassender Aufklärung unter Berücksichtigung des mutmaßlichen Willens des Betroffenen zugestimmt hat. Insoweit decken sich die Kriterien mit denen einer Patienten-Vorsorgevollmacht hinsichtlich ärztlicher Maßnahmen im Falle krankheitsbedingt verlorengegangener

Geschäfts- bzw. Entscheidungsfreiheit. In der UNESCO-Erklärung von 2005 wurde dieser Verfahrensweise im Großen und Ganzen zugestimmt.

Wenig plausibel erscheint, dass die öffentliche Kritik an klinischer Forschung in der Psychiatrie sich vorzugsweise gegen somatische, vor allem Pharmaziestudien richtet, hingegen den – unter Umständen nicht minder risikoreichen – psychologischen bzw. psychotherapeutischen Behandlungsversuchen keine nennenswerte Aufmerksamkeit widmet. Vermutlich herrschen über Begleit- und Folgewirkungen psychologischer Einflussnahme nur vage Vorstellungen, obgleich durchaus Erkenntnisse über die fatalen Folgen z. B. unsachgemäß eingesetzter Suggestivpraktiken vorliegen.

Gelegentlich behaupten (histrionische oder manipulative) Patienten, zu (medikamentösen) Erprobungen als „Versuchskaninchen" missbraucht worden zu sein; im Rahmen nichtsomatischer Untersuchungs- und Behandlungsmethoden werden solche Vorwürfe am ehesten im Zusammenhang mit Hypnoseverfahren erhoben. Es ist denkbar, dass möglicherweise durch Psychopharmaka hervorgerufene Begleitwirkungen als psychische und körperliche Manipulationen erlebt werden; der verordnende Arzt sollte daher immer wieder in dieser Richtung nachfragen, aufklären und notfalls irrige Vorstellungen korrigieren.

Die Ethikkommissionen, angesiedelt bei den Landesärzte- und Psychotherapeutenkammern oder den Universitäten, haben die Aufgabe, sowohl den Probanden vor unnützen oder gar gefährlichen Experimenten zu schützen als auch dem wissenschaftlichen Untersucher Rechtssicherheit zu geben. Dennoch kann vermutlich Forschung, die angesichts unzähliger potentiell gefährdeter und bereits erkrankter Menschen notwendig ist, nie ganz frei von Risiko sein, da unbekanntes Neuland betreten wird. Im Bereich der psychologischen Medizin können Tierversuche oder Computersimulationen Doppelblindstudien mit einer Verum-Placebo-Dichotomie nicht ersetzen. Davon abgesehen würde der Verzicht auf Therapieforschung über kurz oder lang einen hilflosen Stillstand gegenüber den bislang nicht heilbaren Krankheiten bedeuten; historische Parallelen für diese Feststellung sind mühelos zu finden. Es sollte selbstverständlich sein, dass wissenschaftliches Streben nach neuen Erkenntnissen unbeeinflusst von Auftraggebern, Sponsoren und Mäzenen bleiben sollte; Drittmittelprojekte können sich als zweischneidige Angelegenheit erweisen.

Wie der einzelne Arzt oder Psychologe psychiatrisch-psychotherapeutisch arbeitet, hängt zum einen ab von seinem Gesundheitskonzept, zum anderen von den erlernten Therapiemethoden, die an den fachlich allgemein anerkannten Qualitätskriterien justiert sein sollten. Die in der Berufsordnung kodifizierte Sorgfaltspflicht gebietet jedenfalls eine Orientierung am wissenschaftlich gesicherten Stand der jeweiligen Therapie („state of the art"). Die darauf aufgebaute Fachkompetenz, die während der Aus- und Weiterbildung vermittelt, durch Training und Erfahrung gefestigt und durch Selbsterfahrungs- und Balintarbeit reflektiert wird, bewahrt die Heilkundigen davor, sich im paramedizinischen Niemandsland sog. alternativer oder gar esoterischer Praktiken zu verlaufen. Wie flexibel, kreativ und ökonomisch indessen die berufliche Tätigkeit gestaltet wird, hängt ab von den individuellen Merkmalen und Eigenschaften der Therapeutenpersönlichkeit wie Temperament, Arbeitstempo, Geduld, Kommunikationsfähigkeit, Ausdauer, Zielstrebigkeit, Vertrauenswürdigkeit, Charisma und – als schamanistisches Erbe – placebische Überzeugungskraft (s. a. Kapitel 4).

Trotz sog. Therapiefreiheit („Kurierfreiheit") besteht die berufsethische und -rechtliche Verpflichtung, „lege artis" zu behandeln, d. h. orientiert an den gültigen, wissenschaftlich begründeten therapeutischen Leitlinien. Solange der Beruf ausgeübt wird, müssen die erworbenen fachlichen Kenntnisse und Fähigkeiten daher stets dem aktuellen Wissensstand angepasst werden. Hierzu dienen von den Ärzte- und Psychotherapeutenkammern zertifizierte Fortbildungsveranstaltungen in Form von Vorträgen, Workshops, Seminaren und Tagungen (siehe Kapitel 8).

Die Sorgfaltspflicht beinhaltet außerdem, unter dem Primat des „Primum nil nocere" („Vorrangig nicht schaden") so behutsam wie möglich vorzugehen und die Balance zwischen Krankheit, Behandlungsrisiko und Lebensqualität zu wahren (sog. „Risiko-Nutzen-Abwägung"). Psychiatern und Psychotherapeuten wird zwar im Vergleich zu den somatischen Medizinfächern wohl nur äußerst selten der Vorwurf eines Behandlungsfehlers gemacht, aber auch hier kann ein solcher eine strafrechtliche Verfolgung wegen Körperverletzung nach sich ziehen, zudem möglicherweise zivilrechtliche Schadensersatzforderungen. Als Behandlungsfehler anzusehen sind beispielsweise mangelhafte Diagnostik, unterlassene oder unvollständige Aufklärung, unklare Medikationsanweisungen, fehlende Hinweise auf unerwünschte Nebenwirkungen (z. B. Einschränkung der Fahrtüchtigkeit!) oder unangemessene bzw. unkonventionelle Therapiemethoden einschließlich einer „Übertherapie", etwa in Form einer Überschreitung üblicher medikamentöser Dosierungen oder einer zeitlich überdehnten psychotherapeutischen Behandlung.

Im Gegensatz zur Organmedizin sind in der psychologischen Heilkunde fahrlässige oder vorsätzliche Unkorrektheiten allerdings viel
schwerer zu belegen. Zudem liegt auch hier die Beweislast beim Patienten – ausgenommen gröbere Fahrlässigkeiten wie beispielsweise eine
mangelhafte Dokumentation. Selbst bei offenkundigen Verschlechte-
rungen, z. B. in Form einer Zunahme der Symptomatik oder im Fall
eines Suizids, ist eine Verletzung der Schutz- und Garantenpflicht des
Therapeuten kaum nachweisbar, da ein direkter Kausalzusammenhang
mit möglichen diagnostischen Fehlentscheidungen und/oder therapeutischen Versäumnissen meist nicht mit an Sicherheit grenzender Wahrscheinlichkeit zu verifizieren ist. Vermutlich aus diesen Gründen gibt es
kaum je Gerichtsverfahren wegen psychiatrisch/psychotherapeutischer
Behandlungsfehler, am ehesten noch nach einem Patientensuizid, bei
Verletzungen der Schweigepflicht oder wegen sexuellen Missbrauchs.

In Deutschland nehmen sich jährlich etwa 10 000 Menschen das
Leben, fast dreimal so viele Männer wie Frauen. Mit einer Suizidrate
von ca. 11 : 100 000 Einwohnern bei eklatanten regionalen Unterschieden liegt Deutschland im europäischen Mittelfeld. Die meisten
Suizidanten leiden unter Depressionen oder einer Suchterkrankung.
Mindestens zehn Mal größer ist die Rate der appellativ-offenen
oder verdeckten Suizidversuche. Es ist davon auszugehen, dass sich
viele dieser Menschen in Behandlung befanden oder zumindest therapeutische Kontakte hatten. Schon bei dem leisesten Verdacht auf
lebensmüde Gedanken gehört es zur Sorgfaltspflicht eines Psychiaters
bzw. Psychotherapeuten, die seelische Verfassung eines Suizidenten
diesbezüglich genauer zu erkunden und ggf. vorbeugende Maßnahmen
zu treffen. Sich bei offenkundigen Selbsttötungsgedanken auf „Durch-
halteversprechungen", etwa im Sinne eines „Behandlungspaktes", zu
verlassen, ist angesichts der Unberechenbarkeit suizidaler Impulse
eines depressiv gequälten Menschen höchst riskant.

Folgerichtig kann das Übersehen oder Bagatellisieren eines suizidalen Vorhabens, das voller Verzweiflung über die vermeintliche
Ausweglosigkeit der Lebenssituation schließlich in die Tat umgesetzt
wird, zum Vorwurf einer schwerwiegenden Pflichtverletzung führen,
zu dem plausibel Stellung zu nehmen ist.

Ein schwerwiegender Verstoß gegen die Berufsordnung, die ja eine
gewissenhafte Ausübung der Heilkunde vorschreibt, stellt die Verletzung der Verschwiegenheitsverpflichtung dar. Ein solcher Vertrauens-
bruch zerstört nicht nur irreparabel jede therapeutische Beziehung,
sondern hinterlässt im Patienten tiefe Verunsicherung, Enttäuschung
und Frustration bis hin zu seelischen Krisen. Schweigepflichtsdelikte
werden sowohl straf- wie berufsrechtlich verfolgt; laut § 203 StGB

wird bestraft, wer als Angehöriger eines Heilberufs ein ihm anvertrautes oder sonst wie bekannt gewordenes, fremdes Geheimnis offenbart. Nur in seltenen Fällen ist die Pflicht zur Verschwiegenheit aufgehoben, etwa zum Schutz eines höherwertigen Rechtsgutes (z. B. wenn sich aus dem Patientenkontakt Hinweise auf die Planung bzw. Vorbereitung eines Verbrechens ergeben – s. a. Kapitel 5).

Desgleichen stellen erotisierende Aktivitäten bzw. sexuelle Manipulationen, erst recht sexuelle Ausbeutung psychisch Kranker durch ihre Therapeutinnen und Therapeuten nicht nur schwere Verstöße gegen die Berufsordnung dar, sondern gemäß § 174c StGB ebenfalls Straftatbestände. In schätzungsweise ein bis fünf Prozent der psychotherapeutischen Behandlungsfälle ist von sexuellen Übergriffen auszugehen. Sie kommen am häufigsten im Rahmen sog. Erlebnis- und Körpertherapien wie auch bei Verhaltenstherapien vor. Hinsichtlich der Berufszugehörigkeit rangieren psychologische vor ärztlichen Therapeuten; die weitaus meisten sind „Wiederholungstäter", die sich zudem keiner Supervision oder anderen, externen Kontrolle unterziehen. Dass die männlichen Therapeuten weitaus in der Überzahl sind, mag zum einen mit deren testosterongesteuerten, virilen Libido zusammenhängen, zum anderen mit der evolutionsbiologisch bedingten, weiblichen Anfälligkeit gegenüber Erfolg, Macht und (vermeintlicher) Stärke, die der Therapeut verkörpert. Psychodynamisch gedeutet entspringt der männliche Kontrollverlust einer fehlgeschlagenen Sublimierung, d. h. einem Verzicht auf die Umsetzung eigener sexueller Triebimpulse trotz erotisch-verführerischer Anmutungen. Bei den Täterinnen – die weiblichen Therapeuten scheinen statistisch aufzuholen – könnten mütterliche Fürsorge- und Zuwendungsinstinkte eine Rolle spielen. Die meisten Täter/innen befinden sich zum Zeitpunkt der sexuellen Kontaktanbahnung in einer seelisch labilen Verfassung; auslösend sind meist narzisstische Bedürftigkeit und persönliche Lebenskrisen (z. B. Gefühl einer Midlife-Crisis, Partnerschaftsprobleme, fehlende Beziehung oder Mangel an Sozialkontakten).

In formaler Hinsicht beruhen diese Falschbehandlungen zum einen auf dem Nichtbeachten der Abstinenzregel, die jeglichen privaten Kontakt mit dem Patienten verbietet; erkennbar erotische Anspielungen bzw. Ambitionen von Seiten der Patienten/innen sollten in der Therapiestunde thematisiert werden. Persönliche Kontakte sollten noch mindestens ein Jahr nach Beendigung einer Behandlung vermieden werden. Zum anderen birgt eine unreflektierte, nicht gesteuerte Gegenübertragung das Risiko einer emotionalen Verirrung auf ein Gebiet jenseits professioneller Rechte und Pflichten. Freud reagierte auf die diesbezügliche „therapeutische Entgleisung" C. G. Jungs gegenüber

seiner Patientin Sabina Spielrein mit einem nachdrücklichem Verweis
auf die Notwendigkeit einer straff kontrollierten Gegenübertragung,
mit der er auch selbst Probleme hatte.

In einer empirischen Langzeitstudie von Monika Becker-Fischer und
Gottfried Fischer zu sexuellen Übergriffen und deren Folgeschäden in
Psychotherapie und Psychiatrie (1996 bzw. 2008) wurden hinsichtlich
der Täterpersönlichkeit vier Prägnanztypen herausgearbeitet, die of-
fenbar am häufigsten zu Grenzüberschreitungen bzw. Sexualisierung
bei der Therapie neigen:
    Zum Typus „Wunscherfüllung" (58 %) gehören der „hilflose
Messias" bzw. der illusionäre Geborgenheit bietende, „hilfsbedürftige
Freund und Retter" („golden phantasy"). Ersterer vermittelt der Patientin das Gefühl besonderer Bedeutung für sein Leben, indem er seine
Schwächen offenbart und ihre weiblichen Rettungsinstinkte aktiviert.
Schrittweise kommt es zu einem Rollentausch, der schließlich auch
sexuelle Kontakte einbezieht. Letzterer – häufiger bei Therapeutinnen
vorgefunden – gibt sich ebenfalls hilfsbedürftig, sieht in der Therapie
aber eher ein gegenseitiges Geben und Nehmen mit dem Anspruch
von „Gegenleistungen" für den exklusiven Einsatz. Dieser Typ zeigt
sich besonders besorgt um die Patientinnen, stets bereit, helfend
einzugreifen, auch außerhalb der Sprechzeiten. Der „Point of no Re-
turn" ist meistens eine Liebeserklärung, die ein Gefühl großer Macht
und Attraktivität vermittelt, andererseits aber auch fester an den/die
Therapeuten/in bindet. Flankiert von privaten Treffs außerhalb der
Therapiestunden entwickelt sich sodann ein Verhältnis von mehr oder
weniger gegenseitiger – Abhängigkeit mit Wechselbädern von Nähe
und Distanz, Zuwendung und Liebensentzug.
    Die beiden „Rachetypen" (42 %) werden repräsentiert vom „di-
stanzierten Gott" und vom „Guru". Beide kalkulieren von vornherein
Sexualität als „therapeutisches" Medium ein. Der „distanzierte Gott"
hält zunächst über längere Zeit angemessenen oder sogar übertrie-
benen Abstand Er wird verehrt, hofiert und umworben. Mehr oder
weniger überfallsartig verlässt er sodann seinen „Thron" und erzwingt
körperliche Zuwendungen, die rasch in eine Serie sexueller Kontakte
während der Therapiestunden einmünden. Er scheint die Patientinnen
als sein Eigentum zu betrachten, das er nach Belieben gebrauchen
und benutzen kann; seine Besitz- und Herrschaftsansprüche werden
kaum verschleiert. Diese Therapeuten haben soziopathische oder
psychopathische Züge, gelegentlich mit sadistischem Einschlag. Bei
polizeilichen Ermittlungen werden die Geschädigten diskriminiert,
wobei der Therapeut wegen seines seriösen Berufes – im Gegensatz

zu den „paranoiden" Äußerungen der Patientinnen – meist einen Glaubhaftigkeitsbonus hat.

Der „Guru" macht von Anfang an den Eindruck eines fortschrittlichen Therapeuten und deklariert unmissverständlich – untermauert mit pseudowissenschaftlichen Erklärungen – sexuelle Kontakte als „therapeutisch notwendig". Die Patientinnen fühlen sich aufgewertet durch das besondere Angebot, an speziellen tantrischen oder Körperseminaren teilnehmen zu dürfen.

Selbstredend kann die sexuelle Beziehung nicht eine Therapie ersetzen, auch wenn sie als einzigartig bereicherndes, romantisches Abenteuer empfunden wird. Ausnahmslos enttäuscht, verzweifelt und zutiefst verletzt brechen die Betroffenen früher oder später die „Therapie" ab. Gelegentlich erstatten sie Anzeige, im Einzelfall wird der Therapeut bestraft; die Approbation oder Zulassung kaum je entzogen. Aus Sicht der Patienten/innen hinterlassen sexuelle Eskapaden und Affären in der Therapie durchgehend Frustration, Misstrauen, Angst und Panik, Depressionen bis zur Suizidalität, Beziehungsprobleme und psychosomatische Beschwerden. Mit Verzögerung erwachsen daraus später Vorwürfe, Verbitterung, Rückzug und Hass auf den Therapeuten oder die Therapeutin. Bei drohender Aufdeckung wird die Verantwortung der verführenden oder zuwendungsbedürftigen Klientin zugeschoben, falls – wie gesagt – nicht deren Behauptungen gar als Fantasieprodukte abgetan werden.

Die hohe Wahrscheinlichkeit libidinöser Anwandlungen in therapeutischen Verhältnissen mahnt allerdings zu besonderer Sorgfalt bei der Aufklärung von konkreten Vorwürfen sexuellen Missbrauchs; mögliche Verfälschungen von Erinnerungsinhalten, sogar pure Erfindungen insbesondere gekränkter, emotional instabiler und histrionischer Personen sind aus der forensischen Psychologie hinreichend bekannt.

Ebenfalls in persönlichen Defiziten des Therapeuten begründet ist der versteckte, „leisere" und daher kaum je nachzuweisende, narzisstische Missbrauch. Gekleidet in therapeutisch verbrämte Interaktionen, die in Wirklichkeit der Schutzbedürftigkeit und Verselbständigung des Patienten zuwiderlaufen, äußert er sich z. B. im Aufbau einer unnötig engen Bindung mit der Folge einer emotionalen Abhängigkeit des Klienten, die in Wirklichkeit der eigenen, unbewussten Bedürfnisbefriedigung dient. Negative Rückmeldungen bzw. ineffiziente Langzeittherapien können Signale einer solchen kontratherapeutischen Entwicklung sein, die dringend zu verstärkter Reflexion und Supervision Anlass geben sollten, notfalls zu einem geordneten

Therapeutenwechsel. Zu narzisstischem Missbrauch neigen offenbar Therapeuten, die ein mangelhaftes Selbstwertgefühl samt fachlicher Unsicherheit durch Anerkennung und Bestätigung zu kompensieren suchen. Auch voyeuristische Neugier oder unbewusste Macht- und Kontrollansprüche begünstigen derartige „therapeutische" Verirrungen, manchmal stehen lediglich finanzielle Absichten dahinter (s. a. Kapitel 4).

Mit Beschwerden über tatsächliche oder vermeintliche Falschdiagnosen, Behandlungsfehler und eigennützige Manipulationen befassen sich spezielle Kommissionen bei den Ärzte- und Psychotherapeutenkammern der jeweiligen Bundesländer, die den Vorwürfen nachgehen, sie überprüfen und das gutachterliche Ergebnis dem Beschwerdeführer mitteilen. Straf- oder zivilrechtliche Entscheidungen werden hiermit nicht präjudiziert. Im Übrigen korrespondiert die Wahrscheinlichkeit einer offiziellen Beschwerde über einen vermuteten oder tatsächlichen Behandlungsfehler mit der mangelnden Fähigkeit des Therapeuten, sich zu eventuellen Fehlern zu bekennen, sich beim Patienten zu entschuldigen und ihm Hilfe anzubieten.

Zu den unbeliebten, bisweilen allerdings unumgänglichen therapeutischen Pflichten gehören psychiatrische Zwangsmaßnahmen.

Im Unterschied zu allen seinen Kollegen und Kolleginnen in den anderen heilkundlichen Fächern hat der Psychiater die Rolle des Wärters und Wächters zu übernehmen, um die Gesellschaft vor einem psychisch Kranken zu schützen oder diesen vor einer Selbstzerstörung zu bewahren – eine auf den ersten Blick befremdliche Vorstellung. Dennoch werden in Deutschland wie in allen anderen zivilisierten Ländern tagtäglich Menschen gegen ihren Willen einer psychiatrischen Einrichtung zugeführt und dort festgehalten. Sowohl für den aufnehmenden Arzt wie für den Patienten ist dies ein Vorgang, der seit jeher umstritten ist und immer wieder Gegenstand heftiger Diskussionen war. Nicht zuletzt dadurch ist bis heute das Bild vom Psychiater in der Öffentlichkeit mit Willkür, Zwang, Repression und Verwahrung assoziiert (siehe Kapitel 12). Immerhin gab es seit Anfang des 18. Jahrhunderts Bestrebungen, die Modalitäten des erkrankungsbedingten Freiheitsentzugs gesetzlich zu regeln, da sich der lange Zeit rechtsfreie Raum für alle Beteiligten nachteilig auswirkte.

Anlass zu einer stationären Einweisung mit Isolierung (und möglicherweise sogar Fixierung) gegen den Willen des Betroffenen geben schwere psychische Störungen bzw. seelische Ausnahmezustände, wenn sie mit einer aktuellen Selbstgefährdung einhergehen oder

Rechtsgüter der Allgemeinheit zu beschädigen drohen. Die hierfür vorgesehenen, freiheitsentziehenden Maßnahmen sind jeweils in den Landesunterbringungsgesetzen der Bundesrepublik kodifiziert; der wesentliche psychiatrische Beitrag besteht in der Feststellung einer entsprechenden psychischen Störung nach eingehender, persönlicher (!) Untersuchung, die angesichts der massiven potentiellen Konsequenzen für den Patienten besonders sorgfältig sein muss. Die rechtlichen und administrativen Abläufe liegen in den Händen der Kommunalverwaltung (z. B. des Ordnungsamtes) und der Justiz (z. B. des Amtsgerichts).

Im psychiatrischen Alltag erfolgen derartige Zwangseinweisungen in erster Linie nicht aufgrund bestimmter Diagnosen, sondern im Hinblick auf die vorherrschende, aktuelle psychopathologische Symptomatik. Die häufigsten Krankheitsbilder, die zu einer Unterbringung führen können, sind akute Suizidalität und Erregungszustände mit Auto-/Fremdaggressivität („Dyscontrol syndroms"), die hauptsächlich im pathologischen Rausch, bei wahnhaften Depressionen, gereizt-psychotischer Manie, katatonen oder paranoid-halluzinatorischen Psychosen, nach akuter psychischer Traumatisierung oder bei Borderline-Störungen auftreten können.

Eine besondere Schwierigkeit kann für den beurteilenden Psychiater darin liegen, dass die Selbst- oder Fremdgefährdung nicht klar eingeschätzt und noch weniger prognostisch beurteilt werden kann; allenfalls lassen sich Gefährlichkeitswahrscheinlichkeiten für bestimmte Krankheitsgruppen angeben. Im Zweifelsfall sollte die fürsorgliche Hilfe für den Erkrankten Vorrang vor dessen Freiheitsrecht haben, wenn er die Kontrolle über sich verloren hat; es würde gegen die Garantenpflicht des Arztes verstoßen, einen Kranken, der selbst nicht mehr in der Lage ist, selbst ausreichend für sein Leben und seine Gesundheit zu sorgen oder die anderer gefährdet, gewähren zu lassen. Vorrangiges Ziel nach der (erzwungenen) stationären Aufnahme ist es allerdings, so rasch wie möglich eine Verständigung über die Behandlungsnotwendigkeit und eine Einwilligung in die erforderlichen Behandlungsmaßnahmen herzustellen, damit der Freiheitsentzug beendet werden kann. So gut wie immer lässt sich dies nach einem – manchmal nur Stunden, meist nur wenige Tage dauernden – suffizienten Therapiemanagement im geschützten Rahmen erreichen.

Ein anderer Anlass, der zu einer zwangsweisen Unterbringung führen kann, besteht in einer chronischen psychischen Erkrankung (z. B. Demenz, Suchtleiden), die deutlich erkennbar zu einer Verwahrlosung mit schwerwiegender Gesundheitsgefährdung des Betroffenen geführt hat (und voraussichtlich weiterhin führen wird). Hier kann via Vormundschaftsgericht die Einrichtung einer (Eil-)Betreuung zum

Zweck der Behandlung herbeigeführt werden. Voraussetzung ist ein fundiertes psychiatrisches Gutachten über die Erkrankung des Hilfebedürftigen und deren Auswirkungen auf das Vermögen, die eigenen, lebensnotwendigen Angelegenheiten sinnvoll selbst zu regeln.

Schließlich kann nach § 63 StGB ein Gericht als Maßregel die Unterbringung eines psychisch kranken Straftäters in einer psychiatrischforensischen Klinik anordnen, wenn die psychiatrisch-psychologische Begutachtung das Vorliegen einer verminderten oder aufgehobenen Schuldfähigkeit ergeben hat; hier wird juristische Gewaltausübung (welche auch die körperliche einschließt) mit der Nutzung psychiatrischer Kompetenz verknüpft.

Die forensische Einrichtung hält der Gesellschaft den Rücken frei von schwierigen, lästigen, gefährlichen oder zerstörerischen Menschen. Wegen der meist langjährigen Behandlungsdauer ist die Situation im Maßregelvollzug oftmals kompliziert: Forensische Psychiater, Psychologen und Pfleger fungieren hier zum einen als Therapeuten, auf der anderen Seite als verlängerter Arm staatlicher Ordnungsmacht. Als Verantwortliche an der Schranke zwischen dem Anspruch jedes Bürgers auf Sicherheit einerseits und auf dem Selbstbestimmungsrecht auch der normverletzenden „Störenfriede" andererseits werden sie tagtäglich mit diesem Konflikt konfrontiert. Zwar wird ihnen zugute gehalten, dass sie sich einer antisozialen Minderheit annehmen und die Verantwortung für deren potentielle Gefährlichkeit tragen; gleichzeitig werden sie für alle vermeintlichen und tatsächlichen, vermeidbaren und unvermeidlichen Missstände des Maßregelvollzugs verantwortlich gemacht. Sie müssen daher längerfristig enorme Spannungen zwischen Sicherung, Therapieanspruch und Reintegrationsziel aushalten.

Da die Unterbringung in der Forensik – im Gegensatz zur üblichen Haftzeit – unbefristet ist, wird sie von den meisten Betroffenen mehr gefürchtet als eine Gefängnisstrafe. Sie sehen keine Perspektive, sind oft wenig motiviert, verschlossen und aufsässig. Die Therapeuten haben selbst den Täterinnen und Tätern einen Weg zurück in die Gemeinschaft zu ermöglichen, zu denen sie keinen Zugang finden, weil sie sich verweigern oder zu schwer psychisch deformiert sind. Auf der anderen Seite werden Personal und Therapeuten, die zur Verwahrung und Behandlung eingesetzt werden, selbst häufig gefährdet oder geschädigt; immer wieder kommt es zu Zwischenfällen, Entweichungen oder Gewalttätigkeiten. Die Balance zwischen normierter Repression, auf die der Rechtsstaat nicht verzichten kann, und therapeutischer Hilfestellung wird hierdurch oft auf eine harte Probe gestellt, um so mehr, als die Öffentlichkeit hohe Erwartungen an die Effizienz einer Unterbringung knüpft (s. a. Kapitel 12).

Wenig geläufig ist, dass es im deutschen Gesundheitswesen auch anderweitig Vorschriften zur zwangsweisen Unterbringung erkrankter Personen gibt. So schreiben das Bundesseuchengesetz und das Geschlechtskrankheitengesetz eine Isolierung infektiöser Patienten auch gegen oder ohne deren Willen vor, wenn sie mit der Behandlung nicht einverstanden sind, sich einer Therapie entziehen und aus ihrem Verhalten eine Gefahr für die Allgemeinheit abgeleitet werden kann; diese Fälle sind jedoch sehr selten.

Immer wieder nehmen klinikferne Personen Anstoß am Unterbringungsrecht und betonen, dass das Grundrecht der persönlichen Freiheit auch die Möglichkeit des Scheiterns beinhalten müsse; der Staat dürfe seine Bürger nicht zu ihrem „Glück" zwingen, auch dann nicht, wenn diese erkennbar geistesgestört seien. Selbst Psychiater wie Thomas Szasz vertreten die Position, dass sogar psychisch kranke Straftäter stets als willensfrei und voll verantwortlich wie Gesunde zu betrachten (und zu bestrafen) seien (s. a. Kapitel 5).

Der Alltag zeigt allerdings, dass im Einzelfall krankheitsbedingt die echte, frei verfügbare Fähigkeit zu einer Wahl zwischen verschiedenen Möglichkeiten nach Abwägung der Vor- und Nachteile verloren gehen kann. Wenn der Patient in einem Netz von absurden und absonderlichen Gedanken und Fantasien verstrickt ist, die ihn ängstigen, oder vielleicht zu unsinnigen oder gefährlichen Taten nötigen, kann dies einen Verlust der Entscheidungsfreiheit bedeuten. Immer wieder ist zu beobachten, dass eine seelische Ausnahmesituation Einsicht und Urteilsfähigkeit, Gefühle und Gedanken in einer Weise verändern kann, über die der Betroffene später selbst erschrocken und ratlos ist. Es wäre daher inhuman, denjenigen sich selbst zu überlassen, der aufgrund seiner Beeinträchtigungen nicht mehr Hilfe erkennen, geschweige denn in Anspruch nehmen kann. Vielmehr erscheint eine rasche Behandlung geboten, die ihm durch eine Entaktualisierung des Krankheitsprozesses seine mentale Organisiertheit zurückgibt; der Verlust innerer Freiheit kann einschneidender sein als der äußerer Freizügigkeit.

Zwangsmaßnahmen sind zweifellos stets gravierende Eingriffe in die Persönlichkeitsrechte des Betroffenen, die mit großen emotionalen Spannungen für ihn und seine Angehörigen einhergehen, aber auch – wie bereits oben angedeutet – für das Stationsteam und den ihn aufnehmenden und weiterbehandelnden Arzt. Für ihn ist die Lage dann besonders unglücklich, wenn er einerseits die Einweisung selbst veranlasst oder zumindest unterstützt hat, andererseits die notwendige Behandlung gegen den Willen und erst recht ohne die Motivation des Betroffenen durchführen soll. Dementsprechend reagieren die Patienten, die nicht selten in Handfesseln von der Polizei gebracht werden, mit Aggressivität, Anspannung oder Angst, soweit sie in der Lage sind, das Geschehen adäquat zu erfassen.

Angesichts der verheerenden Auswirkungen der NS-Medizin, vor allem der Verbrechen von psychiatrischer Seite gegenüber einer besonders schutzbedürftigen und abhängigen Klientel (siehe Kapitel 6), wurde mit dem „Nürnberger Kodex für ärztliche Ethik" (1947) des amerikanischen Militärgerichtshofes sowie dem „Genfer Gelöbnis" (1948) und der „Helsinki-Deklaration" (1964) des Weltärztebundes medizinethischen Fragen besondere Aufmerksamkeit gewidmet. Außer der traditionellen Diskussion zu Standesethik und Berufsrecht finden spezielle psychiatrische Fragen der Medizinethik Beachtung. Es geht dabei beispielsweise um die bereits oben angesprochenen Themen Aufklärung und Einwilligung, Nutzen und Schaden einer Behandlung, Behandlungspflicht und Selbstbestimmung, Krankheitsbewältigung und Lebensqualität, Autonomie und Mitsprache des Patienten.

Psychiatrisch-psychologisches Denken und Handeln sind vielseitig und fesselnd, soweit sie nach einer klärenden Diagnose zu einem befriedigenden Heilerfolg führen, der ja stets auch eine Gratifikation der eigenen Arbeit bedeutet. Letztere kann aber auch mühsam und enttäuschend sein angesichts augenscheinlich unvermeidbarer Rezidive mit der Folge einer „Drehtürpsychiatrie", oder der unaufhaltsamen Progredienz eines Krankheitsprozesses, gekennzeichnet etwa durch einen zunehmenden geistigen Abbau oder eine befremdliche Persönlichkeitsdeformation des Klienten. Jeder im Fach Tätige kennt solche „Problempatienten", unter denen am häufigsten (komorbide) Suchtpatienten, Borderline-Personen, Essgestörte und Demenzkranke zu finden sind. Die Therapeuten aus der Kinder/Jugendpsychiatrie und -psychotherapie müssen oft hilflos mit ansehen, wie ihre engagierten Bemühungen durch mangelnde Mitarbeit der Bezugspersonen, desolate häusliche Verhältnisse oder den Sog haltschwacher Peer groups unterlaufen werden.

Professionelles pychiatrisch-psychotherapeutisches Arbeiten wird anstrengend oder unmöglich, wenn aufgrund mangelnder Sprachkenntnisse keine ausreichende Verständigung herzustellen ist; insbesondere weitgehend verbal konzipierte Therapien sind dann nicht realisierbar. Umgekehrt gilt das Gleiche, nämlich wenn sprachunkundige, ausländische Kolleginnen und Kollegen es mit deutschen Staatsbürgern zu tun haben (s. a. Kapitel 8).

Monoton und langweilig kann die Inanspruchnahme durch „fach-fremde" administrative, organisatorische und Verwaltungstätigkeit werden; hiervon sind niedergelassene Kolleginnen und Kollegen nicht weniger als Klinikangehörige betroffen. Codierung, Controlling und Qualitätsmanagement, Besprechungen und Computerrecherchen sind ebenso zeitraubend wie für die Patienten allenfalls mittelbar nützlich. Sie kennzeichnen indes den politisch induzierten Umwandlungsprozess der Heilkunde in eine Gesundheitsindustrie, den Trend einer Defor-mation der freiberuflichen Heilkunst zum regulierten Gewerbe, der Praxis und Klinik zum gewinnorientierten Dienstleistungsbetrieb, des Therapeuten zum „Behandler", und schließlich des Patienten als Ganzheit „Mensch" zum Kunden des Produkts „Gesundheit". Die diesbezüglich erwünschte, ökonomische Ausrichtung der therapeuti-schen und pflegenden Berufe wirkt sich lähmend auf Motivation und Engagement der darin Tätigen aus. Anhaltende berufliche Frustration und Resignation können indes – vor allem in Verbindung mit einem idealisierten Berufsbild – zum emotionalen Ausbrennen („Burnout") führen, das die tägliche Arbeit zunehmend bis zur krankmachenden Aversion verleidet (siehe Kapitel 13).

Im Jahr 1883 wurde in Preußen ein „Gesetz betreffend die Kranken-versicherung der Arbeiter" erlassen, gefolgt von einer Unfallversiche-rung (1884) und schließlich einer Alters- und Invalidenversicherung (1889). Nach Zusammenschluss der frei praktizierenden Ärzte zum „Verband der Ärzte Deutschlands" („Leipziger Verband" – später: „Hartmannbund") 1900 wurden deren Rechtsbeziehungen zu den verschiedenen Krankenkassen zunächst durch Einzelverträge ge-regelt, ab 1931 bzw. 1932 über das kollektive Vertragssystem der „Kassenärztlichen Vereinigungen" (KV). Dieses Abrechnungsmodell wurde nach dem 2. Weltkrieg weitergeführt bzw. 1951 per Gesetz bekräftigt. Im Jahr 1967 wurden die aufdeckenden Psychotherapien als Pflichtleistung von den gesetzlichen Krankenkassen anerkannt (sog. Richtlinienpsychotherapie), 1987 auch die Verhaltenstherapie. Mit dem Psychotherapeutengesetz (PsyThG) von 1998 bzw. 1999 wurde dieses ärztliche Privileg außer Kraft gesetzt, indem die Berufsgruppe der Psychologen sozialrechtlich den praktizierenden Medizinern gleichgestellt wurde, sofern sie eine Weiterbildung zum approbierten psychologischen Psychotherapeuten durchlaufen hatten. Seitdem werden systematische psychotherapeutische Behandlungen von psychiatrischen bzw. zusatzqualifizierten Fachärzten und Psychologen durchgeführt, für Kinder und Jugendliche auch von psychoanalytisch ausgebildeten Pädagogen (siehe Kapitel 8).

Da die Therapien meist aus längerfristigen Interventionsketten bestehen, wurden deren abrechnungstechnischen Abwicklungen von den Kostenträgern geregelt bzw. die Zeitkontingente für Psychotherapie wie folgt festgelegt: Nach fünf (Verhaltenstherapie und tiefenpsychologisch fundierte Psychotherapie) oder acht (analytische Psychotherapie) probatorischen Sitzungen, die zur Indikationsüberprüfung dienen, kann ohne förmliche Genehmigung der Krankenkasse eine Kurzzeittherapie mit bis zu 25 Stunden erfolgen. Bei nichtärztlichen Therapeuten ist außerdem vor Beginn der Therapie ein ärztlicher Konsiliarbefund einzuholen. Erweist sich eine Langzeittherapie als erforderlich, muss dies in einem ausführlichen Antrag an die Kasse begründet werden. Die Höchstgrenzen für Langzeittherapien sind bei Erwachsenen 45 Stunden im Fall einer Verhaltenstherapie (max. 80–100), 160 Stunden bei analytischer (max. 240–300) und 50 Stunden bei tiefenpsychologisch fundierter Psychotherapie (max. 80–100). Für Kinder und Jugendliche gelten etwas niedrigere Stundenzahlen.

Die zweifellos für Forschung und Lehre sinnvolle Trennung zwischen Neurologie und Psychiatrie/Psychotherapie ist aus klinisch-praktischer Sicht nicht unbedingt für die Arbeit der niedergelassenen Facharztgruppen von Vorteil. Die Schnittstellen zwischen beiden Disziplinen sind erheblich, insbesondere im Bereich hirnorganisch begründbarer, chronisch-psychischer Störungen wie beispielsweise traumatische Hirnschädigungen, Alzheimersche Krankheit, Chorea Huntington oder andere Systematrophien. Eine ausschließlich psychotherapeutisch konzipierte Praxis wäre hiermit überfordert.

Sollten künftige Psychiatergenerationen den Zugang zu den biologischen, d. h. aus Hirnforschung und Neurophysiologie gewonnenen Erkenntnissen verlieren, droht der wissenschaftlichen und klinischen Psychiatrie eine Minimalisierung, die sie als selbständiges Medizinfach wohl nicht überstehen würde. Vermutlich würden sich für ihre somatotherapeutischen Aufgaben Neurowissenschaftler zuständig erklären, für ihr soziotherapeutisches Integral Sozialarbeiter oder -pädagogen verantwortlich fühlen, und für die Psychotherapie – gemäß ihrem Selbstverständnis – die klinischen und psychotherapeutischen Psychologen (siehe Kapitel 7). Damit würde der etwa 150-jährige Abschnitt gegenwärtiger Psychiatrie von einer neuen Epoche der Psycho-Wissenschaften abgelöst.

12 Bild in der Öffentlichkeit

Psychotherapeuten/innen werden von der Öffentlichkeit meist mit einer Mischung aus Neugier, Anerkennung und Skepsis wahrgenommen; als positiv werden ihnen Eigenschaften wie Vertrauenswürdigkeit, soziale Kompetenz und Menschenkenntnis zugeordnet, als eher negativ bisweilen Undurchschaubarkeit und Distanziertheit. Größere Vorbehalte bestehen gegenüber Psychiatern, zumindest zwiespältige Gefühle – sofern überhaupt die Unterschiede zwischen den beiden Disziplinen bekannt sind. Während erstere wird eher mit „Störungen" in Verbindung gebracht werden, die als Ausdruck belastender Lebensbedingungen sozusagen salonfähig sind wie z. B. Depressionen, Ängste, Hysterien, Burnout oder Borderline, werden letztere eher gesellschaftlich geächteten „Abartigkeiten" oder belächelten „Blödheiten" zugeordnet. Die Abneigung liegt teils in der wechselvollen Psychiatriegeschichte mit all ihren Widersprüchlichkeiten begründet, teils in den Besonderheiten psychiatrischer Tätigkeit, beispielsweise Unterbringungen und Zwangsbehandlungen in der „Klapse".

Das gängige Bild vom disziplinierenden, repressiven Psychiater als verlängerter Arm der Ordnungsmacht lässt auf diesbezügliche, latente Ressentiments in der Gesellschaft schließen, die im Übrigen auch vom Durchschnitt der Medizinstudenten geteilt werden; alle Entstigmatisierungskampagnen haben hier bislang zu keiner durchgreifenden Wende geführt. Selbst Ärzte anderer Disziplinen sind nicht frei von diesbezüglichen Vorurteilen.

Von den medizinischen befinden sich die psychiatrischen Berufsgruppen zweifellos in einer Außenseiterposition, bedacht mit Attributen des Ungewöhnlichen, Undurchsichtigen und Exzentrischen. Nicht selten wird angenommen, dass der tagtägliche Umgang mit der bizarr-absonderlichen, verdrehten Welt des Geistesgestörten zur allmählichen Übernahme und Assimilierung von dessen Denk- und Verhaltensweisen führt. Mit anderen Worten: Über kurz oder lang – so die landläufige Vorstellung – wird der Psychiater seinen Patienten immer ähnlicher, falls er nicht schon von vornherein selbst „einen an der Klatsche hat". In dieser Hinsicht teilt er mit dem „Irren" die Rolle des Objekts von Belustigung und Schadenfreude; anders als „der Psychologe" gehört er daher zum bevorzugten Ziel für Anekdoten über vermeintliche Marotten. Gutmütiger Spott, aber auch beißende Ironie und hämischer Zynismus spiegeln sich in unzähligen Witzen und Cartoons über den schrulligen „Irrenarzt" und „Klapsdoktor" wider, die in immer neuen Varianten in Umlauf sind. Der Psychiater und Schriftsteller Heinar Kipphardt (1922–1982) listete in seinem Roman „März" von 1977 eine ungewöhnliche Fülle vulgärsprachlicher Bezeichnungen für den Psychiater auf, die sicherlich auch heute noch erkennen lassen, wie sich das Publikum an der Figur des Psychiaters abarbeitet; für den Bereich körperlicher Erkrankungen gibt es keine entsprechenden Vergleiche. Genannt werden: Mallenrat, Mottenhäuptling, Grützmüller, Grobfänger, Klapsgreifer, Klapsrat, Meisenwart, Idiotenhäuptling, Psychopater, Kabbesflicker, Brägenputzer, Birnenpolierer, Doktor Knacks und Doktor Klaps – nicht gerade ansprechende Spitznamen.

Das psychiatrische Krankenhaus als dessen Wirkungsstätte wird mit ebenfalls nicht liebenswürdigen Ausdrücken bedacht wie: Fimmelburg, Affenkasten, Plemplemmerie, Knacksbaracke, Mallkaserne, Spinnerfarm, Grützmühle, Manolifabrik, Kretinbunker, Trillerhaus, Stussbude, Rosinenfarm, Ticktimpel, Spleenschuppen, Groppenakker, Knallbaude oder Idiotenkäfig. Psychische Krankheiten werden umschrieben mit „bekloppt", „durchgeknallt", „durchgedreht", „bescheuert", „balla-balla" „nicht ganz dicht", „jeck", „hirnrissig", „beknackt", „überkandidelt", ein Rad ab", „nicht alle beisammen", „zu heiß gebadet" usw.

Nur selten erfährt man Genaueres über die Therapeuten und Therapeutinnen aus dem Munde eines Menschen, der selbst Patient war oder ist – eines „Psychiatrie-Erfahrenen". Versagensgefühl bzw. die begründete Befürchtung, deswegen belächelt oder gar diskriminiert zu werden, lassen den Betroffenen schamvoll schweigen. Wer erinnert sich zudem gern an bleiern-düstere oder verstörend-verwirrende Phasen seines Lebens, die ihn – vielleicht widerstrebend – in die Sprechstunde oder gar eine Klinik geführt haben?

Wie bereits in Kapitel 4 erwähnt, wird die Qualität eines therapeutischen Bündnisses weitgehend von persönlichen Eigenheiten und Verhaltensweisen des Therapeuten bestimmt. Wie erlebt und bewertet der Patient dessen Auftreten und Erscheinung? Schon der erste Eindruck ist prägend, und – wie die Ausdrucksforschung zeigt – meist nur schwer zu korrigieren. Selbst erheblich psychisch beeinträchtigte Menschen registrieren sekundenschnell unbewusst Körperhaltung, Händedruck, Blickrichtung, Stimme und Sprache des Untersuchers, um sich ein Bild von der Person zu machen, der sie sich anvertrauen möchten (und sollen). Aufmerksam werden mögliche Anzeichen von Abgelenktheit, Hektik, Unentschlossenheit, Ratlosigkeit oder Resignation wahrgenommen, noch mehr solche von Ablehnung oder gar

Antipathie. Auch oder gerade psychisch kranke Personen erfassen im persönlichen Kontakt Unechtheit, Desinteresse und gelangweilte Indolenz des Gegenübers ziemlich genau. Besonders empfindlich reagieren Patienten auf Anspielungen, Ironisierungen, nicht eingehaltene Versprechen, Taktlosigkeiten oder Täuschungen. Ebenso irritierend können übertriebene Freundlichkeit oder gar anbiedernde Schmeicheleien wirken. Kumpelhaftes Duzen mag vielleicht den Eindruck eines partnerschaftlichen Therapiebündnisses auf Augenhöhe erwecken, verunsichert jedoch den Patienten, der ja keine Kameradschaft erwartet, sondern die Hilfe eines souveränen Spezialisten.

Dieserart Impressionen erschweren nicht nur die Diagnostik, sondern blockieren auch Mitarbeit und Compliance des Hilfesuchenden, ohne die eine Behandlung nicht zum gewünschten Erfolg führen kann. Dass sich aus therapeutischen Beziehungen langfristig durchaus Freundschaften, sogar persönliche Intimitäten bis hin zu sexuellen Kontakten entwickeln können, steht auf einem anderen Blatt; in einem solchen Fall würde eine Weiterführung der Therapie indes gegen berufsethische Prinzipien verstoßen (siehe Kapitel 8).

In einem Klinikbetrieb beobachten und bewerten die Patienten auch den Umgang des Personals miteinander, was letzterem gegenüber allerdings kaum je artikuliert wird. Sehr schnell werden Rangordnung und Machtposition der einzelnen Mitarbeiter des Stationsteams eingeschätzt und (aus-)genutzt, das sich wie jede andere eingespielte Mannschaft gemäß gruppendynamisch-hierarchischen Gesetzmäßigkeiten verhält. Andererseits zeigen sich die Patienten gegenüber Schwankungen im Befinden und in der Belastbarkeit der pflegerischen und therapeutischen Bezugspersonen durchaus nachsichtig bis mitfühlend und stellen sich pragmatisch darauf ein.

Das Bild des Psychiaters, Psychotherapeuten und psychiatrischen Pflegepersonals in der öffentlichen Meinung wird nur zu einem kleinen Teil durch ein authentisches Urteil aufgrund eigener Erlebnisse als Patient oder mitbetroffener Angehöriger geprägt. Die meisten Menschen beziehen ihre Kenntnisse über psychiatrisch-psychotherapeutische Arbeit nicht aus persönlicher Erfahrung, sondern mittelbar aus bruchstückhaften Kolportagen, die hauptsächlich der medialen Nachrichtenwelt und literarischen Fiktionen entstammen. Die Vorstellung vom psychologischen Spezialisten wird vielmehr dank zwar breit gefächerter, allerdings oft verkürzter Meldungen, Meinungen und Kommentare weitgehend durch Informationen aus zweiter Hand bestimmt. Abhängig von deren Intention, Zweck und Vollständigkeit entstehen mehr oder weniger tendenziöse Darstellungen: In einem

Kitschroman wird eine andere Figur vom Seelenklempner gezeichnet als in einem Psychothriller, in einem Boulevardblatt eine andere als in einer Dokumentation. Entsprechend breit fällt das Spektrum der üblicherweise präsentierten Klischees aus, das in der Trivialliteratur oder im anspruchslosen Krimi vom zwar überspannten, aber umgänglichen Beichtvater bis zum finster-undurchsichtigen Manipulator reicht. Zur Komplettierung der dramatisierten Geschichten wird vorzugsweise die Krankheit „Schizophrenie" oder was darunter verstanden wird als Paradigma für ein besonders beängstigendes, unberechenbargefährliches Verhalten ins Spiel gebracht. In den sachkundig recherchierten, fachlich meist einwandfreien, wissenschaftsjournalistischen Beiträgen anspruchsvollerer Medien wird eher über den fachlichen Umgang mit den Leiden unserer Zeit berichtet: Depressionen bzw. Burnout-Probleme, ADHS, Lebensängste, Partnerschaftsprobleme, Demenzerkrankungen.

Obgleich mit wachsendem zeitlichen Abstand von den psychiatriekritischen Positionen der 1970er- und 1980er-Jahre die Darstellung des klinischen und/oder forensischen Psychiaters realistischer wurde, gibt dieser in den Print- und filmischen Medien meist nach wie vor eine suspekte, jedenfalls keine sympathische Figur ab. Negative Assoziationen erweckt beispielsweise der Prototyp des distanziertkaltherzigen Pseudowissenschaftlers, wie ihn der Dichter und Schriftsteller Georg Büchner 1879 in seinem Drama „Woyzeck" skizzierte: Der „Doktor" lässt dem psychisch kranken Woyzeck, den er als einen „interessanten Casus" bezeichnet, zu Versuchszwecken eine ebenso obskure wie unwirksame Erbsendiät verabreichen. Noch verzerrtere Varianten sind literarische Beschreibungen als sadistischer, vielleicht selbst geistesgestörter Unhold, der hinterhältig raffinierte Verbrechen begeht. Besser kommt der kauzige Psychoanalytiker à la Sigmund Freud davon, der in seiner plüschigen Praxis dem auf der Coach räsonierenden Patienten zumindest ein gewisses Kontingent aufmerksamen Zuhörens zur Verfügung stellt. Verständnis oder sogar Unterstützung für die alltägliche, unspektakuläre Arbeit stellen eher Ausnahmen dar, obgleich sie auch einer Destigmatisierung der Patientenschicksale bzw. des Phänomens Psychosekrankheit zugute kämen. Außerdem könnten die Vorbehalte gegenüber einer zeitigen Kontaktaufnahme abgebaut und somit unnötige Verzögerungen einer Behandlung vermieden werden, die möglicherweise nicht nur ein Leiden verlängern, sondern auch dessen Chronifizierung Vorschub leisten. Offensichtlich fehlen genauere Kenntnisse über den Beruf des Psychiaters, Psychotherapeuten und Psychologen, zwischen denen ohnehin meist nicht klar unterschieden wird. Besonders häufig sind Verwechslungen zwischen dem Psychiater und Neurologen, aber auch zwischen Psychotherapeuten und Psychologen, ganz zu schweigen von den übrigen Spezialisten auf dem unübersichtlichen Psycho-Markt.

Auch die psychiatrische Krankenpflege bleibt nicht von boshafter Polemik verschont. Sie wird einerseits mitverantwortlich gemacht für „Zwangsbehandlung", „Medikamentenfolter", „Pillenkeule", „chemische Zwangsjacke" und „Hirnwäsche" u. Ä., aber auch andererseits für strafbare Handlungen entwichener oder geflüchteter, gewalttätiger Patienten. Psychiatrische Institutionen überhaupt werden häufig mit „geschlossener Station", „Fesselung" und „Vollgepumptwerden" mit Medikamenten in Verbindung gebracht.

Das Verhältnis zwischen Psychiatrie und Presse, zwischen Psychiatern und Publizisten, ist seit jeher ambivalent. Der bereits genannte Wiener Psychiater Stransky kritisierte schon vor hundert Jahren die Meinungsbildung über die Psychiatrie und beklagte die Herabsetzung seines Berufsstandes in der Öffentlichkeit, der seiner Ansicht nach für von ihm nicht zu verantwortende Dinge zur Rechenschaft gezogen würde (1917). Seinerzeit wie heute waren auch die stigmatisierende, damals sicher noch mehr ehrenrührige „Etikettierung" als krank und die als ungerechtfertigt behauptete Anstaltsinternierung beliebte Pressethemen.

Nicht selten ergreifen – mehr als in jedem anderen Fach der Heilkunde – gern belesene „Experten" das Wort und pflegen die in der Psychiatrie Tätigen darüber aufzuklären, worauf es bei der Behandlung psychisch Kranker eigentlich ankommt. Entsprechende Statements werden dabei mit um so größerer Überzeugungskraft abgegeben, je weiter der Abstand von der psychiatrischen Realität in Klinik und Praxis ist; es entsteht bisweilen der Eindruck, dass sich die Mehrzahl der Kommentatoren und Kritiker nie mit psychopathologischen Problemen, geschweige denn psychisch Kranken näher befasst hat. Die scheinbare Authentizität der Berichterstattung, unterlegt mit selektiven, herausgefilterten Beispielen, täuscht dabei über die mangelhaften fachlichen Kenntnisse der Autoren und Filmemacher hinweg. Außer im Wissenschaftsteil einiger seriöser Journale oder faktenorientierter Fernsehdokumentationen sind kaum je sachliche und korrekte Informationen über Methoden und Ziele psychiatrischen und psychotherapeutischen Handelns zu finden; von Einladungen zu Informationsveranstaltungen, Vorträgen und wissenschaftlichen Tagungen wird meist nicht Gebrauch gemacht.

In den Printmedien wird der Psychiater in der Regel auf zwei Prägnanztypen reduziert: Entweder werden ihm – bei Straftaten psychischer Kranker – Verantwortungslosigkeit und Inkompetenz zugeschrieben, oder er tritt als Vertreter von Repression und Machtmissbrauch in Form von Freiheitsberaubung und Zwangsbehandlung in Erscheinung, dabei aus disziplinierender Herzlosigkeit bemüht, die Entlassung aus der geschlossenen Abteilung so lange wie möglich hinauszuschieben. Es wird der Anschein erweckt, als sei dem Psychiater nichts lieber als einzuweisen, zu entmündigen und die Patienten mit gefährlichen „Pillen" bzw. „Spritzen" zu traktieren. Besonders in der Sensationsund Skandalpresse werden gern psychiatrische Unterbringungen prominenter Personen katastrophisiert, verbunden mit spekulativen Erörterungen ihrer auffälligen Verhaltensweisen – in Wirklichkeit doch lediglich aparte Besonderheiten, die ungewöhnlichen Menschen eo ipso zustünden! Im Zusammenhang mit einer unterstellten „Psychiatrisierung" fehlt meist nicht der Hinweis auf die vermeintlich verheerenden Folgen bestimmter Behandlungen; Erlebnisberichte ehemaliger Patienten verleihen solcherart Meldungen sozusagen ein „Echtheitszertifikat". Die früher gern angeprangerten „Elektroschocks" haben offenbar an Interesse verloren; ihre bisweilen lebensrettende Wirkung wurde ohnehin verschwiegen, weil sie ideologisch nicht passend einzuordnen war.

Mit besonderem Misstrauen wird der Unterbringung eines sich oder andere gefährdenden Patienten gegen seinen Willen begegnet. Hier wird der Psychiater möglicherweise als Handlanger oder gar Initiator einer Ausgrenzung missliebiger, störender Personen gekennzeichnet. Verstärkt wird dieser Eindruck dadurch, dass dem betroffenen Patienten – falls via Ordnungsbehörde ein gesetzliches Unterbringungsverfahren eingeleitet wurde – bei der richterlichen Anhörung ein Rechtsanwalt beigeordnet wird, als gelte es, den Patienten gegen ein psychiatrisches Komplott zu verteidigen. Diesem selbst wird hierdurch eher das Gefühl vermittelt, sich als Beschuldigter in einem Gefängnis zu befinden, als in der schützenden Atmosphäre eines Krankenhauses.

Die Janusköpfigkeit der Berichterstattung tritt indessen auf der anderen Seite angesichts – in Wirklichkeit sehr seltener – Tätlichkeiten oder anderer auffälliger Verhaltensweisen entlassener oder entwichener Patienten zu Tage. In diesen Fällen werden rasch Mutmaßungen über unzulängliche Diagnostik und inkompetente Therapie erhoben, assoziiert mit Mutmaßungen über angeblich zu lasche Kontrollen und/oder zu laxe Sicherungsmaßnahmen. Vor allem Psychiater, Psychologen und Fachpersonal in den forensischen

Einrichtungen befinden sich stets auf einem schmalen Grat zwischen dem Vorwurf von Bagatellisierung und Fahrlässigkeit einerseits und dem der Repression und Manipulation andererseits. Kommt es gar zu Entweichungen von Maßregelpatienten, werden in der Lokalpresse schlagwortartig-plakativ vermeintliche Nachlässigkeiten und Schlampereien der Beaufsichtigung unterstellt, erst recht bei Bekanntwerden einer eventuell längeren kriminellen Vorgeschichte.

Nach wie vor wird die Errichtung einer Klinik für psychisch Kranke mit Misstrauen verfolgt, erst recht die einer neuen „Strafklinik", gegen die nicht selten regelrechte Bürgerinitiativen gestartet werden. Argwöhnisch wird das weitere Verhalten aus der Forensik entlassener Straftäter beobachtet; an deren Wohnort werden Protestaktionen gestartet, obgleich die Delinquenz psychisch kranker Straftäter statistisch dem Bevölkerungsdurchschnitt entspricht.

Zum einen wird zwar durchaus anerkannt, dass sich die in einer forensischen Klinik Tätigen um eine von der Gesellschaft wegen ihrer potentiellen Gefährlichkeit abgelehnten Minderheit kümmern. Zum anderen werden sie jedoch wegen ihrer heiklen, gesetzlich sanktionierten „Wächterfunktion" im Grenzgebiet zwischen abnorm und normal mit dahingehendem Misstrauen beobachtet, ob sie dem allgemeinbürgerlichen Anspruch auf Sicherheit tatsächlich voll nachkommen. Dieser Konflikt wird sich in Zukunft um so mehr verschärfen, je häufiger nach richterlicher Entscheidung künftig auch gefährliche Sexual- und Gewaltstraftäter in Spezialeinrichtungen unter Ausschöpfung aller Mittel resozialisiert werden sollen – trotz fehlender Motivation, negativer Sozialprognose und personellen Defiziten.

Eine gewisse Sonderstellung zwischen Abqualifizierung und Anerkennung nehmen Psychiater und Psychologen ein, wenn sie als Gutachter bei Gericht auftreten: Hier werden sie von den Medien ebenso häufig als blauäugig Weltfremde kritisiert oder als präpotente Wichtigtuer angegiftet wie als weise Ratgeber verklärt.

Die Widersprüchlichkeit publizistischer Reaktionen lässt sich des Weiteren am Beispiel des suizidalen Patienten aufzeigen. So werden auf der einen Seite unter Verweis auf die menschliche Würde Autonomie und Selbstbestimmung auch für den lebensmüden Menschen gefordert und das sog. präsuizidale Syndrom als Phantasieprodukt des Psychiaters verharmlost. Auf der anderen Seite sieht sich dieser im Falle einer tatsächlichen Selbsttötung oder eines Suizidversuchs mit verbleibenden Gesundheitsschäden dem Vorwurf ausgesetzt, die Warnhinweise übersehen oder bagatellisiert zu haben, d. h. seiner ärztlichen Sorgfaltspflicht nicht genügend nachgekommen zu sein.

Möglicherweise hat dadurch auch unter den Ärzten die Bereitschaft abgenommen, risikoreiche Akutbehandlungen ohne die rechtliche Absicherung einer Zwangseinweisung oder Betreuung vorzunehmen, was die deutliche Zunahme der gesetzlichen Unterbringungen bzw. Betreuungsfälle während der letzten 20 Jahre miterklären könnte (siehe Kapitel 11).

Mit gemischten Gefühlen wird der psychiatrisch-psychologische Spezialist beurteilt, wenn er sich in der Öffentlichkeit äußert: Liefert er keine einfach-eingängigen Statements auf konfuse Fragen, wird er womöglich als inkompetent abqualifiziert; drückt er sich adäquat sachlich-wissenschaftlich aus, erscheint er als langweiliger Gelehrter. Vorsicht ist also stets geboten, wenn Medienvertreter auf der Suche nach (möglichst dramatischen) Patientenschicksalen samt kommentierenden Therapeuten sind.

Die Unterhaltungsmedien wollen die – zuvor stimulierten – Bedürfnisse der Leser, Zuhörer und Zuschauer nach Nervenkitzel mit Meldungen über Events und Katastrophen bedienen, wozu auch die seit Jahren ansteigende Zahl schlagzeilenträchtiger Meldungen über Sexual- und Gewaltverbrechen gehört (die de facto nicht zugenommen haben). Hier geben sich Betroffenheitsfernsehen und Boulevardpresse gern als sozialtherapeutische Anstalten und sorgen sich in larmoyanten Dramoletten oder trivialen Talkrunden um die Gefühlslage der Nation. Dramaturgisch werden alle werbepsychologischen Register bis zu grenzüberschreitenden, privaten Entblößungen gezogen; für solide, fachliche begründete Informationen fehlt es an Zeit und Interesse. Psychologische und psychotherapeutische Experten sollen begleitend den Anschein fachkompetenter Begleitung, Beratung und Erklärung der zumeist wirklichkeitsfremden, manchmal geschauspielerten Darstellungen erzeugen. Hierzu liefern jeweils „der Psychologe" oder „die Psychologin" als attachierte Sachverständige das Alibi für angeblich wissenschaftliche Seriosität.

Dem journalistischen Bedarf an Unterhaltungs- und Sensationsstoff stehen Verärgerung und Kränkung derjenigen gegenüber, die von den umsatz- und quotenregulierten Medien für Psycho-Themen instrumentalisiert werden. Erklärt sich ein psychiatrischer oder psychologischer Wissenschaftler zu einem Interview bereit, muss er sich darüber im Klaren sein, dass er anschließend womöglich kaum etwas von seinen Ausführungen wiedererkennt. Seine Erwartungen, Verständnis für bestimmte Krankheiten, situative Besonderheiten, personelle Engpässe oder sonstige psychiatrische Versorgungsprobleme zu erwecken, könnten in weitgehend verkürzten und/oder verfremdeten Nebensätzen untergehen. Statt vom Bemühen um Verbesserungen liest er stattdessen vielleicht von unhaltbaren Zuständen, gravierenden Mängeln, schweren Versäumnissen – vorlaufende Korrekturen oder Ergänzungen des Reports sind nicht gern gesehen, da sich der Journalist in seiner Berufsfreiheit beeinträchtigt fühlt. Selbst systematischer, diffamierender Desinformation durch Organisationen wie Scientology oder andere antipsychiatrische Interessengruppen stehen die psychiatrischen Berufsstände mangels schlagkräftiger und breitenwirksamer Verteidigungsmöglichkeiten meist ohnmächtig gegenüber. Ihre Mitglieder mischen sich – im Gegensatz zu den Sprechern der psychologischen Fachverbände – öffentlich seltener ein und überlassen so unqualifizierter Kritik das Feld.

Im Übrigen sind Sensationsnachrichten über die Psychiatrie in der Tagespresse keineswegs neu: Nachdem im März 1892 im Preußischen Abgeordnetenhaus über die irrenärztliche Internierungspraxis debattiert worden war, führte die klerikal-hochkonservativ ausgerichtete „Neue Preußische Zeitung" („Kreuzzeitung"), Sprachrohr der christlich-traditionellen Opposition gegen die angeblich zu säkular-liberale Politik Bismarcks, einen Feldzug gegen die Anstaltspsychiatrie. Sie behauptete, die Zwangsunterbringungen psychisch Gesunder seien in Wirklichkeit das Ergebnis einer jüdisch-liberalen (!) Verschwörung. Die Zeitung veröffentlichte einen polemischen „Aufruf" mit der Forderung, der pseudowissenschaftlichen, irrenärztlichen Willkür mit einer unabhängigen Kommission zur Überprüfung von Entmündigungen und Unterbringungen zu begegnen. Zu den über 100 Unterzeichnern gehörten prominente Politiker, Abgeordnete, Juristen, Journalisten, Offiziere, Abgeordnete und Staatsbeamte; das öffentliche Echo auf diesen Aufruf war enorm. Einer der Herausgeber, der Journalist Eduard A. Schröder, verglich in seinem Buch „Das Recht im Irrenwesen" die Gepflogenheiten der damaligen deutschen Irrenfürsorge sogar mit den rechtlosen Zuständen während der Hexenverfolgungen. So berechtigt im Einzelfall die Kritik an psychiatrischen Fehldiagnosen und mittelalterlich anmutenden Unterbringungspraktiken war, schoss die Diskrimierungskampagne weiter über das Ziel hinaus. Hintergründe waren augenscheinlich politisch motivierte Profilierungsbemühungen der „Kreuzzeitungspartei" mit dem Ziel, für die Wiederherstellung einer gottgewollten, ständischen Ordnung zu werben.

Besonders übel mitgespielt wurde dem Psychiater Julius E. Hitzig (1838–1907) in Zürich. Nachdem er dort 1875 Ordinarius und Leiter der Kantonalen Anstalt „Burghölzli" geworden war, startete die örtliche Presse eine Hetzkampagne gegen ihn, die ihn schließlich zermürbte. Er wurde als „Landvogt", „Tyrann", „Tierbändiger" und „Zwingherr" beschimpft, sei gar kein Arzt, vergehe sich an Frauen;

er lasse Gemeingefährliche laufen, während Gesunde aus Hass in der Anstalt eingesperrt würden. Obgleich der Schriftsteller Gottfried Keller 1 800 Unterschriften namhafter Bürger zugunsten Hitzigs sammelte und dessen Verleumdungsklage gegen den betreffenden Journalisten mit einer Haftstrafe und Verurteilung zu finanzieller Entschädigung endete, verließ Hitzig vier Jahre später entnervt die Zürcher Anstalt. Nicht viel besser erging es seinem Nachfolger Auguste-Henri Forel (1848–1931), der 1879 von München nach Zürich gewechselt war. Er musste anfangs ebenfalls heftige Presseangriffe über sich ergehen lassen und gerichtlich gegen Verleumdungen vorgehen, stieß allerdings auch in seiner Fakultät bald auf Ablehnung. 1898 gab er mit knapp 50 Jahren sein Amt auf und zog sich ins Privatleben zurück.

Erst Eugen Bleuler (1857–1939), der von der Kantonalen Pflegeanstalt Rheinau an das „Burghölzli" berufen wurde, hatte die seelische Robustheit, die sich fortsetzenden, öffentlichen Anfeindungen und Beschimpfungen völlig zu ignorieren. Er führte die von seinem Vorgänger eingeleiteten zwangfreien, psycho- und milieutherapeutischen Behandlungen mit Erfolg fort.

Psychiatrie und Psychoanalyse gerieten auch ins journalistische Fadenkreuz der antipsychiatrischen Bewegung während der 1960/70er-Jahre; sie wurden entweder zu gesellschaftskritischen Instrumenten missbraucht oder als überflüssig, sogar schädlich deklariert. Das vom Schriftsteller Hans M. Enzensberger 1972 herausgegebene Kursbuch Nr. 28 „Das Elend mit der Psyche", das geschickt die historischen Zwangsmittel als paradigmatisch für die aktuelle, alltägliche psychiatrische Arbeit präsentierte, war für weite Teile der Studentenschaft und Intelligenz Pflichtlektüre. Nur selten allerdings beruhten die kategorischen Behauptungen der literarischen und soziologischen Verfasser auf persönlichen Erfahrungen mit psychisch Kranken (siehe Kapitel 5).

Die auf psychiatrischen Berufsfeldern Tätigen sollten sich über ihr kolportiertes Bild in der Öffentlichkeit im Klaren sein und nicht mit besonderer Nachsicht oder gar Sympathie rechnen. Dennoch ist es notwendig, sich standfest und unmissverständlich zum eigenen Beruf zu bekennen in der Überzeugung, dass Psychiatrie eine nützliche, befriedigende und fesselnde Tätigkeit in Theorie und Praxis impliziert – gleich weit entfernt von Hirnmythologie wie von metapsychologischen Schwärmereien. Es wäre ebenso unprofessionell, den psychiatrischen Horizont auf nur eine Dimension des menschlichen Erlebens und Verhaltens einzuengen wie den Mitmenschen und Patienten gegenüber den Eindruck eines allwissenden, therapeutischen Gurus mit quasi übernatürlichen Fähigkeiten zu erwecken (s. a. Kapitel 5).

Die vermeintlichen, charakterlichen Abartigkeiten von Psychiatern wurden und werden in Spielfilmen gern zur Konstruktion von Horrorfiguren verwendet. Das Gruselpotential wird durch eine Verknüpfung des Klischees vom gewissenlosen, kaltherzigen Psychopathen samt dessen bösartigen Gedanken- und Verhaltensmanipulationen durch Hypnose, Drogen, Elektroschocks und Hirnoperation erhöht bzw. weiter dadurch gesteigert, dass der Psychiater selbst als geistesgestört präsentiert wird. Varianten gibt es lediglich bezüglich der Masken, in denen der Protagonist jeweils auftritt: Mal ist er ein gemütskalter Intellektueller mit scharfgeschnittenen Gesichtszügen und stechenden Augen hinter randloser Brille, mal ein verkrüppelter, skurriler Unhold mit sadistischem Einschlag.

Bemerkenswert ist, dass sich die Drehbuchautoren und Regisseure auf eine begleitende, fachliche Beratung berufen, werden doch meistens Vorurteile bekräftigt – letzten Endes auf Kosten derjenigen, die zu einer Behandlung ermutigt werden sollten. Die Instrumentalisierung der Psychiatrie beruht daher vermutlich eher auf Berechnung als auf Unkenntnis. Darüber hinaus dienen die künstlerischen und literarischen Darstellungen als Projektionsfläche psycho-stabilisierender Abwehrvorgänge wahrscheinlich der Verarbeitung eigener, unbewusster Ängste und Obsessionen. Daran ist solange nichts auszusetzen, als die subjektiven Verzerrungen und Verfremdungen der Öffentlichkeit kein grob falsches bzw. einseitiges Bild vermitteln.

Seit dem erfolgreichen Stummfilm von Robert Wiener „Das Kabinett des Dr. Caligari", 1920 uraufgeführt, tauchen immer wieder ähnliche, perfide-verbrecherische Gestalten in der Filmbranche auf. Bei Dr. Caligari, gespielt von Werner Krauß, handelt es sich um den Leiter einer Irrenanstalt, in dessen Fänge der wegen rätselhafter Morde ermittelnde Kommissar selbst gerät. Das Caligari-Motiv wurde ob seiner großen Resonanz in der Folgezeit wiederholt aufgegriffen: In dem US-amerikanischen Psychothriller „Shock-Corridor" von 1963 unter der Regie von Samuel Fuller lässt sich ein Journalist in eine Klinik einweisen, um einen Mord aufzuklären. Er erlebt hier nicht nur die brutale Realität der Anstalt, sondern gerät selbst in Todesgefahr. In Anlehnung an „Shock-Corridor" nutzt der Horrorfilm „Shutter Island" (2010) von Martin Scorsese die düster-gespenstische Atmosphäre einer festungsähnlichen Einrichtung für kriminelle Geisteskranke der 1950er-Jahre auf einer abgelegenen Insel zur Stimulation und Angst und Grauen. Während seiner Suche nach einer angeblich verschwundenen Kindsmörderin stößt der ermittelnde Kriminalinspektor Teddy Daniels, gespielt von Leonardo DiCaprio, auf ein undurchdringliches Dickicht zwielichtiger Machenschaften um den Psychiater

Dr. Cawley (Ben Kingsley). Er gerät dabei selbst quasi unentrinnbar in eine alptraumhafte Welt aus Visionen, Wahn und Wirklichkeit, das sich als inszeniertes Rollenspiel von Seiten der behandelnden Ärzte herausstellt. In Wirklichkeit handelt es sich bei dem Inspektor selbst um einen psychisch kranken, halluzinierenden Mörder, der seit zwei Jahren in der Klinik interniert ist und einer Lobotomie unterzogen werden soll. Der Regisseur Stanley Kubrick zeigt in seinem 1970/71 in Großbritannien gedrehten Film „A Clockwork Orange" (in Deutschland: „Uhrwerk Orange") die Psychiatrie als Handlanger der Justiz und der Gesellschaft, die ihre abnormen Mitbürger in der Heilanstalten mittels brutaler Aversivmethoden umprogrammieren lassen will, demonstriert an Alex, der hypersexuellen, antisozialen und drogenabhängigen Hauptfigur.

Zu einem der bekanntesten, realitätsnäheren Filme wurde der aufwühlende Streifen „Snake Pit" („Schlangengrube"), entstanden 1948 in den USA unter der Regie von Anatole Litvak. In diesem Film werden die Verhältnisse in einer staatlichen Nervenanstalt in den USA gezeigt: Überfüllung, Elektroschockbehandlungen und Rivalitäten zwischen den Ärzten, welche den Heilungsprozess der von Olivia de Havilland gespielten Hauptfigur, einer Schriftstellerin, immer wieder behindern. Erst durch konsequente Anwendung der Psychoanalyse gelingt es, die Ursachen der Krankheit zu ergründen. Während der Film auf breite, öffentliche Zustimmung stieß und mehrfach ausgezeichnet wurde, rief er auf Seiten psychiatrischer Organisationen heftige Proteste hervor.

Ein ähnliche starkes Echo erzeugte der 1975 von Milos Forman in den USA gedrehte, preisgekrönte Film „One flew over the Cuckoo's Nest" (in Deutschland: „Einer flog über das Kuckucksnest"). Hier wird u. a. gezeigt, wie der in eine Anstalt eingeschmuggelte McMurphy (Jack Nicholson) mit einer Elektroschockbehandlung „bestraft" werden soll, weil er gegen die unmenschlichen Unterbringungs- und Behandlungsmethoden rebelliert. Wegen seiner Renitenz wird er einer Lobotomie unterzogen, die in ihm jeglichen Widerstand bricht. Er wird von seinem Freund mit einem Kissen erstickt, da dieser dessen geistige Zerrüttung nicht mehr ertragen kann.

Sozusagen das positive, feministische Gegenstück stellt die US-amerikanische Verfilmung „I never promised You a Rose Garden" von 1977 (in Deutschland: „Ich hab' Dir nie einen Rosengarten versprochen") des gleichnamigen, autobiografischen Romans von Hannah Green dar. Unter der Regie von Anthony Page spielt Kathleen Quinlain in dem Kultfilm der 1980er-Jahre das 16-jährige, an einer Schizophrenie erkrankte Mädchen Deborah, das in der Obhut einer geduldigen, liebevollen Klinikärztin namens Dr. Clara Fried gesundet – in Anspielung auf die reale Psychoanalytikerin Frieda Fromm-Reichmann im Sanatorium „Chestnut Lodge" in Rockville/Maryland, die analytische Methoden bei Psychosekranken einsetzte (s. a. Kapitel 7). Einen dürftigen, klischeebeladenen Abklatsch dieses Streifens unter dem Titel „Girl, interrupted" (Deutsch: „Durchgeknallt") bietet die Verfilmung der autobiografischen Aufzeichnungen von Susanna Kaysen, die unter der Diagnose einer „Borderline-Persönlichkeitstörung" ebenfalls in einem psychiatrischen Sanatorium namens Claymoore Hospital behandelt wurde (Regie James Mangold – 1999). Die Ähnlichkeit der Therapeutin Dr. Wick mit Dr. Fried alias Fromm-Reichmann ist unverkennbar.

Der Spielfilm Film „Ansikte mot ansikte" (Deutsch: „Von Angesicht zu Angesicht"), 1975 unter der Regie von Ingmar Bergmann in Schweden entstanden, handelt von einer Nervenärztin, die in einer Heilanstalt arbeitet, selbst unter Halluzinationen leidet und sich mit einem homosexuellen Arzt einlässt. Nach einem Überfall stellen sich bei ihr hysterische Anfälle ein, sie unternimmt einen Suizidversuch und kommt, hochgradig psychotisch geworden, auf die Intensivstation. Im Wahn wird sie von ihren Patientinnen bedrängt und belästigt, kann jedoch schließlich als genesen entlassen werden und ihre Arbeit wiederaufnehmen. Wenig bekannt ist, dass Richard Burton (1925–1984) 1977 in „Equus" („Blinde Pferde"), einer englischen Verfilmung des gleichnamigen Bühnenstücks von Peter Shaffer durch den Regisseur Sidney Lumet, einen ausgebrannten, aber letztlich erfolgreichen Psychiater namens Dr. Martin Dysart verkörpert. Er kommt mittels psychoanalytischer Methoden dem Täter auf die Schliche, einem jungen Stallbuschen, der mehreren Pferden aus Hass und religiösem Wahn die Augen mit einer Sichel zerschneidet.

Zwischen 2002 und 2008 erschienen in England sechs Staffeln der TV-Serie „Wire in the Blood" von Aj Quinn mit Robson Green in der Hauptrolle. Green spielt darin den Psychotherapeuten Dr. Tony Hill, der gleichzeitig als Profiler der Kriminalpolizei bei der Aufklärung mysteriöser Serienmorde hilft. Die populären, aber unrealistischen Psychothriller werden seit 2003 unter dem Titel „Hautnah – Die Methode Hill" auch im Deutschen Fernsehen ausgestrahlt.

In den antipsychiatrisch inspirierten Filmen und Fernsehserien der 1960er- bis 1980er-Jahre mit dokumentarischen Ansprüchen überwogen die Stereotype vom autoritären, manipulativen und sogar gewalttätigen Psychiater und Psychotherapeuten. So werden im deutschen Film „Die Anstalt" von 1978 die biologistisch orientierten Ärzte und brutalen Pfleger der einfühlsamen Psychologin und der sich aufopfernden Schwester in recht einseitiger Betrachtungsweise gegenübergestellt. Demgegenüber bieten die – leider meist nur in sog. Programmkinos aufgeführten – künstlerisch anspruchsvolleren Filme wie „März – Ein Künstlerleben" von 1975, „Der Irrenwärter" von 1980, oder „Die Heimsuchung des Assistenten Jung" von 1981 differenziertere Darstellungen des psychiatrischen Alltags. Carl Gustav Jungs Affäre mit seiner Patientin Sabina Spielrein und die daraus erwachsenen Konflikte mit seinem Lehrer Sigmund Freud, eine der Ursachen des späteren Zerwürfnisses, ist Gegenstand des aufwendig gestalteten, filmischen Zeitdokuments „Eine dunkle Begierde" („A Dangerous Method" – 2011 uraufgeführt) unter der Regie von David Cronenberg. Die junge, schöne und intelligente Russin Sabina Spielrein war 1904 zu Jung (Michael Fassbender) in die Zürcher Klinik „Burghölzli" gekommen, um sich wegen hysterischer Anfälle analysieren zu lassen. Jung, dort unter Eugen Bleuler Oberarzt, verliebte sich in seine Patientin, beendete jedoch nach harter Kritik von Seiten Freuds (Viggo Mortensen) und aus Angst um seine berufliche Reputation abrupt die Beziehung. Spielrein studierte in Zürich Medizin und bewarb sich sodann erfolgreich um eine Ausbildung zur Psychoanalytikerin bei Freud. Sie übte diese Tätigkeit später selbst in der Schweiz, in Deutschland und in ihrer Heimatstadt Rostow am Don aus, bis sie 1942 von Deutschen Truppen ermordet wurde (s. a. Kapitel 7 und 11).

Mit der allmählichen Versandung psychiatriekritischer Ressentiments in Kunst, Literatur und Medien wurden während der letzten Jahre die Darstellungen und Kommentare zum psychiatrischen Szenarium sachlicher, erkennbar an ausgewogenen, aufklärenden Dokumentarfilmen wie „Himmel und mehr" (2003), „Das normale Leben nach der Schizophrenie" (2005) oder „Schnupfen im Kopf" (2010). Auch der US-amerikanische Spielfilm „A Beautiful Mind – Genie und Wahnsinn" von 2001 (Regie: Ron Howard) enthält sich weitgehend polemischer Attacken gegen die Psychiatrie und ihre Institutionen. Verfilmt wurde das Schicksal des psychotisch gewordenen Mathematikgenies (und späteren Nobelpreisträgers) Jon Nash (Russell Crowe), der aufgrund eines psychotischen Wahns auf einer geschlossenen Abteilung untergebracht und erfolgreich behandelt wird.

Die erfreulich realistische Darstellung eines Psychiaters durch Francois Loriquet verleiht dem französischen Psychothriller Anna M. (Deutsch: „Liebeswahn") von Michel Spinosa aus dem Jahr 2007 sowohl Spannung als auch Wirklichkeitsnähe. Während ihres Klinikaufenthaltes findet die wahnkranke Anna aus ihrer Scheinwelt ins Leben zurück. Ebenfalls weitgehend sachliche Informationen bietet die dreiteilige US-amerikanische TV-Serie „In Treatment" von Rodrigo Garcia, deren ersten beiden Staffeln auf einer israelischen

Produktion beruhen; im deutschsprachigen Raum wurde 2008 mit deren sukzessiven Ausstrahlung begonnen. In den Folgen werden die ganz unterschiedlich verlaufenden Therapiestunden in der Bostoner, später New Yorker Praxiswohnung des Psychotherapeuten Dr. Paul Weston gezeigt, gespielt von Gabriel Byrne. Die einzelnen Sitzungen vermitteln authentisch und lebensnah Erfolge und Niederlagen des Therapeuten, der selbst immer wieder Rat und moralische Unterstützung durch seine lebenserfahrene Ausbilderin und Supervisorin bzw. Therapeutin benötigt, auch hinsichtlich seiner brüchigen Ehe (die schließlich nicht zu retten ist). Das therapeutisch moderne, interaktionelle Vorgehen ist – jenseits klassischer Psychoanalyse – durch eine Mischung tiefenpsychologischer und gesprächstherapeutischer Anteile charakterisiert.

Der Erfolg dieser Serie beruht sicherlich weitgehend auf der sympathischen Figur des nachdenklichen, in der Sprechstunde stets aufmerksamen und konzentrierten Mannes, der sich trotz Selbstzweifeln und Anflügen von Resignation seiner Aufgabe aus Überzeugung und Berufung stellt. Die bisweilen etwas lässigen Patientenauftritte erscheinen aus europäischer Sicht zwar überzeichnet, verkörpern jedoch nachvollziehbar die ganz unterschiedlichen Schicksale, mit denen der tapfer sich abmühende Dr. Weston konfrontiert wird. Spannungsreich wird das Auf und Ab zwischen schrittweisen Fortschritten und bitteren Rückschlägen eingefangen, bis hin zum Suizid eines Patienten, durch den der Therapeut sogar in eine Schadensersatzklage wegen eines behaupteten Behandlungsfehlers verwickelt wird.

Der verlässliche Psychologe Dr. Maximilian Bloch (Dieter Pfaff) aus der gleichnamigen Serie im Deutschen Fernsehen, die seit 2002 läuft, ist ebenfalls ein vertrauenserweckender, „menschlicher" Fachmann – trotz gelegentlichen Irrtümern und Fehleinschätzungen. Mehr Sozialarbeiter als Sprechstundentherapeut kümmert er sich bis in die Privatsphäre hinein geduldig, engagiert und jederzeit ansprechbar um sehr unterschiedliche, ausgefallene Probleme; hier verlassen Drehbuch und Regie sicherlich den Boden der alltäglichen, profanen Realität. Den Zuschauern werden die häuslich-partnerschaftlichen Konflikte indes ebenso wenig vorenthalten wie die seelischen Beschwernisse und Beanspruchungen im persönlichen Bereich.

13 Therapie für Therapeuten?

Weder theoretisches Wissen um Wahrscheinlichkeiten, Ursachen und Entstehungsbedingungen von Erkrankungen noch praktische Erfahrungen aus der routinierten Betreuung Kranker bewahren davor, selbst krank zu werden. So bleiben auch Psychiater und Psychotherapeuten trotz Therapieausbildung, Lehranalyse und Selbsterfahrung nicht von seelischen Krisen und Lebensproblemen verschont – im Gegenteil: Sie gehören zu den Heilkundigen, die am häufigsten Suizid begehen, wobei deren Quote ohnedies über dem Bevölkerungsdurchschnitt liegt (siehe Kapitel 11). Zuverlässige Morbiditätsdaten existieren ansonsten nicht, weil Ärzte und Therapeuten – zwar dahingehend sozialisiert, sich um andere zu kümmern – ihre eigenen Lebensprobleme nicht gern offenbaren und noch weniger nachhaltig zu lösen vermögen. Aufgrund stichprobenartiger Erhebungen rangieren Depressionen sowie Alkohol- und Medikamentenmissbrauch auf den ersten Rängen, wobei komorbide Überschneidungen und Wechselwirkungen mit Burnout-Symptomen kaum einzuschätzen sind.

Welche berufsbedingten Ursachen für die gesundheitlichen Beeinträchtigungen kommen außer allgemeinen wie permanente Überforderung oder kräftezehrende Körperkrankheit in Frage? Die in eigener Praxis arbeitenden Psychotherapeuten sind allen Risiken freiberuflicher Tätigkeit ausgesetzt, wobei sie hinsichtlich ihrer materiellen Existenz abhängig sind von einer angemessenen Relation zwischen Betriebskosten und Einnahmen. Im Erkrankungsfall wächst infolge ausbleibender Honorare aus den Therapiestunden rasch der Druck wirtschaftlicher Unsicherheit. Ärger und Verdruss bereiten Patienten, die ihre Rechnung nicht bezahlen (obgleich sie den Betrag von ihrer Krankenkasse erstattet bekommen). Mahnverfahren sind frustrierend und nicht mit einer Weiterführung der Therapie vereinbar. Falls ein Patient finanzielle Probleme hat, sollte vorher offen darüber gesprochen und eine Lösung gefunden werden.

Über die berufsfremden Schreib- und Büroarbeiten, die Zeit und Energie kosten, wurde bereits in Kapitel 10 berichtet. Sie gehen am Ende zu Lasten der Behandlungsqualität und/oder des eigenen Wohlbefindens: Jede Therapiesitzung erfordert mentale Kraft, d. h. optimistisches Auftreten, hohe Aufmerksamkeit, volle Konzentration, kontrolliertes Mitempfinden und gestalterische Fantasie; alle persönlichen Belange haben im Interesse des Patienten dahinter zurückzutreten. Die hierfür notwendige seelische Stärke wird besonders strapaziert, wenn beispielsweise bei chronisch depressiven, persönlichkeitsgestörten, und/oder abhängigen Patienten keinerlei Behandlungsfortschritte zu verzeichnen sind, erst recht, wenn bei ihnen immer wieder Suizidgedanken aufkommen. Den Therapeuten wird ein hier ein Maß an Mitgefühl, Engagement und Belastbarkeit abverlangt, das sie für sich selbst kaum je erfahren, noch weniger einfordern würden. Ohne den Rückhalt mitarbeitender Kollegen oder eines assistierenden Teams kann für den niedergelassenen Einzelkämpfer mancher Patientenkontakt zu einem Problem werden, das ihn noch in der Freizeit innerlich weiter intensiv beschäftigt.

Demgegenüber leiden Krankenhausangehörige eher unter beruflichen Belastungen durch Arbeitsverdichtung, Mobbing, Rivalitäten und unter mehr oder weniger fachfremden, organisatorischen und Verwaltungstätigkeiten. Eingebunden in ein kompliziertes Netzwerk mit hierarchischer vertikaler Abstufung und durchlässiger horizontaler Gliederung müssen sie vielfältigen, manchmal rasch wechselnden Anforderungen von allen Seiten nachkommen, deren Erledigung steter Kontrolle unterliegt. Zunehmend werden sie mit ökonomischen Problemen konfrontiert, die ihre diagnostische und therapeutische Handlungsfreiheit beschneiden. Trotz Dienstplänen und Arbeitszeitregelungen bleiben wegen unvorgesehener Inanspruchnahme die privaten Freiräume oft unkalkulierbar; es entwickeln sich Spannungen im familiären Umfeld (siehe Kapitel 11). Berufstätige Mütter kleinerer Kinder sind doppelt belastet. Als Folgen zeigen sich Arbeitsunzufriedenheit, sukzessive Demotivierung, Konflikte zwischen Arbeits- und Privatleben mit beeinträchtigter Lebensqualität; das Risiko für psychosomatische Beschwerden, Depressionen und Alkoholmissbrauch, aber auch für Herz-Kreislauferkrankungen ist – wie oben angeführt – erhöht.

Wahrscheinlich verschränken sich hinsichtlich eines Burnoutrisikos Besonderheiten des beruflichen Engagements mit individuellen Persönlichkeitseigenschaften in Richtung einer größeren Empfindlichkeit und Verletzlichkeit bei gleichzeitig erniedrigter Frustrationstoleranz. Menschen mit fragilerer seelischer Konstitution werden möglicherweise durch den tagtäglichen Umgang mit psychischen Abnormitäten aller Varianten überfordert, die ohne Anteilnahme an Lebensgeschichte und Schicksal der Betroffenen nicht zu verstehen, geschweige denn zu behandeln sind. Über die Fürsorge für andere Menschen werden eigene Bedürfnisse beiseite geschoben und verdrängt, aber auch solche der nächsten Bezugspersonen (siehe Kapitel 4). Hohes Pflichtgefühl, Perfektionismus, vermehrter Ehrgeiz und Erwartungsdruck zehren einerseits an Kraft und Energie, mangelnde Stabilisatoren im privaten

Umfeld verringern andererseits die Chancen einer Kompensation und Erholung mit der Folge, dass Ausdauer und Belastbarkeit untergraben werden. Schon Johann H. F. Autenrieth (1772–1835), aus dessen Tübinger Klinik Friedrich Hölderlin nach einem halben Jahr im Mai 1807 als „unheilbar" entlassen worden war, hatte die Ansicht vertreten, dass die dauernde Beschäftigung mit Geistesgestörten den Medicus der Gefahr aussetze, selbst psychisch zu erkranken (1807). Der Freiburger Psychiater Alfred Hoche (1865–1943) vermerkt in seiner Biografie von 1934, dass es in keinem Zweig der Medizin so viele Eigenbrötler wie unter den Irrenärzten gebe.

Aus der Verbindung von psychischer Erkrankung und beruflicher Tätigkeit des Therapeuten können besonders heikle Probleme erwachsen: Aus mangelhafter Krankheitseinsicht oder pathologischer Selbstüberschätzung können diagnostische Fehlurteile und – damit verbunden – unzulängliche oder irrationale, sogar gefährliche Therapieanordnungen resultieren. Schwerere bzw. abhaltende psychopathologische Beeinträchtigungen in dieser Richtung können Zweifel an der Berufsfähigkeit aufkommen lassen, die in Streitfällen mit der Rentenversicherung bzw. Ärzteversorgung von einem Fachkollegen gutachterlich zu beurteilen ist. Umgekehrt muss im Einzelfall eventuell die Ärzte- oder Psychotherapeutenkammer eingeschaltet werden, wenn infolge krankheitsbedingter Uneinsichtigkeit trotz Berufsunfähigkeit weiterhin Behandlungen durchgeführt werden.

Der bereits genannte New Yorker Psychiater und Psychotherapeut Robert Klitzman berichtete anschaulich über krisenhafte, sehr belastende Zeiten anstrengender Arbeit, während der er tagelang nicht einmal mehr dazu kam, die Zeitung zu lesen, und seine Freizeit sich auf ein Minimum reduzierte. Freundschaften konnten nicht mehr gepflegt werden. Er fühlte sich ausgelaugt, oft erschöpft und war unzufrieden. Auch nach der Arbeit gingen ihm die Patienten nicht aus dem Kopf; er träumte von Suizidpatienten und bekam Schlafstörungen. Er spürte den hohen Erwartungsdruck, stets stärker zu sein als der Patient, dabei immer ausgeglichen, hilfsbereit und verständnisvoll. Er stellte fest, dass der Umgang mit den psychisch Kranken einen hohen Preis forderte, möglicherweise den seiner eigenen geistigen Gesundheit. Mit den meisten Kollegen konnte er sich darüber nicht austauschen. Er beschloss daher, sich einer Psychotherapie zu unterziehen und stellte fest, dass die meisten seiner Kollegen sich ebenfalls in psychotherapeutischer Supervision befanden. Die Therapie half ihm, seine Grenzen zu erkennen und zu respektieren, und seine eigenen Erwartungen realistischer zu gestalten. Klitzman wurde am Ende ein renommierter Seelenarzt am Mount Sinai Hospital in New York.

Therapeuten und Heilkundigen fällt es schwer, psychologische Hilfe in Anspruch zu nehmen, und nur ungern bzw. mit Verzögerung begeben sich psychisch kranke Ärzte und Psychologen in die Behandlung ihrer Kolleginnen und Kollegen. Sie neigen dazu, ihre Beeinträchtigungen entweder zu bagatellisieren und zu verleugnen, sich mehr schlecht als recht durchzulavieren; zudem besteht eine Tendenz zur unregelmäßigen bzw. unkontrollierten „Selbstmedikation" mit Alkohol und/oder Psychopharmaka. Nicht einmal die den Patienten mit vergleichbaren gesundheitlichen Problemen gegebenen Ratschläge und Empfehlungen werden von ihnen im Sinne einer psychohygienischen Selbstfürsorge beherzigt. Trotz Einsicht in den Sinn und Zweck einer fachlichen Konsultation wird eine solche hinausgezögert, ihre Notwendigkeit gar in Frage gestellt.

Die hohe Barriere vor solchen Schritten ist in den fundamentalen Gegensätzlichkeiten zwischen dem internalisierten, beruflichen Selbstverständnis der Therapeuten einerseits und ihren unklaren eigenen Vorstellungen als hilfesuchende Klienten auf der anderen Seite begründet. Dieselben Personen, die normalerweise souverän und erfolgreich anderen Menschen Zuversicht und Selbstvertrauen vermitteln sollen, müssen sich nunmehr – ins Stolpern geraten – selbst um Hilfe bemühen. Der hierzu erforderliche, diametrale Rollentausch gelingt erst unter größerem Leidensdruck. Die Scheu vor dem schamvollen Eingestehen eines persönlichen „Versagens" erhöht die Aversion der Betroffenen gegenüber professionellen Hilfsangeboten, vielleicht in Verbindung mit der Vorstellung, dem Kollegen/der Kollegin nicht mit persönlichen Dingen „auf die Nerven gehen zu wollen".

Unaufdringlich-diszipliniert werden nach Überwinden der Hemmschwelle in der Sprechstunde die Beeinträchtigungen sodann knapp, vielleicht verkürzt oder verharmlosend dargelegt, wodurch sie womöglich weniger ernst genommen werden; dies fördert wiederum die Neigung, eine Behandlung vorzeitig als unnütz zu beenden. Davon abgesehen kann eine psychiatrisch-psychologische Begleitung von Berufskollegen zu einer Gratwanderung zwischen betonter Fürsorglichkeit und höflicher Distanzierung werden.

Noch deutlicher wird die Attitüde anspruchsloser Zurückhaltung im Rahmen eines stationären Aufenthaltes, hinter der sich Ängste vor der Aufgabe einer inneren Scheinwelt und deren Eingeständnis nach außen verbergen mögen. In aller (authentischen oder vorgezeigten?)

Bescheidenheit werden – im Gegensatz zur üblichen Privatklientel – keine Extravaganzen an den Tag gelegt, keine Vorzugsbehandlungen erbeten, keine Sonderwünsche geäußert, allenfalls aus Scheu und Verlegenheit der Wunsch nach einem Einzelzimmer und nach Befreiung von der Teilnahme an den Gruppensitzungen. Der kranke Therapeut bleibt in einer psychiatrischen oder psychosomatischen Klinik oft ein einsamer Fremder – sowohl für die Mitpatienten als auch für das Behandlungsteam, das um Hilfe zu bitten ihm schwerfällt. Das Team selbst ist unschlüssig, weicht ihm aus, fürchtet vielleicht, dass er sich als verhinderter Therapeut in andere Therapien einmischt, sie kommentiert oder gar kritisiert, dass er sein Wissen auf der Station ausspielt und Mitpatienten Ratschläge gibt. Oft bekommt die jüngste Lernschwester, frei von Rivalitätsgefühlen, einen unkomplizierteren Zugang zu dem sperrigen Gast als der routinierte Stationsoberarzt.

Schon die Behandlung körperlich kranker Berufsgenossen ist nicht immer durch dieselbe freundlich-lockere Sicherheit gekennzeichnet, die der Normalpatient als medizinischer Laie üblicherweise erfährt. Vermutlich hängt dies damit zusammen, dass beim hilfesuchenden Kollegen genügend Fachkenntnisse vorausgesetzt werden, die in Verbindung mit einer unterstellten Selbstfürsorge als ausreichend für einen Heilerfolg erachtet werden. Vielleicht gibt es, bedingt durch latente Unsicherheit und Selbstzweifel, einen untergründigen Widerwillen autoritätsgewohnter Ärzte davor, sich einer möglichen Diskussion über den Nutzen ihrer Anordnungen zu stellen. Schon das Erläutern von möglichen Ursachen und Hintergründen einer Erkrankung kann problematisch werden, wenn der konsultierte Doktor die Selbsteinschätzung seines Patientenkollegen nicht teilt, ihn trotzdem kurieren soll und dadurch in einen verunsichernden Rollenkonflikt gerät.

Noch größer dürften Befangenheit und Ambivalenz sein, wenn ein Amtsbruder in der Sprechstunde auftaucht. Jedem Psycho-Therapeuten ist bekannt, dass die Betreuung von Fachkolleginnen und -kollegen mühsam sein kann, insbesondere bei Vorliegen wahnhafter oder depressiver Störungen wegen des damit einhergehenden misstrauischen Widerstands und destruktiven Pessimismus. Das beiderseitige Wissen um Symptomatik und Verlauf psychischer Krankheiten belastet nicht nur die Diagnostik, sondern engt auch den therapeutischen Spielraum ein. Schon unzulängliche Mitteilungen des Klienten mit Verschweigen, Intellektualisierung, Filterung oder Dissimulierung seiner Symptome kann deren genauere Abklärung und Einschätzung blockieren. Abgesehen von notfallmäßigen Maßnahmen sollten daher Behandlungsbündnisse nicht mit bekannten oder befreundeten Kolleginnen und Kollegen eingegangen werden, um die sachlich-professionelle

Objektivität nicht durch mangelhafte Distanz, Gegenübertragungsprozesse oder Parallelinformationen zu unterlaufen. Eine Supervision ist dringend angeraten, wenn sich die Notwendigkeit zu einer längeren, komplizierten Therapie abzeichnet, deren Kostenfrage im Übrigen von Anfang an geklärt sein sollte. Im Gegensatz zur üblichen, unentgeltlichen Konsultation unter ärztlichen Kollegen würde eine honorarfreie Psychotherapie nicht nur deren Wertschätzung relativieren, sondern niedergelassene Therapeuten auch wirtschaftlich belasten.

Noch deutlicher kann ein Konflikt zwischen Helferattitüde und Entscheidungsauftrag zutage treten, wenn der Kollege – freiwillig oder gezwungenermaßen (!) – zur Begutachtung kommt. Hier bestimmt die nüchterne Atmosphäre einer gutachterlichen Untersuchung die Kommunikation, um eine möglichst sachgerecht-neutrale Beurteilung etwa der Berufs- oder Dienstfähigkeit abgeben zu können. Besonders im Fall einer psychischen Erkrankung kann die Feststellung entsprechender Defizite für den Betroffenen eine befreiende Entlastung bedeuten. Häufiger jedoch wird sie als persönliche Kränkung empfunden, umso schwerer, je mehr jemand seinen Beruf mit Leib und Seele ausgeübt hat. Nach Möglichkeit sollte daher das Ergebnis ohne wertenden Kommentar erörtert werden, wenn auch die Konsequenzen nicht immer vom Untersuchten akzeptiert werden (können).

Besonders heikel kann die Situation werden, wenn einem behandlungsbedürftigen Kollegen krankheitsbedingt die Einsicht bezüglich einer dringenden, womöglich lebensrettenden Behandlung verloren geht. Das Mittel der unfreiwilligen Unterbringung ist in den zivilisierten Ländern – wie in Kapitel 11 dargelegt – ausschließlich als ultima ratio bei Vorliegen akuter Selbst- oder Fremdgefährdung gegeben. Falls diese Gefahr besteht und keine adäquaten Behandlungsalternativen zur Verfügung stehen, wird eine derartige Zwangsmaßnahme nicht zu umgehen sein.

Ein Beispiel stellt die tragische Biografie des berühmten Gilles de la Tourette (1857–1904) dar, bekannt geworden durch eine erstmals von ihm beschriebene, ticartig-zwanghafte Bewegungsstörung („Tourette-Syndrom"). Als damals 43-jähriger Psychiater wurde er im Mai 1901 wegen eines manisch-erregten Zustands unter einem Vorwand in die psychiatrische Klinik Lausanne verbracht und dort gegen seinen Willen festgesetzt. Er war in einem Hotel während seines Urlaubs massiv verhaltensauffällig geworden; u. a. hatte er unsinnige Käufe getätigt, in größerem Umfang ohne Bedarf Besteck entwendet und fremde Personen bedroht. Vorgelaufen waren seit zwei Jahren „melancholische Anfälle". Aufgrund der Vorgeschichte und des neurologischen Untersuchungsbefundes wurde die Diagnose einer progressiven Paralyse infolge einer syphilitischen Infektion gestellt. Im Hospital war de la Tourette verwirrt, umtriebig und logorrhoisch, dekorierte sich mit allerlei Schmuckstücken und schmiedete wahnhaft-expansive Pläne. Mal hielt er sich für den Präsidenten der französischen Republik, ein anderes Mal für den König von Italien. Wegen seiner Erregtheit und Aggressivität wurde er – wie seinerzeit üblich – in ein Dauerbad gelegt, später auch in einem Gitterbett ruhiggestellt und zeitweilig fixiert. In empörten Briefen an den Klinikdirektor, an Behörden und Gerichte verlangte er vergeblich seine sofortige Entlassung; stattdessen musste er wegen zunehmender Pflegebedürftigkeit aufgrund des voranschreitenden Leidens bis zu seinem Tod drei Jahre später im Spital verbleiben.

Ein nicht minder unglückliches Ende nahm die Lebensgeschichte des exzentrischen, österreichisch-amerikanischen Psychoanalytikers, Sexualforschers und Körpertherapeuten Wilhelm Reich (1897–1955), Idol der 1968er-Studentenbewegung. Reich war 1934 aus Berlin nach Norwegen emigriert, fünf Jahre später nach New York, wo er ein Forschungslabor einrichtete. Er war von der Existenz einer biologischen Energie namens „Orgon" überzeugt, die er mit Hilfe von Akkumulatoren aus dem Weltraum einzufangen suchte, um sie gegen psychosomatische Krankheiten einzusetzen. Bei einer solchen Aktion glaubte er, Kontakt zu einem Ufo hergestellt und mit Hilfe der Insassen – „Cosmic Orgone Energy (= CORE)-Wesen" – kosmische Energie abgezogen zu haben. Er betätigte sich auch als Regenmacher, indem er mit Hilfe von „Orgon"-Energie Wolken anzapfte. 1954 wurde Reich der Kurpfuscherei angeklagt. Zur Gerichtsverhandlung erschien er nicht; stattdessen drohte er mit Enthüllungen, die möglicherweise zu einer „nationalen Katastrophe" führen könnten. Das Gericht verfügte, alle 250 Akkumulatoren zu zerstören sowie die diesbezüglichen Schriften zu vernichten. Da Reich sich nicht an diese Auflagen hielt, wurde er 1956 zwangsweise vorgeführt und mit einem Bußgeld belegt. Im Prozess selbst wurde er zu zwei Jahren Gefängnis und einer Geldstrafe von 10 000 Dollar verurteilt.

Reich vermutete hinter dem ganzen Verfahren eine Moskauer Kampagne mit dem Ziel, seine Forschungsgeheimnisse herauszubekommen und ihn zu verleumden – er war 1933 aus der KPD ausgetreten. Als seine Berufung vor dem Obersten Gericht erfolglos blieb, drohte er den Vereinigten Staaten und der gesamten Welt im Fall seiner Inhaftierung „Katastrophen" an, da er sein „Wissen über den Weltraum und die negative Gravitation" für sich behalten würde. Die vom Gericht daraufhin angeordnete psychiatrische Untersuchung führte zur Diagnose einer „Paranoia" mit Größen- und Verfolgungswahn. Reich wurde als nicht schuldfähig eingestuft, und es wurde eine Unterbringung in einer Nervenheilanstalt empfohlen. Anlässlich einer Nachuntersuchung wurden ihm „psychotische Symptome unter Stress" attestiert. Da keinerlei Krankheitseinsicht bestand, wurde von einer psychiatrischen Behandlung abgesehen. Im Gefängnis verhielt sich Reich angepasst und unauffällig, vertrat jedoch gegenüber dem Gefängnisgeistlichen weiterhin abstruse Ideen, bis er in der Haft an einem Herzinfarkt verstarb.

Die meisten Fachkolleginnen und -kollegen kostet es Kraft und Überwindung, sich als Patient in der Sprechstunde endlich zurückzulehnen, vorbehaltlos mitzuteilen und befreit die Verantwortung für ihr Wohlergehen an jemand anders abzugeben. Umso bemerkenswerter sind die (seltenen) Selbstschilderungen seelisch erkrankter Therapeuten. Im Jahr 1991 erschien erstmals in deutscher Sprache die autobiographische Darstellung „Seelenfinsternis", verfasst vom holländischen Psychiater und Psychoanalytiker Pieter Cornelius Kuiper (1919–2002), ehemals Klinikchef in Groningen und Professor für klinische Psychiatrie und Psychopathologie an der Universität Amsterdam. In diesem Buch wird mit fachmännischer Präzision detailliert der Ablauf einer schweren psychotischen Depression beschrieben, die Kuiper durchgemacht hatte. Die depressive Krankheitsphase begann während einer Urlaubsreise im Sommer 1982 mit körperlicher Müdigkeit, Abgeschlagenheit und Kopfdruck. Kuiper hatte, wie er schrieb, ein Gefühl, als ob ihm eine „große Hand langsam die Kehle zudrückte". Nach Hause zurückgekehrt, vermutete der konsultierte internistische Kollege einen Virusinfekt und empfahl Schonung. Trotzdem verstärkten sich weiterhin Kopfschmerzen und ein allgemeines Erschöpfungsgefühl.

Kuiper kostete es große Mühe, Fachliteratur zu lesen, da die Gedanken monoton im Kreis liefen bzw. sich auf sein miserables Befinden einengten. Er grübelte, hing wehmütig der Vergangenheit nach, verspürte Beklemmung und befürchtete, den Verstand zu verlieren; gegenüber seiner Lehranalytikerin äußerte er die feste Überzeugung, an einer fortgeschrittenen Demenz zu leiden. Nur unter erheblicher Anstrengung schaffte er es, die noch anstehenden Examina abzunehmen. Schließlich suchte er einen Fachkollegen in Den Haag auf, der erfolglos Antidepressiva verordnete. Nachdem sich Schuldgefühle und Wahnvorstellungen verstärkten, sogar suizidale Impulse aufkamen, wurde eine stationäre Aufnahme unumgänglich: Kuiper kam für drei Monate auf die geschlossene Abteilung des Psychiatrischen Zentrums

Den Haag, wo er sein Zimmer mit einem Psychosekranken teilte. Er lag zu Bett oder spazierte über den Stationsflur, in der Ergotherapie produzierte er teilnahmslos kleine Linoldrucke, im Leseraum langweilte er sich, da es ihm nicht gelang, sich auf einen Text zu konzentrieren. Im Laufe der folgenden Wochen besserte sich sein Zustand sodann allmählich; seinem Drängen auf Entlassung wurde nachgegeben, obwohl er noch nicht wiederhergestellt war.

Zu Hause war er weiterhin nicht in der Lage, sich sinnvoll zu beschäftigen. Er verbrachte daher – unter Medikamenten stehend – den Großteil des Tages im Bett. Wenn seine Frau außer Haus war, stellten sich Entfremdungserlebnisse mit Panikzuständen ein. Er war sich sicher, Schuld auf sich geladen und sein Leben verpfuscht zu haben. Nach eineinhalbjährigem, quälendem Aufenthalt zu Hause ohne durchgreifende Besserung erfolgte eine erneute Klinikaufnahme. Wie alle anderen Patienten beteiligte sich der Psychiatrieprofessor an den üblichen Stationsdiensten, an der Gesprächsgruppe und Hausbesprechung, an der Bewegungs- und Ergotherapie. Sein Gefühl der Hoffnungslosigkeit war grenzenlos; unausgesetzt suchten ihn Grübeleien, Verzweiflung und unsinnige Höllenfantasien heim. Die folgende Passage seiner Krankheitsgeschichte gibt auf beklemmende Weise zu erkennen, mit welcher Totalität und erdrückender Gewalt das Leiden „Depression" den Kranken in eine Wüste von Hoffnungslosigkeit und existentieller Leere zwang. Kuiper schrieb:

„Bin ich denn wirklich so schlecht? Steht dies im Verhältnis zu dem, was ich falsch gemacht habe? Kann man so schlecht sein, daß dies die Strafe sein muß? War ich denn so grausam? Habe ich nicht jedes Tier von der Straße aufgehoben, wenn ich dachte, daß es überfahren werden könnte? ... Ja sicher, aber deine Assistenten hast du gequält, in dem du einige den anderen vorgezogen hast ... Die Zunge klebt mir am Gaumen ... meine Kehle brennt wie Feuer, Hände und Füße glühen. Ich hatte mir nie klar gemacht, daß man in einer Psychose nicht nur anders fühlt, sondern auch sehen lernt, wie die Wirklichkeit ist und wahrnimmt, was wahr ist".

Wie häufig bei Depressionen zu beobachten, litt Kuiper auch unter körperlichen Begleitbeschwerden: „Mir war zugleich heiß und kalt. Zeitweise hatte ich bohrende Kopfschmerzen ... Mein Körper verursachte mir die verschiedensten schrecklichen Empfindungen ... Es war, als stünden meine Knochen in Brand, als gäbe es keine Verbindung zwischen den einzelnen Körperteilen mehr. Arme und Beine schienen aus Plastik. Ich konnte meine Stimme zwar gebrauchen, doch ich hatte das Gefühl, kein Wort sagen zu können ... Ich machte täglich einen Spaziergang, konnte mich aber auf dem Gelände nicht orientieren, mit schlürfenden Schritten ging ich einfach mit. Ich bot nun selbst den Anblick, den ich so oft mitleidig beobachtet hatte: Durch den Park einer psychiatrischen Einrichtung schleppt sich müde eine Gruppe Patienten ... ohne das geringste Interesse für ihre Umgebung. Ich sehe sie wieder vor mir in ihrer grauen Anstaltskleidung, die schon üblich war, als ich meine psychiatrische Laufbahn begann".

Nach etlichen Wochen zeigten sich erste Anhaltspunkte für eine allmähliche Remission. Kuiper begann zu lesen und zu malen; er erhielt unbegleiteten Ausgang in die Stadt und begann, seine Umgebung wieder adäquat wahrzunehmen. Anlässlich eines Konzertes hatte er dann unvermittelt das Erlebnis einer endgültigen Befreiung. Bald darauf konnte er als gesund entlassen werden. Später schrieb er rückblickend, dass er sehr darunter gelitten habe, seiner Arbeit nicht mehr gewachsen zu sein. Es habe nichts mehr gegeben, woraus er hätte Befriedigung schöpfen können. Abgesehen von Fragen nach Einzelheiten der psychologischen bzw. psychosozialen Begleitung während der langen Krankheitsphase bleibt das Fazit, dass Kuiper sich in der grenzenlosen Ödnis der Depressivität offensichtlich total allein, verlassen und zerstört fühlte.

In depressiver Einsamkeit und Resignation endete hingegen das Leben des Nervenarztes und Schriftstellers Alfred Döblin, überlagert durch das Krankheitsbild einer Parkinsonschen Erkrankung während der letzten Lebensjahre. Döblin war Assistenzarzt an der psychiatrischen Abteilung des Klinikums Berlin-Buch und am Berliner Stadtkrankenhaus „Am Urban", ließ sich zwischenzeitlich als praktischer Arzt/Geburtshelfer nieder und eröffnete 1918 eine Praxis als „Spezialarzt für Innere und Nervenkrankheiten", in der er nach einem ganzheitlich-anthropologischen Konzept psychotherapeutisch arbeitete. Er engagierte sich sowohl politisch als auch im Schriftstellerverband; 1928 wurde er in die „Preußische Akademie der Künste" berufen. Nachdem 1929 sein wohl bekanntester Roman „Berlin Alexanderplatz" erschienen war, gab Döblin die Kassenpraxis auf. 1931 ging er nach Paris, von wo aus er vor den deutschen Truppen über Südfrankreich in die USA flüchtete. 1945 kam Döblin im Alter von fast 70 Jahren aus dem Exil nach Deutschland zurück.

Enttäuscht von der restaurativen Entwicklung und der dürftigen Resonanz auf sein schriftstellerisches Werk zog er 1951 nach Paris um, hielt jedoch aus gesundheitlichen Gründen weiterhin Kontakt zu seinem Geburtsland. Er litt an einer Wirbelsäulenversteifung und wurde depressiv; außerdem machten sich zunehmend Symptome einer Parkinson-Krankheit bemerkbar. Trotz wiederholter stationärer Behandlungen in Freiburg wurde er immer unbeweglicher, konnte schließlich kaum noch Hände und Füße gebrauchen und musste rundum versorgt werden. Da er in Paris keine passende Klinik fand, blieb er mit seiner Frau 1956 in Deutschland, wo er sich allerdings fast nur noch in Sanatorien und Krankenhäuser der Freiburger Gegend aufhielt. Nach 14-monatigem Aufenthalt wurde der Schwerkranke aus dem Buchenbacher „Sanatorium Wiesneck" in die Heil- und Pflegeanstalt Emmendingen verlegt, wo er im Juni 1957 im 79. Lebensjahr verstarb.

Döblin war schriftstellerisch sehr aktiv. Neben zahlreichen Romanen, Essays und Erzählungen verfasste er 20 fachmedizinische Arbeiten, überwiegend aus der Inneren Medizin, Psychiatrie und Neurologie; die Arbeit „Aufmerksamkeitsstörungen bei Hysterie" erschien 1909 im „Archiv für Psychiatrie und Nervenkrankheiten", „Wahnbildung im Senium" wurde 1910 veröffentlicht. Döblin beschrieb darin ausführlich als typische Symptome bei psychotischer Depression den synthymen Wahn, begleitende Zoenästhesien und hysteriforme Verhaltensweisen.

Während der letzten Jahrzehnte ist – quasi als Berufskrankheit in sozialen Bereichen – ein vielfarbiges Leiden ins Blickfeld geraten, dessen Symptome unter der Bezeichnung „Burnout" („Ausbrennen") zusammenfasst werden. Es handelt sich dabei um einen Zustand seelischer Erschöpfung bei Personen, die sich besonders motiviert und engagiert mit ihrer Arbeit identifizieren. Wahrscheinlich spiegelt das „Ausgebranntsein" („Burnt-out") einen komplexen Vorgang wider, der als Ausdruck von psychosozialem „Disstress" multifaktoriell bedingt ist. Als hauptsächliche Ursache gilt eine zunehmende Divergenz zwischen idealistischen beruflichen Vorstellungen und dann tatsächlich gemachten Alltagserfahrungen; Ernüchterung und Enttäuschung machen sich lähmend breit, wenn die ursprünglichen Erwartungen und Hoffnungen nicht mit der Realität in Einklang gebracht werden können. Bleiben zudem einerseits positive Rückmeldungen aus bzw. wird mehr Kritik als Lob geäußert, fehlen andererseits kompensatorische Erholungsphasen, beschleunigt sich die Verausgabung seelischer Kraft. Auch ein Nachlassen der Leistungsfähigkeit mit dem Älterwerden oder eine schleichende Mehrbelastung in qualitativer wie quantitativer Hinsicht können eine Rolle spielen. Betroffen sind vor allem Angehörige sozialer und helfender Berufe: Pflegepersonal, Sozialarbeiter, Ärzte und Psychotherapeuten, Psychologen, Lehrer, Berater, Seelsorger, Polizei- und Gefängnispersonal oder anderweitig unter permanentem, inneren und/oder äußeren Leistungsdruck tätige Personen (s. a. Kapitel 10 und 11).

Anfangszeichen für ein Burnout infolge desillusionierender Frustrationen nach anfänglichem Enthusiasmus sind Erschöpfungsgefühl, Konzentrationsstörungen und Missmut. Im Teufelskreis von vermehrter Anstrengung und um so bitterer enttäuschter Erfolgserwartung kommt es zu vermehrten Reibereien mit Kollegen, zu Abkapselung und Rückzug mit Flucht in Tagträumereien, einhergehend mit Reizbarkeit, Zynismus und aggressiven Impulsen. Hinzu treten Insuffizienz- und Schuldgefühle, Selbstzweifel, Stimmungsschwankungen und Niedergeschlagenheit. Schritt für Schritt wandelt sich die Einstellung zur Arbeit, die zunehmend – als Ausdruck „innerer Verabschiedung" – widerwillig verrichtet wird. Motivation und innovative Impulse lassen nach; die inzwischen regelrecht verhasste Arbeit wird als „Dienst nach Vorschrift" auf das notwendigste beschränkt. Daneben können sich auch körperliche Beeinträchtigungen bzw. psychosomatische Begleiterscheinungen einstellen, meist als Schlafstörungen, Schwindel, Kopfschmerzen, Kreislaufstörungen, Verspannungen und Infektanfälligkeit. Ein vermehrter Konsum von Nikotin, Alkohol und Medikamenten verschafft nur kurzzeitig Erleichterung. „Burnout" chronifiziert sich ohne eine Erholungspause oder einen Kurswechsel zu einem „Burnt-out", einem andauernden Ausgebranntsein, gekennzeichnet durch Verzweiflung, Hoffnungslosigkeit und innere Leere; sogar lebensmüde Gedanken können auftreten. Testpsychologisch lassen sich entsprechende Merkmale und Einflüsse mit Hilfe des COPSOQ-Fragebogens (Copenhagen Psychosocial Questionnaire) abfragen.

Der berufliche Disstress mit all seinen beschriebenen psychischen und körperlichen Folgeerscheinungen wirkt sich auch negativ auf die private Sphäre samt sozialem Netzwerk aus; häufig resultieren daraus Konflikte, Trennungen und Scheidungen.

Der englische Erzähler und Journalist Graham Greene (1904–1991) benutzte den Begriff erstmals in der Erzählung „A burnt-out case" aus dem Jahr 1961. In den 1970er-Jahren wurde er zur Beschreibung von Erschöpfungszuständen bei Mitarbeitern von Hilfsorganisationen verwendet. Seither hat die Bezeichnung „Burnout" – ausgeweitet und überdehnt zu einem Sammelbegriff – für ein „Ausgebranntsein" nach längerem beruflichem Einsatz weltweit Verbreitung gefunden.

Das Bild einer seelischen Ermüdung bei Angehörigen sozialer Berufe ist allerdings schon länger bekannt. Um die Mitte des 19. Jahrhunderts forderte Heinrich Laehr (1820–1905) aus der Anstalt Nietleben bei Halle vom Irrenarzt besondere seelische Stärke und geistige Kraft, um „nicht selbst zugrunde zu gehen". Emil Kraepelin

(1856–1926) gab als Leiter der Münchener psychiatrischen Klinik zu bedenken, dass Nervenarzt und Irrenwärter wohl keine Berufe auf Lebenszeit seien, da auch Tüchtige über kurz oder lang im Dienst erlahmten und sich in der überaus aufreibenden Tätigkeit verbrauchten. Für die damalige Atmosphäre in der Irrenanstalt, die einerseits häufig durch Unruhe und Gewaltbereitschaft gekennzeichnet war, andererseits die dort Tätigen rund um die Uhr enorm forderte, sind diese Feststellungen gut nachvollziehbar.

Der Schriftsteller und Arzt Gottfried Benn (1886–1956), der nach dem medizinischen Stattsexamen 1910/1911 in der Psychiatrie der Berliner Charité gearbeitet hatte, gab seinen ursprünglichen Berufswunsch auf, obgleich er bereits einige psychiatrische und medizinpsychologische Publikationen aufzuweisen hatte. Er fühlte sich ausgehöhlt, entfremdet und seiner Arbeit nicht mehr gewachsen; später schrieb er rückblickend selbstkritisch:

„Es war mir körperlich nicht mehr möglich, meine Aufmerksamkeit, mein Interesse auf einen neu eingelieferten Fall zu sammeln oder die alten Kranken fortlaufend individualisierend zu beobachten. Die Fragen nach der Vorgeschichte ihres Leidens, die Feststellungen über ihre Herkunft und Lebensweise, die Prüfungen, die sich auf des einzelnen Intelligenz und moralisches Quivive bezogen, schufen mir Qualen, die nicht beschreiblich sind. Mein Mund trocknete aus, meine Lider entzündeten sich, ich wäre zu Gewaltakten geschritten, wenn mich nicht vorher schon mein Chef zu sich gerufen, über vollkommen unzureichende Führung der Krankengeschichten zur Rede gestellt und entlassen hätte".

Benn wechselte zur Pathologie, arbeitete als Schiffsarzt und ließ sich schließlich 1917 als Arzt für Haut- und Geschlechtskrankheiten nieder. Benns Chef war Theodor Ziehen (1862–1950), der als Psychiatrieordinarius an der neu erbauten Klinik nur acht Jahre im Amt blieb, ehe er sich 1912 als Privatgelehrter nach Wiesbaden zurückzog.

Dass auch in den heutigen Krankenhäusern und anderen sozialen Institutionen trotz wesentlich verbesserter Arbeitsbedingungen Zustände von Ermattung und Resignation auftreten können, mag auf den ersten Blick erstaunen. Jedoch scheinen psychosoziale Stressoren im Berufsleben wie Überforderung, Leistungsdruck, Monotonie, unpersönliches Betriebsklima, rüder interkollegialer Umgang, fehlende Anerkennung, erst recht Mobbing durch ungerechtfertigte Beanstandungen zum Burnout auch bei motivierten, eifrigen Mitarbeitern beizutragen. Untersuchungen in schwedischen und englischen psychiatrischen

Einrichtungen ließen in hohem Maße Unzufriedenheit im Beruf erkennen, bedingt durch mangelhafte administrative Unterstützung, organisatorische Mängel, schlechte Bezahlung, Verantwortung ohne Einfluss und Überlastung mit Schreibarbeit. Demgegenüber korrelierten berufliche Zufriedenheit mit wohlwollender Unterstützung, teambezogenem Arbeiten und integrativem Leitungsstil.

Wie können sich Psychiater, Therapeuten und andere psychosoziale Profis vor Burnout-Ermüdung schützen? Was ist bei Burnout zu tun? Vorbeugend wirkt eine Reflexion über die eigenen beruflichen Ansprüche und Lebensziele, eingeschlossen eine Überprüfung des Empathiepotentials, der seelischen Belastbarkeit und der Frustrationstoleranz. Je mehr es gelingt, unrealistisch-utopische Vorstellungen über den eigenen Beruf abzubauen und die Work-Life-Balance zwischen Engagement und Erholung, Pflicht und Freizeit zu halten, desto größer ist der Schutz vor einem Abgleiten in eine Zustand von Frustriertheit und Depressivität. Dennoch wird zwar die eigene Beanspruchung oft bis an die Grenze strapaziert, die Bilanz zwischen Geben und Nehmen jedoch häufig nicht ausgeglichen.

Im privaten Bereich bilden eine befriedigende, beständige Partnerschaft bzw. ein verlässlicher Freundeskreis innerhalb eines vertrauten sozialen Netzwerkes wichtige Pfeiler seelischer Stabilität. Unerlässlich ist die Pflege der leiblichen Gesundheit einschließlich ausreichender körperlicher Bewegung bzw. sportlicher Aktivitäten. Nicht hoch genug einzuschätzen ist die psychohygienische Bedeutung jeglicher kreativ-schöpferischer Betätigung, angefangen vom fesselnden Hobby bis zur künstlerischen Hochleistung, bei denen musische Begabungen (wieder-)entdeckt werden. Schließlich vermögen Zeiten der Muße und Stille mit Zeit zu philosophischer bzw. religiös-spiritueller Einkehr Halt und Ausgleich zu vermitteln.

Angesichts der Tatsache, dass Arbeit und Beruf den größten Teil des alltäglichen Lebens in Anspruch nehmen, sollte eine „Burnout-Prophylaxe" nicht nur ein persönliches Anliegen bleiben, sondern auch eine Aufgabe der Institution sein, etwa durch gesundheitsfördernde Angebote. In der heutigen Arbeitswelt werden die Möglichkeiten zur Verhinderung von Burnout-Schädigungen meist nicht ausreichend wahrgenommen, schon gar nicht ausgeschöpft. Gutes Betriebsklima, wohlwollende Anerkennung, berufliche Förderung, klar definierte Arbeitsziele, effizientes Zeitmanagement, teambezogenes Arbeiten, entspanntes Verhältnis zu den Kolleginnen und Kollegen und flache Hierarchien mit aufgeschlossenen Vorgesetzten erweisen sich als wirksamste Faktoren einer salutogenetischen Vorbeugung. In fast

allen psychosozialen Einrichtungen werden als Präventionsmaß-
nahmen regelmäßig oder bedarfsweise die Möglichkeiten externer
Supervision durch erfahrene Gruppentherapeuten/innen wahrgenommen. Darüber hinaus existieren Burnout-Selbsthilfegruppen. Stärker
ausgeprägte bzw. anhaltende Beeinträchtigungen erfordern – neben
einer „Auszeit", evtl. durch Krankschreibung oder Beurlaubung – eine
systematische Psychotherapie, notfalls zusätzlich eine medikamentöse,
antidepressive Unterstützung.

Literatur

Amberger, S. u. Roll, S.C.: Psychiatriepflege und Psychotherapie.Thieme/Stuttgart 2010.

Amnesty International: Prisoners of conscience in the UdSSR. Amnesty/London 1975.

Autenrieth, J.H.F.: Versuche für practische Heilkunde an den clinischen Anstalten von Tübingen. Cotta/Tübingen 1807.

Bachmann, K.M. u. Böker, W. (Hg.): Sexueller Mißbrauch in der Psychotherapie und Psychiatrie. Huber/Bern 1994.

Baeyer, W. v.: Die Bestätigung der NS-Ideologie in der Medizin unter besonderer Berücksichtigung der „Euthanasie". De Gruyter/Berlin 1966.

Balint, M. u. E.: Psychotherapeutische Techniken in der Medizin. 5. Aufl. Klett-Cotta/Stuttgart 1995.

Basaglia, F.: L'instituto negata. Einaudi/Turin 1968.

Bates, C.R. u. Brodsky, A.M.: Sex in the therapy hour. Guilford /New York 1989 (Deutsch: Eine verhängnisvolle Affäre). Jungfermann/Paderborn 1990.

Battegay, R.: Der Mensch in der Gruppe. 3. Aufl. Huber/Bern 1979.

Battie, W.: A Treatise on Madness. Whiston & White/London 1758.

Becker-Fischer, M. u. Fischer, G.: Sexuelle Übergriffe in der Psychotherapie. 3. Aufl. Asanger/Kröning 2008.

Behnke, K. u. Fuchs, J.: Zersetzung der Seele. Europ. Verlagsanstalt/Hamburg 2010.

Beine, K.-H.: Sehen, hören, schweigen. Lambertus/Freiburg 1998.

Beneke, F.E.: Beiträge zu einer rein seelenwissenschaftlichen Bearbeitung der Seelenkrankheitskunde. Reclam/Leipzig 1824.

Benn, G.: Prosa und Autobiographie: Hg. v. B. Hillebrand. Fischer/Frankfurt 2006.

Bergner, T.M.: Burnout bei Ärzten. 2. Aufl. Schattauer/Stuttgart 2010.

Binding, K. u. Hoche, A.: Die Freigabe der Vernichtung lebensunwerten Lebens. 2. Aufl. Meiner/Leipzig 1920.

Binswanger, L.: Grundformen und Erkenntnis menschlichen Daseins. 5. Aufl. Reinhardt/Basel-München 1983.

Bleuler, E.: Dementia praecox oder die Gruppe der Schizophrenien. Deuticke/Leipzig-Wien 1911.

Bloch, S. u. Reddaway, P.: Dissident oder geisteskrank? Piper/München-Zürich 1978.

Boss, M.: Psychoanalyse und Daseinsanalyse. Huber/Bern 1957.

Brink, C.: Grenzen der Anstalt. Wallstein/Göttingen 2010.

Burisch, M.: Das Burnout-Syndrom. 4. Aufl. Springer/Berlin-Heidelberg 2010.

Chiarugi, V.: Abhandlung über den Wahnsinn überhaupt und insbesondere nebst einer Centurie von Beobachtungen. Meyer/Leipzig 1795.

Coles, R u. Ward, A.: The mind's fate: A psychiatrist looks at his profession. Little Brown & Co/San Francisco 1996.

Condrau, G. (Hg.): Psychologie der Kultur. Kindlers „Psychologie des 20. Jahrhunderts". Bd. 2. Beltz/Weinheim-Basel 1982.

Conolly, J.: The construction and government of lunatic asylums and hospitals for the insane. Churchill/London 1847.

Cooper, D.: Psychiatry and Antipsychiatry. Tavistock/London 1967.

Degkwitz, R. (Hg.): 100 Jahre Nervenheilkunde. Hippokrates/Stuttgart 1985.

Delay, J. u. Deniker, P.: Methodés chimiothérapiques en psychiatrie. Masson/ Paris 1961.

Döblin, A.: Autobiographische Schriften und letzte Aufzeichnungen. Walter/ Düsseldorf 1980.

Domnowski, M: Burnout und Streß in Pflegeberufen. Kunz/Hagen 1999.

Haug, H.: Zum narzißtischen Mißbrauch in der Therapie. In: Hoffmann-Axthelm, D. (Hg.): Verführung in Kindheit und Psychotherapie. Transform/Oldenburg 1992.

Dührssen, A.: Dynamische Psychotherapie. Springer/Berlin 1988.

Eckart, W.U.: Geschichte der Medizin. 6. Aufl. Springer/Berlin-Heidelberg 2008.

Emminghaus, H.: Die psychischen Störungen des Kindesalters. In: Gerhard, C. (Hg.): Handbuch der Kinderkrankheiten. Laupp/Tübingen 1887.

Enzensberger, A.M. u. Michel, K.M. (Hg.): Das Elend mit der Psyche (Kursbuch 28). Wagenbach/Berlin 1972.

Ernst, K.: Psychiatrische Versorgung heute. 2. Aufl. Wissenschaft & Praxis/ Sternenfels 2001.

Esquirol, J.E.D.: Allgemeine und spezielle Pathologie der Seelenstörungen. Hartmann/Leipzig 1827.

Ey, H.: Etudes psychiatriques. De Brouwer/Paris 1948.

Eysenck, H.J.: Behaviour Therapy and the Neuroses. Pergamon Press/Oxford 1960.

Faust, V. u. Hole, G. (Hg.): Psychiatrie und Massenmedien. Hippokrates/Stuttgart 1983.

Fengler, J.: Helfen macht müde. 6. Aufl. Pfeiffer/München 2002.

Feuchtersleben, E. v.: Lehrbuch der ärztlichen Seelenheilkunde. Gerold/Wien 1838.

Fischer, G.: Logik der Psychotherapie. Asanger/Kröning 2008.

Flechsig, P.: Gehirn und Seele. Veit & Co./Leipzig 1896.

Foucault, M.: Histoire de la folie à l'âge classique. Plon/Paris: 1961.

Foudraine, J.: Wer ist aus Holz? Neue Wege der Psychiatrie. Piper/München 1973.

Foulkes, S.H.: Praxis der gruppenanalytischen Psychotherapie. 2. Aufl. Klotz/ München 2007.

Frankl, V.E.: …trotzdem Ja zum Leben sagen. Ein Psychologe erlebt das Konzentrationslager. Kösel/München 1974.

Frankl, V.E.: Anthropologische Grundlagen der Psychotherapie. Huber/Bern 1975.

Freud, S.: Gesammelte Werke. Imago Publ./London-Frankfurt 1940–1968.

Fromm, E.: To have or to be? Harper & Row/New York 1976 (Dt: Haben oder Sein? DVA/München 1976).

Fromm-Reichmann, F.: Principles of intensive Psychotherapy. Univers. Press/ Chicago 1951.

Fuchs, P.: Die Zukunft der Psychotherapie. Auer/Heidelberg 2011.

Fuchs, T.: Das Gehirn – ein Beziehungsorgan. Kohlhammer/Stuttgart 2008.

Gabbard, K. u. Gabbard, G.O.: Psychiatry and Cinema. Univers. Press/Chicago 1987.

Galliker, M. u. Mitarb.: Meilensteine der Psychologie. Kröner/Stuttgart 2007.

Gebsattel, v. V.E.: Prolegomena einer medizinischen Anthropologie. Springer/ Berlin 1954.

Geyer, M. u. Plöttner, G. (Hg.): Psychodynamische Therapie und ihre Therapeuten. Psychosozial-Verlag/Gießen 2008.

Glatzel, J.: Die Antipsychiatrie. Fischer/Stuttgart 1975.

Goffman, E.: Asylums. Erving/New York 1961.

Grawe, K.: Neuropsychotherapie. Hogrefe/Göttingen 2004.

Greene, G.: A burnt-out case. Heinemann/London 1961.

Griesinger, W.: Die Pathologie und Therapie der psychischen Krankheiten. Krabbe/ Stuttgart 1845.

Grigorenko, P.G.: Erinnerungen. Bertelsmann/München 1981.

Hain, P.: Das Geheimnis therapeutischer Wirkung. Auer/Heidelberg 2001.

Haindorf, A.: Versuch einer Pathologie und Therapie der Geistes- und Gemüthskrankheiten. Alexander/Heidelberg 1811.

Vering, A.M.: Psychische Heilkunde. Barth/Leipzig 1817–1818.

Hayner, D.: Aufforderung an Regierungen, Obrigkeiten und Vorsteher der Irrenhäuser zur Abstellung einiger schwerer Gebrechen in der Behandlung der Irren. Göschen/Leipzig 1817.

Heidegger, M.: Sein und Zeit. Niemeyer/Tübingen 1927.

Heinroth, J.C.A.: Lehrbuch der Stoerungen des Seelenlebens oder der Seelenstoerungen und ihrer Behandlung. Vogel/Leipzig 1818.

Heinroth, J.C.A.: Anweisungen für angehende Irrenärzte zur richtigen Behandlung ihrer Kranken. Vogel/Leipzig 1825.

Hermann-Strietz, I.: Praxisberatung und Supervision in der sozialen Arbeit. Wochenschau-Verlag/Bad Schwalbach 2009.

Heyne, C.: Tatort Couch. Kreuz/Zürich 1991.

Hiller, W. u. Mitarb. (Hg.): Das große Lehrbuch der Psychotherapie. 2. Aufl. CIP-Medien/München 2003–2004.

Hoche, A.: Jahresringe. Lehmanns/München 1934.

Hoff, P.: Emil Kraepelin und die Psychiatrie als klinische Wissenschaft. Springer/ Berlin-Heidelberg-New York 1994.

Hoffbauer, J.C.: Untersuchungen über die Krankheiten der Seele und die verwandten Zustände. Hemmerede u. Schwetschke/Halle 1802–1807.

Hoffmann, N. u. Hofmann, B.: Selbstfürsorge für Therapeuten und Berater. Beltz PVU/Weinheim 2008.

Ideler, K.W.: Der Wahnsinn in seiner psychologischen und sozialen Bedeutung. Schlodtmann/Bremen 1848.

Jacob, B. u. Mitarb.: Schwierige Gesprächssituationen in Psychiatrie und Psychotherapie. Urban & Fischer/München 2009.

Jacobi, M.: Beobachtungen über die Pathologie der mit Irresein verbundenen Krankheiten. Schönian /Elberfeld 1830.

Jacobson, E.: Progressive Muscle Relaxation. Univers. Press/Chicago 1928.

Jaeggi, E.: Und wer therapiert die Therapeuten? 3. Aufl. Klett-Cotta/Stuttgart 2002.

Jaspers, K. Allgemeine Psychopathologie. 9. Aufl. Springer/Berlin-Heidelberg 1973.

Jehu, D.: Patients as victims. Wiley & Sons/Chichester 1994.

Jervis, G.: Die offene Institution - Über Psychiatrie und Politik. Syndikat/Frankfurt 1979.

Jones, E.: Das Leben und Werk von Sigmund Freud. Huber/Bern 1960–1962.

Jones, P.: Doctors as patients. Readcliffe/Seattle 2005.

Jütte, R. u. Mitarb.: Medizin und Nationalsozialismus. Wallstein/Göttingen 2011.

Kapferer, R. u. Sticker, G.: Die Werke des Hippokrates. Hippokrates/Stuttgart-Leipzig 1934–1939.

Kernberg, O.F. u. Mitarb. (Hg.): Wir: Psychotherapeuten über sich und ihren „unmöglichen" Beruf. Schattauer/Stuttgart 2009.

Kersting, F.-W.: Anstaltsärzte zwischen Kaiserreich und Bundesrepublik. Schöningh/Paderborn 1996.

Keupp, H.: Der Krankheitsmythos in der Psychopathologie. Urban & Schwarzenberg/München 1972.

Kipphardt, H.: März. Aufbau-Verlag/Berlin-Weimar 1977.

Kirchhoff, T. (Hg.): Deutsche Irrenärzte. Springer/Berlin 1921.

Kisker, K.P.: Antipsychiatrie. In: Kisker, K.P. u. Mitarb. (Hg.): Psychiatrie der Gegenwart. Bd. 1, 2. Aufl. Springer/Berlin-Heidelberg 1979.

Klee, E.: „Euthanasie" im Dritten Reich. Fischer/Frankfurt 2010.

Klee, E.: Was sie taten – was sie wurden. 12. Aufl. Fischer/Frankfurt 2004.

Klitzman, R.: In a house of dreams and glass. Ivy Books/New York 1995.

Klitzman, R.: When doctors become patients. Univ.-Press/Oxford-New York 2008.

Kolle, K.: Große Nervenärzte. 2. Aufl. Thieme/Stuttgart 1970.

Kolle, K.: Wanderer zwischen Natur und Geist. Lehmann/München 1972.

Koppers, A.: A biographical dictionary of political abuse in the USSR. IAPUP/Amsterdam 1990.

Kraepelin, E.: Compendium der Psychiatrie. Abel/Leipzig 1883.

Kress, W. u. Langenbach, M. (Hg.): Ethik in der Psychotherapie. Vandenhoeck & Ruprecht/Göttingen 1998.

Kretschmer, E.: Körperbau und Charakter. Springer/Berlin 1921.

Kreuter, A.: Deutschsprachige Neurologen und Psychiater. Saur/München 1995.

Kriegk, G.L.: Ärzte, Heilanstalten, Geisteskranke im mittelalterlichen Frankfurt/Main. Osterrieth/Frankfurt 1863.

Kronfeld, A.: Das Wesen der psychiatrischen Erkenntnis. Springer/Berlin 1920.

Kubny-Lüke, B. (Hg.): Ergotherapie im Arbeitsfeld Psychiatrie. 2. Aufl. Thieme/Stuttgart 2009.

Kuiper, P.C.: Seelenfinsternis. Fischer/Frankfurt 1991.

Lacan, J.: De la psychose paranoiaque dans ses rapports avec la personalité. Seuil/Paris 1975.

Laing, R.D.: The Divided Self. Tavistock/London 1961.

Leibbrand, W. u. Wettley, A.: Der Wahnsinn. Alber/Freiburg-München 1961.

Leuner, H. (Hg.): Katathymes Bilderleben. Huber/Bern-Stuttgart-Wien 1983.

Leupoldt, J.M.: Lehrbuch der Psychiatrie. Voss/Leipzig 1837.

Lifton, R.J.: The nazi doctors. Basic Books/New York 1986.

Lück, H.E.: Geschichte der Psychologie. 4. Aufl. Kohlhammer/Stuttgart 2009.

Lüth, P.: Alfred Döblin als Arzt und Patient. Hippokrates/Stuttgart 1985.

Maio, G.: Mittelpunkt Mensch. Schattauer/Stuttgart 2011.

Martius, P. u. Mitarb.: (Hg.): Kunsttherapie bei psychosomatischen Störungen. Urban & Fischer/München 2008.

Marcuse, H.: Der eindimensionale Mensch. Luchterhand/Darmstadt 1967.

Maslow, H.M.: Motivation und Persönlichkeit. Walter/Olten 1977.

Mayer, J. u. Eichmann, K. (Hg.): Kursbuch Psychotherapie. Weixler/München 1985.

Merkel, R.: Lichtjahre entfernt. Fischer/Frankfurt 2009.

Mertens, W.: Psychoanalyse: Geschichte und Methoden. 4. Aufl. Beck/München 2008.

Mitscherlich, A. u. Mielke, F.: Medizin ohne Menschlichkeit. Schneider/Heidelberg 1949.

Mitscherlich, A. u. Mitscherlich, M.: Die Unfähigkeit zu trauern. Fischer/Frankfurt 1967.

Morel, B.A.: Traitè des maladies mentales. Masson/Paris 1860.

Moreno, J.L.: Gruppenpsychotherapie und Psychodrama. 6. Aufl. Thieme/Stuttgart 2007.

Müller, C.: Abschied vom Irrenhaus. Huber/Bern 2005.

Müller, T.R. u. Mitzscherlich, B. (Hg.): Psychiatrie in der DDR. Mabuse/Frankfurt 2006.

Nasse, C.F.: Zur Behandlung der Gemüthskranken und Irren durch Nichtärzte. Weber/Bonn 1841.

Nissen, G.: Kulturgeschichte seelischer Störungen bei Kindern und Jugendliche. Klett-Cotta/Stuttgart 2005.

Norcross, J.C. u. Guy, J.D.: Lassen Sie es in Ihrer Praxis. Huber/Bern 2010.

Noyon, A. u. Heidenreich, Th.: Schwierige Situationen in Therapie und Beratung. Beltz PVU/Weinheim 2009.

Novikov, J.: Andrej Snezhnevskij. In: Nissen, G. u. Badura, F.(Hg.): Schriftenreihe der Deutschen Gesellschaft für Geschichte der Nervenheilkunde 3, 1997.

Panse, F.: Das psychiatrische Krankenhauswesen. Thieme/Stuttgart 1964.

Pawlow, I.P.: Die höchste Nerventätigkeit (das Verhalten) von Tieren. Bermann/München 1926.

Payk, T.R.: Psychiatrie in der lokalen Presse. In: Kühne, G.E. (Hg.): Aktuelle Aspekte der Psychiatrie. Univ.-Verlag/Jena 1991.

Payk, T.R. (Hg.): Perspektiven psychiatrischer Ethik. Thieme/Stuttgart 1996.

Payk, T.R.: Psychiater. Forscher im Labyrinth der Seele. Kohlhammer/Stuttgart 2000.

Perls, F.: Grundlagen der Gestalttherapie. 12. Aufl. Klett-Cotta/Stuttgart 2007.

Peters, U.H. u. Peters, J.: Irre und Psychiater. Kindler/München 1974.

Peters, U.H. : Psychiatrie im Exil. Kupka/Düsseldorf 1992.

Petzold, H.G.: Integrative Therapie. Junfermann/Paderborn 2001.

Pichot, P.: Ein Jahrhundert Psychiatrie. Dacosta /Paris 1983.

Pinel, Ph.: Traité médico-philosophique sur l`aliénation mentale ou la manie. Brosson/Paris 1809.

Pingel-Schliemann, S.: Zersetzen. Robert Havemann Gesellschaft/Berlin 2002.

Pirella, A.: Sozialisation der Ausgeschlossenen, Rowohlt/Reinbek 1975.

Platen-Hallermund, A.: Die Tötung Geisteskranker in Deutschland. Frankfurter Hefte 1948.

Plog, U.: Vertrauen ist gut. In: Behnke, K. u. Fuchs, J.(Hg.): Zersetzung der Seele. Europ. Verlaganstalt/Hamburg 2010.

Pongratz, L.J.: Psychiatrie in Selbstdarstellungen. Huber/Bern 1977.

Porter, R.: Wahnsinn. Fischer/Frankfurt 2007.

Rautenberg, M.: Jetzt bin ich Psychotherapeut. dpv/Berlin 2011.

Reil, J.C.: Rhapsodieen über die Anwendung der psychischen Curmethode auf Geisteszerrüttungen. Curt/Halle 1803.

Reil, J.C. u. Hoffbauer, J. Ch.: Beyträge zur Beförderung einer Curmethode auf psychischem Wege. Curt/Halle 1808.

Rogers, C.R.: Die nicht-direktive Beratung. 13.Aufl. Fischer/Frankfurt 1985.

Rudolf, G. u. Mitarb.: Die therapeutische Arbeitsbeziehung. Springer/Heidelberg 1991.

Ruegg, J.C.: Gehirn, Psyche und Körper. 5. Aufl. Schattauer/Stuttgart 2010.

Sakel, M.: Neue Behandlungsmethoden der Schizophrenie. Perthes/Wien-Leipzig 1935.

Schädle-Deininger, H.: Fachpflege Psychiatrie. Mabuse/Frakfurt 2010.

Scharfetter, C.: Was weiß der Psychiater vom Menschen ? Huber/Bern 2000.

Scheff, T.J.: Being mentally ill. Aldine/Chicago 1966.

Schilder, P.: Entwurf einer Psychiatrie auf psychoanalytischer Grundlage. Suhrkamp/Frankfurt 1972.

Schliack, H. u. Hippius, H. (Hg.): Nervenärzte. Thieme/Stuttgart 1998.

Schmaus, M.: Psychosomatik. De Gruyter/Berlin 2009.

Schmidbauer, W.: Helfersyndrom und Burnout-Gefahr. Urban & Fischer/München 2002.

Schmuhl, H.-W.: Rassenhygiene. Nationalsozialismus. Euthanasie. 2. Aufl. Vandenhoeck & Ruprecht/Göttingen 1992.

Schneider, K.: Klinische Psychopathologie. 14. Aufl. Thieme/Stuttgart 1992.

Schott, H. u. Tölle, R.: Geschichte der Psychiatrie. Beck/München 2006.

Scholz, L.: Leitfaden für Irrenpfleger. Marhold/ Halle 1930.

Schrenk, M.: Über den Umgang mit Geisteskranken. Springer/Berlin-Heidelberg 1973.

Schüle, H.: Seelenstörungen im Kindesalter. In: Ziemssen, v. H. (Hg.): Handbuch der speciellen Pathologie und Therapie. Bd. 16. Vogel Leipzig 1874.

Schultz, J.H.: Das autogene Training – konzentrative Selbstentspannung. Thieme/Stuttgart 1932.

Schultz-Hencke, H.: Lehrbuch der analytischen Psychotherapie. 5. Aufl. Thieme/Stuttgart 1988.

Shem, S.: Fine. Dell Publ./New York 1985.

Shepherd, M. (ed): Psychiatrists on Psychiatry. Univers. Press/Cambridge 1982.

Shorter, E.A.: Geschichte der Psychiatrie. A. Fest-Verlag/Berlin 1999.

Siemen, H.-L.: Psychiatrie im Nationalsozialismus. In: Baer, R. (Hg.): Themen der Psychiatriegeschichte. Enke/Stuttgart 1998.

Simon, H.: Aktivere Krankenbehandlung in der Irrenanstalt. De Gruyter/Berlin-Leipzig 1929.

Skinner, B.F.: Science and Human Behavior. McMillan/New York 1953.

Slavson, S.R.: Einführung in die Gruppentherapie. Vandenhoeck & Ruprecht/ Göttingen 1956.

Stadelmann, H.: Der Psychotherapeut. Stahel/Würzburg 1896

Steppe, H. (Hg.): Krankenpflege im Nationalsozialismus. 10. Aufl. Mabuse/ Frankfurt 2011.

Sternberg, K. u. Amelang, M. (Hg.): Psychologen im Beruf. Kohlhammer/Stuttgart 2007.

Stierlin, H.: Von der Psychoanalyse zur Familientherapie. 2. Aufl. Klett/Stuttgart 1980.

Stransky, E.: Lehrbuch der allgemeinen und speziellen Psychiatrie. Vogel/Leipzig 1914.

Straus, E.: Psychologie der menschlichen Welt. Springer/Berlin-Göttingen-Heidelberg 1960.

Süß, S.: Politisch missbraucht? Psychiatrie und Staatssicherheit in der DDR. 3. Aufl. Links-Verlag/Berlin 2000.

Szasz, T.S.: The myth of mental illness. Tavistock/London 1962.

Thiel, H. u. Jensen, M. (Hg.): Klinikleitfaden Psychiatrische Pflege. 3. Aufl. Urban & Fischer/München 2010.

Tuke, S.: Description of the Retreat, an Institution near York, for insane persons of the Society of Friends. Pierce/Philadelphia 1813.

Uexküll, T. v. u. Mitarb. (Hg.): Psychosomatische Medizin. 7. Aufl. Urban & Fischer/München 2010.

Vering, A.M.: Psychische Heilkunde. Barth/Leipzig 1817–1818.

Vogt, I. u. Arnold, E.: Sexuelle Übergriffe in der Therapie. DGVT-Verlag/Tübingen 1993.

Voren, van, R.: Cold War in Psychiatry. Ed. Rodopi/Amsterdam 2010.

Vollmoeller, W.: Verantwortung in der Psychotherapie. In: Payk, T.R. (Hg.): Perspektiven psychiatrischer Ethik. Thieme/Stuttgart-New York 1996.

Walter, B.: Psychiatrie und Gesellschaft in der Moderne. Schöningh/Paderborn 1996.

Ward, N.J.: The snake pit. Random House/New York 1946.

Weil, F.: Zielgruppe Ärzteschaft. Vandenhoek & Ruprecht/Göttingen 2008.

Weitbrecht, H.J.: Beiträge zur Religionspsychopathologie. Scherer/Heidelberg 1948.

Weizsäcker, V. v.: „Euthanasie" und Menschenversuche. Schneider/Heidelberg 1947.

Wernicke, C.: Lehrbuch der Gehirnkrankheiten. Fischer/Berlin 1881–1883.

Wienands, A.: Einführung in die körperorientierte systemische Therapie. Auer/ Heidelberg 2010.

Wolpe, J. u. Lazarus, A.A.: Behavior therapy techniques. Pergamon Press/Oxford 1966.

Wyss, D.: Beziehung und Gestalt. Vandenhoeck & Ruprecht/Göttingen 1973.

Yalom, I.D.: Der Panama-Hut oder was einen guten Therapeuten ausmacht. btb/ München 2002/2010.

Personenverzeichnis

Stichwortverzeichnis